JN335819

薬がわかる構造式集

東京薬科大学薬学部教授　金城学院大学薬学部教授　日本大学薬学部教授
林　良雄　青柳　裕　飯島　洋
編集

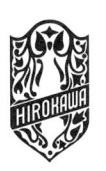

東京　廣川書店　発行

―――――― **執筆者一覧**（五十音順）――――――

青柳　　裕	金城学院大学薬学部教授
飯島　　洋	日本大学薬学部教授
高木　教夫	東京薬科大学薬学部教授
林　　一彦	金城学院大学薬学部教授
林　　良雄	東京薬科大学薬学部教授
牧野　一石	北里大学薬学部教授
宮入　伸一	元日本大学薬学部教授
宮岡　宏明	東京薬科大学薬学部教授
本橋　重康	日本大学薬学部教授
渡邉　真一	金城学院大学薬学部教授

薬がわかる構造式集

| 編者 | 林　良雄（はやし　よしお）
青柳　裕（あおやぎ　ゆたか）
飯島　洋（いいじま　ひろし） | 平成25年12月30日　初版発行©
令和3年3月1日　第2刷発行 |

発行所　株式会社　廣川書店

〒113-0033　東京都文京区本郷3丁目27番14号
電話 03(3815)3651　FAX 03(3815)3650

はじめに

　薬学を学ぶみなさんに「医薬品の化学構造」を理解してもらいたいというのが，本書の目的である．薬のほとんどは有機化合物である．一見白い粉にしか見えない薬でも，それぞれが独自の有機化学構造を持っている．そして，薬を創製する「創薬・医薬品開発」では，そのたった一つの化学構造を生み出すために常に多大な努力が払われている．創薬研究者達は多難な研究に挑み，そして製薬企業は莫大な資金を一つの薬の開発に投下している．すなわち，「創薬」とは，薬に要求される多くの情報・特徴を，たった一つの化学構造に詰め込んでいく作業である．薬効・薬理，吸収・代謝・排泄・分布，半減期，副作用，毒性，投与回数など，様々な要求項目に叶う最適な情報を化学構造に紡ぎ込んでいくのである．それが一つの薬の化学構造なのである．したがって，薬の化学構造には薬の特徴を理解する上での豊富な情報が書き込まれている．薬の化学構造を見ただけで，そんな情報を読み解ける薬剤師をめざして欲しいと考えている．化学構造から薬の特徴や機能を理解できれば，その中に隠された創薬という「みごとな芸術」を知ることにもなるだろう．

　一方，化学構造の理解は，臨床現場においてとても大切である．もしみなさんが，「ここに示す二つの化合物を薬として患者に投与して良いか」と，医師に問われたらどう答えるだろう．薬学を学んだ者であれば，これらの二つの良く似た構造をみれば，同時に投与することに首をかしげるだろう．薬効は重なっていないだろうか？　薬物間相互作用は起きないだろうか？　いろいろなことが脳裏をよぎるだろう．しかし現実は，1993年にこの二つの薬の同時投与が行われ，約15人の患者さんが，わずか1箇月間で亡くなっている．薬の管理者である薬剤師はどのように関与していたのだろうか．

　この話は，本書のエピソードとして，257ページで紹介している．ソリブジン事件である．薬剤師は，薬の名称でなく，その化学構造から薬を理解し，医療チームの他のスタッフに助言できる唯一の医療人なのである．本書はそのようなみなさんの手助けになればと願っている．

執筆に当たっては，薬局方に則って化学構造・医薬品名称を記載しているが，水素原子は化学構造の複雑さを軽減するために，文中ではなるべく省いている．また，各医薬品の化学構造を覚えていただくために，「構造式の覚え方」の項を挿入している．そのなかで，化学構造をパーツに分解して解説させていただいた．記載した覚え方は，あくまでも一例であり，みなさん自身の構造の覚え方を独自に開拓していただくことも大切と考えている．更に，化合物の疎水性を把握しやすいように，LogP 値をスペクトルの帯グラフで挿入した．「解説」では，化学構造に則って薬物の作用機構や代謝が理解できる解説を多く取り入れた．また，本書を読み進めると薬としてプロドラッグが多く使われていることも理解できよう．「エピソード」では，薬の開発秘話や周辺情報をご紹介している．是非，楽しんでいただきたい．

　本書の出版にあたり，企画段階から熱心にご尽力いただいた廣川書店の花田康博氏，野呂嘉昭氏，荻原弘子氏に深く感謝する．

2013 年 11 月

林　　良　雄
青　柳　　　裕
飯　島　　　洋

目　次

1. **はじめに読んでみよう！** …………………………………………………… *1*

2. **薬につながる生体分子** ………………………………………………………… *5*
    - 2-1　アミノ酸 …………………………………………………………………… *7*
    - 2-2　糖（単糖） ………………………………………………………………… *11*
    - 2-3　脂　質 ……………………………………………………………………… *14*
    - 2-4　プロスタグランジン ……………………………………………………… *17*
    - 2-5　核　酸 ……………………………………………………………………… *19*
    - 2-6　ビタミン …………………………………………………………………… *21*
    - 2-7　ステロイド ………………………………………………………………… *28*

3. **基本となる有機化合物** ………………………………………………………… *33*
    - 3-1　アルカン・アルケン・アルキン ………………………………………… *35*
    - 3-2　芳香族化合物 ……………………………………………………………… *38*
    - 3-3　アルコール ………………………………………………………………… *40*
    - 3-4　フェノール ………………………………………………………………… *42*
    - 3-5　エーテル …………………………………………………………………… *45*
    - 3-6　アルデヒド ………………………………………………………………… *47*
    - 3-7　ケトン ……………………………………………………………………… *50*
    - 3-8　カルボン酸 ………………………………………………………………… *53*
    - 3-9　エステル …………………………………………………………………… *57*
    - 3-10　アミン …………………………………………………………………… *59*
    - 3-11　ヘテロ環 ………………………………………………………………… *61*

4. **構造から学ぶ医薬品** …………………………………………………………… *67*
    - 4-1　催眠・鎮静薬 ……………………………………………………………… *69*
        - 4-1-(a)　トリアゾラム　*69*
        - 4-1-(b)　ゾピクロン　*71*
    - 4-2　抗不安薬 …………………………………………………………………… *73*
        - 4-2-(a)　エチゾラム　*73*
    - 4-3　統合失調症治療薬 ………………………………………………………… *74*

4-3-(a)　クロルプロマジン塩酸塩　*74*
　　　4-3-(b)　スルピリド　*76*
　　　4-3-(c)　ハロペリドール　*78*
　4-4　抗うつ薬 ……………………………………………………………… *80*
　　　4-4-(a)　イミプラミン塩酸塩　*80*
　　　4-4-(b)　マプロチリン塩酸塩　*81*
　4-5　抗てんかん薬 ………………………………………………………… *84*
　　　4-5-(a)　フェノバルビタール　*84*
　　　4-5-(b)　カルバマゼピン　*86*
　4-6　筋弛緩薬 …………………………………………………………… *89*
　　　4-6-(a)　スキサメトニウム塩化物水和物　*89*
　　　4-6-(b)　ダントロレンナトリウム水和物　*90*
　　　4-6-(c)　パンクロニウム臭化物　*92*
　4-7　パーキンソン病／症候群治療薬 …………………………………… *94*
　　　4-7-(a)　アマンタジン塩酸塩　*94*
　　　4-7-(b)　カルビドパ水和物　*95*
　　　4-7-(c)　レボドパ　*96*
　4-8　自律神経作用薬 ……………………………………………………… *98*
　　　4-8-(a)　注射用アセチルコリン塩化物　*98*
　　　4-8-(b)　アトロピン硫酸塩水和物　*99*
　　　4-8-(c)　エドロホニウム塩化物　*102*
　　　4-8-(d)　ジスチグミン臭化物　*105*
　　　4-8-(e)　トロピカミド　*105*
　　　4-8-(f)　ナファゾリン塩酸塩　*106*
　　　4-8-(g)　ブナゾシン塩酸塩　*108*
　　　4-8-(h)　ベタネコール塩化物　*109*
　4-9　アルツハイマー型認知症治療薬 …………………………………… *111*
　　　4-9-(a)　ドネペジル塩酸塩　*111*
　4-10　抗アレルギー薬 …………………………………………………… *113*
　　　4-10-(a)　クロモグリク酸ナトリウム　*113*
　　　4-10-(b)　ケトチフェンフマル酸塩　*115*
　　　4-10-(c)　クロルフェニラミンマレイン酸塩　*117*
　　　4-10-(d)　ジフェンヒドラミン塩酸塩　*118*
　4-11　強心薬 ……………………………………………………………… *120*
　　　4-11-(a)　ジゴキシン　*120*

4-11-(b) アドレナリン　*122*

4-11-(c) ドパミン塩酸塩　*124*

4-11-(d) ドブタミン塩酸塩　*126*

4-12 狭心症治療薬 ………………………………………………… *128*

4-12-(a) ジピリダモール　*128*

4-12-(b) ニトログリセリン錠　*129*

4-13 カルシウム拮抗薬 ……………………………………………… *132*

4-13-(a) アムロジピンベシル酸塩　*132*

4-13-(b) ジルチアゼム塩酸塩　*133*

4-13-(c) ベラパミル塩酸塩　*134*

4-14 β 遮断薬 ……………………………………………………… *136*

4-14-(a) アテノロール　*136*

4-14-(b) カルテオロール塩酸塩　*137*

4-14-(c) ラベタロール塩酸塩　*138*

4-15 抗不整脈薬 ……………………………………………………… *140*

4-15-(a) アミオダロン塩酸塩　*140*

4-15-(b) キニジン硫酸塩水和物　*142*

4-15-(c) メキシレチン塩酸塩　*144*

4-15-(d) リドカイン　*145*

4-16 利尿薬 …………………………………………………………… *147*

4-16-(a) アセタゾラミド　*147*

4-16-(b) フロセミド　*149*

4-16-(c) スピロノラクトン　*150*

4-16-(d) トリクロルメチアジド　*152*

4-17 降圧薬 …………………………………………………………… *154*

4-17-(a) カンデサルタン　シレキセチル　*154*

4-17-(b) カプトプリル　*156*

4-17-(c) エナラプリルマレイン酸塩　*158*

4-17-(d) クロニジン塩酸塩　*159*

4-17-(e) プラゾシン塩酸塩　*162*

4-18 気管支拡張・喘息治療薬 ……………………………………… *164*

4-18-(a) エフェドリン塩酸塩　*164*

4-18-(b) プロカテロール塩酸塩水和物　*166*

4-18-(c) テオフィリン　*168*

4-19 高脂血症治療薬 …………………………………………………… 170
　4-19-(a) プラバスタチンナトリウム　170
　4-19-(b) アトルバスタチンカルシウム水和物　173
　4-19-(c) プロブコール　174
　4-19-(d) イコサペント酸エチル　175
　4-19-(e) ベザフィブラート　178

4-20 鎮咳薬 …………………………………………………………………… 181
　4-20-(a) コデインリン酸塩水和物　181

4-21 消化性潰瘍治療薬 ………………………………………………… 184
　4-21-(a) オメプラゾール　184
　4-21-(b) シメチジン　186
　4-21-(c) テプレノン　187
　4-21-(d) レバミピド　188

4-22 消化管粘膜局所麻酔薬 …………………………………………… 190
　4-22-(a) オキセサゼイン　190

4-23 胆石溶解薬 …………………………………………………………… 192
　4-23-(a) ウルソデオキシコール酸　192

4-24 解熱・鎮痛・抗炎症薬 …………………………………………… 194
　4-24-(a) アスピリン　194
　4-24-(b) アセトアミノフェン　196
　4-24-(c) インドメタシン　198
　4-24-(d) エトドラク　199
　4-24-(e) ジクロフェナクナトリウム　200
　4-24-(f) ピロキシカム　200
　4-24-(g) ロキソプロフェンナトリウム水和物　201
　4-24-(h) ペンタゾシン　202

4-25 抗リウマチ薬・潰瘍性大腸炎治療薬 ……………………… 204
　4-25-(a) サラゾスルファピリジン　204

4-26 痛風・高尿酸血症治療薬 ………………………………………… 206
　4-26-(a) コルヒチン　206
　4-26-(b) アロプリノール　207
　4-26-(c) プロベネシド　209
　4-26-(d) ベンズブロマロン　210

4-27 糖尿病薬 ………………………………………………………………… 211
　4-27-(a) インスリン　ヒト（遺伝子組換え）　211

4-27-(b) グリベンクラミド　*212*
　　　4-27-(c) ピオグリタゾン塩酸塩　*213*
　　　4-27-(d) ボグリボース　*215*
　　　4-27-(e) メトホルミン塩酸塩　*216*
4-28 **ホルモン製剤** ……………………………………………………………… *218*
　　　4-28-(a) エチニルエストラジオール　*218*
　　　4-28-(b) テストステロン　*220*
　　　4-28-(c) プレドニゾロン　*222*
　　　4-28-(d) プロゲステロン　*224*
4-29 **骨粗鬆症薬** ……………………………………………………………… *226*
　　　4-29-(a) アレンドロン酸ナトリウム水和物　*226*
　　　4-29-(b) イプリフラボン　*228*
4-30 **抗血栓薬** ……………………………………………………………… *229*
　　　4-30-(a) アルガトロバン水和物　*229*
　　　4-30-(b) ワルファリンカリウム　*231*
4-31 **麻薬中毒治療薬** ……………………………………………………………… *234*
　　　4-31-(a) ナロキソン塩酸塩　*234*
4-32 **抗生物質** ……………………………………………………………… *236*
　　　4-32-(a) アモキシシリン水和物　*236*
　　　4-32-(b) クラリスロマイシン　*238*
　　　4-32-(c) テトラサイクリン塩酸塩　*240*
　　　4-32-(d) ストレプトマイシン硫酸塩　*242*
4-33 **化学療法剤** ……………………………………………………………… *245*
　　　4-33-(a) イソニアジド　*245*
　　　4-33-(b) リファンピシン　*247*
　　　4-33-(c) レボフロキサシン水和物　*248*
4-34 **抗ウイルス薬** ……………………………………………………………… *252*
　　　4-34-(a) アマンタジン塩酸塩　*252*
　　　4-34-(b) オセルタミビルリン酸塩　*253*
　　　4-34-(c) アシクロビル　*255*
4-35 **抗真菌薬** ……………………………………………………………… *258*
　　　4-35-(a) アムホテリシンB　*258*
　　　4-35-(b) ミコナゾール　*260*
4-36 **抗原虫薬** ……………………………………………………………… *262*
　　　4-36-(a) キニーネ塩酸塩水和物　*262*

- 4-37 抗腫瘍薬 ･･･ *264*
    - 4-37-(a) イリノテカン塩酸塩水和物　*264*
    - 4-37-(b) エトポシド　*266*
    - 4-37-(c) シクロホスファミド水和物　*268*
    - 4-37-(d) シスプラチン　*271*
    - 4-37-(e) パクリタキセル　*273*
    - 4-37-(f) ブレオマイシン塩酸塩　*275*
    - 4-37-(g) メトトレキサート　*277*
- 4-38 免疫抑制剤 ･･･ *281*
    - 4-38-(a) アザチオプリン　*281*
    - 4-38-(b) シクロスポリン　*283*
    - 4-38-(c) タクロリムス水和物　*285*
- 4-39 産婦人科用薬 ･･･ *287*
    - 4-39-(a) エルゴメトリンマレイン酸塩　*287*
    - 4-39-(b) ジノプロスト　*289*
    - 4-39-(c) リトドリン塩酸塩　*290*
- 4-40 抗甲状腺薬 ･･･ *292*
    - 4-40-(a) チアマゾール　*292*
- 4-41 甲状腺ホルモン ･･･ *294*
    - 4-41-(a) レボチロキシンナトリウム水和物　*294*
- 4-42 麻　薬 ･･･ *296*
    - 4-42-(a) モルヒネ塩酸塩水和物　*296*
    - 4-42-(b) ペチジン塩酸塩　*298*
    - 4-42-(c) ケタミン塩酸塩　*299*
    - 4-42-(d) フェンタニルクエン酸塩　*301*
- 4-43 麻酔薬 ･･･ *304*
    - 4-43-(a) コカイン塩酸塩　*304*
    - 4-43-(b) セボフルラン　*306*

別　表 ･･･ *309*
索　引 ･･･ *323*

1 はじめに読んでみよう！

1. 本書のコンセプトと使い方

　薬の化学構造式というと何か難しいな，苦手だなという印象をお持ちになるかもしれない．しかし，薬を創る創薬研究者の立場から見れば，薬に必要なあらゆる情報を一つの化学構造に詰め込んで薬を創造しているので，薬を使う薬剤師には化学構造から必要な情報を読み取って欲しいという思いがある．特に，チーム医療に携わる薬剤師の本質を考えれば，薬剤師は，医薬情報担当者（MR）を除き，医薬品の特徴を化学構造式から読み解き，その情報を医療現場に還元できる唯一の医療メンバーである．更に，6年制の薬剤師国家試験においては，有機化学分野の出題では，薬の化学構造や創薬を問う問題の比率は増加するだろう．

　本書は，1) **構造式を化学的に読み解く能力**，2) **構造式を覚えるために必要な構造的特徴（基本骨格構造）を理解する能力**，3) **化学構造から薬学の他の分野とのつながりを理解する能力**を身につけることを目的にしている．本書を利用して，ぜひ基本的な有機化合物や代表的な医薬品の化学構造式を理解，記憶していただきたい．化学構造を正確に記述できなくても，化学構造を見れば薬の名前や薬効が瞬時に言えるようになって欲しいと考えている．

　第2章から始まる本編は大きく三つの章に分かれている．第2章は「薬につながる生体分子」，第3章は「基本となる有機化合物」，第4章は「構造から学ぶ医薬品」である．ご存知のように，医薬品は生体機能に影響を及ぼす分子であることから，生体に存在する有機分子に化学構造が似ている場合が多い．そこで，本編の最初に「薬につながる生体分子」を取り上げた．生体内の情報伝達に関わる基本的な有機分子の化学構造，分類，特徴を列記している．すなわち「生物有機化学」で学習する生体関連分子の要点を，化学構造を基本に簡潔にまとめている．生物有機化学の復習にも有用である．記載された生体関連分子の化学構造は，医薬品の化学構造の基礎になる．しっかりと記憶して欲しい．

　第3章では，より一般的な有機化合物の分類と性質を「基本となる有機化合物」として取り上げている．薬学に必要な有機化合物の名称や構造，性質に関するポイントを簡潔にまとめている．有機化学の復習としても利用できる．本書では，有機合成反応をほとんど記載していない．それ

は，本書が有機化合物を合成する知識を涵養することを目的としていないからである．化学構造の仕組みから薬の性質を理解すること，すなわち「薬の顔がわかる」ための学習にはげんでいただきたい．

第4章は「構造から学ぶ医薬品」として，薬効毎に医薬品を分類し，その化学構造の解説を試みている．薬剤師国家試験の出題頻度などを参考に，薬学生として知っておかなければいけない代表的な医薬品130種類を選別した．各医薬品のインタビューフォームや添付文書なども参考に解説をまとめた．

本書では，有機化学的な切り口で薬を読み解くことはもちろん，上述の3)で述べたように，薬学の他の分野とのつながりを理解しやすいように，薬効薬理，代謝等の情報も，解説・エピソードなどでふんだんに紹介している．単に化学構造式を紹介するだけの構造式集ではない．薬学は，基礎から臨床までの一続きの理解を持って大成する「統合的学問」でり，かつ患者を前にした「実学」である．本書を片手に総合科学である薬学の見識を深めてい下されば有り難い．

なお，本書は二色刷で構成され，重要なポイントは赤シートで隠して理解度を確認できるようになっている．

2.「4章 構造から学ぶ医薬品」の見方

各医薬品を紹介している4章での各項目に付いて解説する．
1) 医薬品の名称及び化学構造式

各医薬品の冒頭に名称と枠で囲んだ化学構造式を記してある．主に薬局方に則った医薬品名称（英名やIUPAC名を含む）及び化学構造を記載している．国家試験の出題も当該構造に則って出題される可能性が高いので，この化学構造の記載方方法に慣れるのが良いと思われる．ただし，本文中では，不必要な水素原子を，化学構造の複雑さを軽減するためになるべく省いた．
2) 医薬品の名称への補足

医薬品名の後ろに，局方品：㊂，毒物：㊂，麻薬：㊂，向精神薬：㊂を添付した．
3) 性状

主に局方より抜粋した．
4) 構造式の覚え方

各医薬品の化学構造を覚えていただくために，この項を設けた．全てではないが化学構造をパーツに分解して，解説している．記載した覚え方は，あくまでも一例であり，ご自身の構造の覚え方を独自に開拓していただくことも大切である．各パーツには特徴的な複素環や官能基が含まれることが多い，そのような部分構造については「第3章 基本となる有機化合物」で学習しよう．

5）特徴的な確認試験

各医薬品に特徴的な確認試験がある場合に記載させていただいた．共通する紫外線吸収や赤外線吸収，NMRによる確認試験は除いた．また，特殊な酸あるいは塩基の塩になっている場合は，その塩の確認試験に関しても記載した．ハロゲンなどが化学構造内に存在する場合は，その確認試験について記載した．

6）物性

溶解性，酸解離定数など，物理化学的性質を記載している．疎水性についてはLogP値（塩の場合には遊離塩基，遊離酸の値）を独自のスケールとして表現している．LogP値は薬の水溶性，経腸吸収，血液脳関門透過性等を判断する一つの重要な物理化学的指標である．各医薬品のLogP値を把握することで，化学構造と疎水性の関係を見極める感覚を身につけよう．

7）解説

医薬品毎にその特徴を記載した．薬効，副作用，代謝，関連する医薬品の情報，開発の歴史などを記載している．それぞれの医薬品を理解する上で活用してほしい．

8）エピソード

興味深いトピックやこぼれ話を挿入した．また，一つの医薬品に限らず共通性の高い話題，薬学を取り巻く社会的事象の解説なども，トピックに挿入した．ぜひ楽しんでほしい．

3. 別　表

本教科書に収載した医薬品の化学構造一覧を表示した．自主学習に役立ててほしい．

2 薬につながる生体分子

2-1 アミノ酸

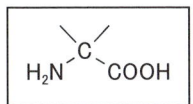

定義：分子内に，塩基としての性質を持つアミノ基と酸としての性質も持つカルボキシ基を含む物質の総称である．その中でアミノ基とカルボキシ基が同一炭素に結合したものを **α-アミノ酸** と呼ぶ．

特徴：アミノ酸の構造とその特徴，及び物理化学的性質について以下に述べる．

α-アミノ酸：アミノ酸の構造式は，アミノ基を左側に，カルボキシ基を右側に書き，中心の **α炭素原子** には **側鎖**（Rと略す）と水素原子が結合している．一般にたん白質を構成している20種類のアミノ酸は，側鎖の構造が異なる．その内，プロリンは，側鎖がアミノ基と結合しており，イミノ基を持つことから **イミノ酸** に分類される．

α-アミノ酸の立体構造：側鎖が水素原子（R=H）であるグリシンを除き，α-炭素原子は不斉炭素であり，2種類の鏡像異性体が存在する．たん白質を構成するアミノ酸はL体である．L-セリンを例にすると，右図 **A** のようにアミノ酸とカルボキシ基を配置し，α-炭素原子が山の頂点になるように書くと，側鎖は紙面から手前に突き出すようになる．逆に谷の底になるように書くと（右図 **B**），側鎖は紙面の裏側に突き出す．

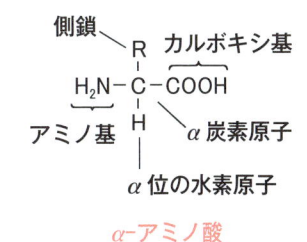

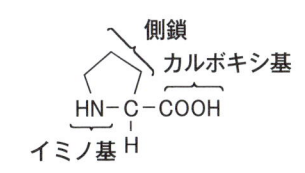

アミノ酸に含まれる官能基：アミノ酸に含まれる官能基は，一般に以下のものがあげられる．

	官能基名		官能基名		官能基名
—NH₂	アミノ基	グアニジノ基構造	グアニジノ基（グアニジン）	インドール構造	インドール基（インドール）
—COOH	カルボキシ基				
—OH	ヒドロキシ基	イミダゾール構造	イミダゾリル基（イミダゾール）	ピロリジン構造	ピロリジノ基（ピロリジン）
—SH	チオール基				
—CONH₂	カルバモイル基又はアミド基	ベンゼン構造	フェニル基（ベンゼン）		（ ）内は，化合物名

解離：アミノ酸は分子内に酸性を示すカルボキシ基と塩基性を示すアミノ基という2種の解離基を持っている両性化合物である．そのため水溶液中では，pHによって以下のように解離状態が変化する．すなわち，酸性条件下ではカチオン型で存在し，塩基性ではアニオン型で存在する．その途中のアニオンとカチオンの濃度が等しくなるpHでは，双性イオン型で存在している．そのときのpHを**等電点**（pI）という．

$$\underset{\text{カチオン型}}{\text{H}_3\overset{+}{\text{N}}-\underset{\text{H}}{\overset{\text{R}}{\text{C}}}-\text{COOH}} \underset{\text{H}^+}{\overset{\text{OH}^-}{\rightleftharpoons}} \underset{\text{双性イオン型}}{\text{H}_3\overset{+}{\text{N}}-\underset{\text{H}}{\overset{\text{R}}{\text{C}}}-\text{COO}^-} \underset{\text{H}^+}{\overset{\text{OH}^-}{\rightleftharpoons}} \underset{\text{アニオン型}}{\text{H}_2\text{N}-\underset{\text{H}}{\overset{\text{R}}{\text{C}}}-\text{COO}^-}$$

ペプチド結合：アミノ酸のアミノ基ともう一分子のアミノ酸のカルボキシ基から水分子が取り除かれるとアミド結合が形成される．アミノ酸（通常，生体に使われるα-アミノ酸）におけるこのアミド結合を**ペプチド結合**という．

解説：アミノ酸は，たん白質に含まれる一般的な**20種類のα-アミノ酸**（標準アミノ酸と呼ばれる）とそれ以外のアミノ酸に分けられる．アミノ酸は，IUPACの命名も，慣用名の方が使用される（次頁の図参照）．

標準アミノ酸の種類と分類：20種の標準アミノ酸は側鎖の性質によって分類され，側鎖の官能基が酸性もしくは塩基性を示すかどうかで分けるものと，側鎖の極性が高いか低いかで分けるものが知られている．側鎖官能基の酸性・塩基性で分類すると，**中性アミノ酸**，**酸性アミノ酸**，**塩基性アミノ酸**に分けられる（次頁の図実線四角内のアミノ酸）．酸性アミノ酸は側鎖にカルボキシ基を持ち，塩基性アミノ酸は塩基性を示す官能基（アミノ基，グアニジノ基，イミダゾリル基）を含む．残りは中性アミノ酸に分類される．

極性の高低で分ける方法（次頁の図破線四角内のアミノ酸）では，**非極性アミノ酸**と**極性アミノ酸**に分類され，ヒドロキシ基とアミド基を持つ中性アミノ酸は極性アミノ酸に分類される．それ以外は非極性アミノ酸に分類され，酸性アミノ酸と塩基性アミノ酸は全て極性アミノ酸である．

また，L-イソロイシンとL-トレオニンはβ位にも不斉炭素を持つ．

L-イソロイシン　　L-トレオニン

2-1 アミノ酸

非極性アミノ酸

中性アミノ酸

グリシン Gly(G), アラニン Ala(A), バリン Val(V), ロイシン Leu(L), イソロイシン Ile(I)

メチオニン Met(M), フェニルアラニン Phe(F), トリプトファン Trp(W), プロリン Pro(P), システイン Cys(C)

トレオニン Thr(T), チロシン Tyr(Y), セリン Ser(S), アスパラギン Asn(N), グルタミン Gln(Q)

酸性アミノ酸

アスパラギン酸 Asp(D), グルタミン酸 Glu(E)

塩基性アミノ酸

アルギニン Arg(R), リジン Lys(K), ヒスチジン His(H)

極性アミノ酸

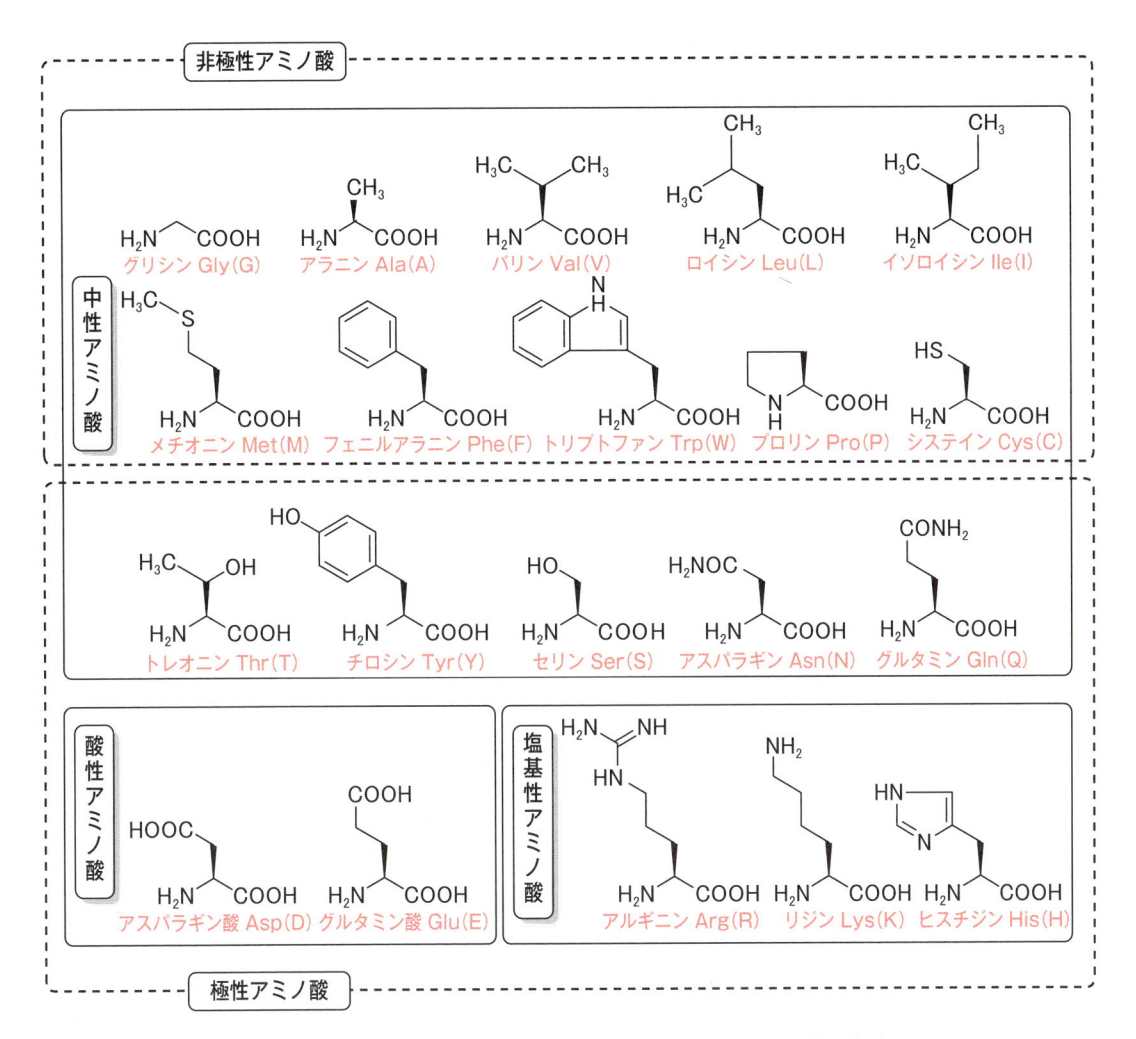

非標準アミノ酸の例：生体内には標準アミノ酸以外にも重要なアミノ酸が存在する．

[**生理活性のあるアミノ酸**] 生物学的に重要な働きをするアミノ酸である．

β-アラニン（βアミノ酸：CoA の一部を構成）

GABA（γ-アミノ酪酸）（γアミノ酸：脳内の神経伝達に関与）

オルニチン（尿素生合成中間体）

サルコシン（コリン生合成中間体）

セレノシステイン（酸化・還元に関わるいくつかの酵素に含まれる）

ホモセリン（メチオニンの生合成中間体）

シスチン（たん白質の安定化に寄与 二分子のシステインが酸化的に結合）

チロキシン（甲状腺ホルモン）

[たん白質に含まれる修飾アミノ酸] 生体内のたん白質に含まれ，ポリペプチド鎖が合成された後で形成されるアミノ酸誘導体である．

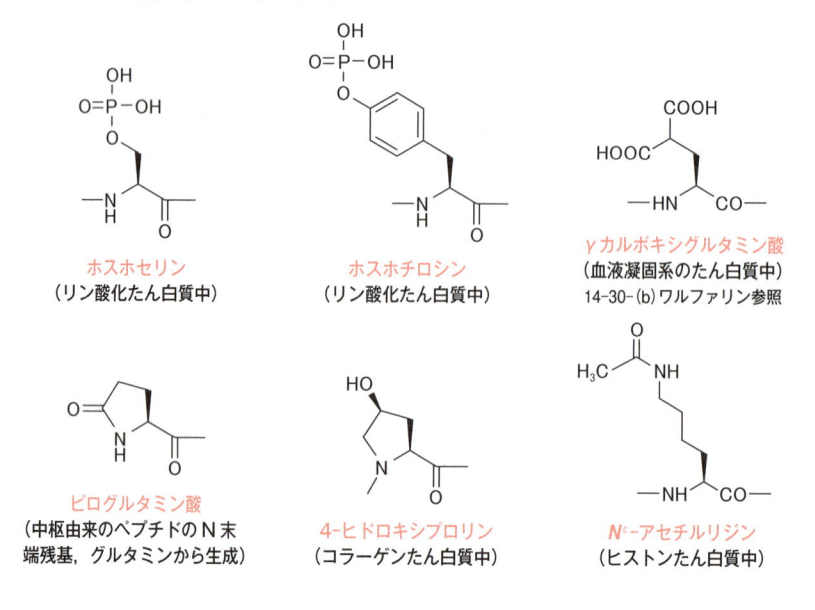

ホスホセリン
（リン酸化たん白質中）

ホスホチロシン
（リン酸化たん白質中）

γ-カルボキシグルタミン酸
（血液凝固系のたん白質中）
14-30-(b) ワルファリン参照

ピログルタミン酸
（中枢由来のペプチドのN末端残基，グルタミンから生成）

4-ヒドロキシプロリン
（コラーゲンたん白質中）

N$^\varepsilon$-アセチルリジン
（ヒストンたん白質中）

医薬品に使用されるアミノ酸の例：以下に医薬品として使用されているアミノ酸を例記する．

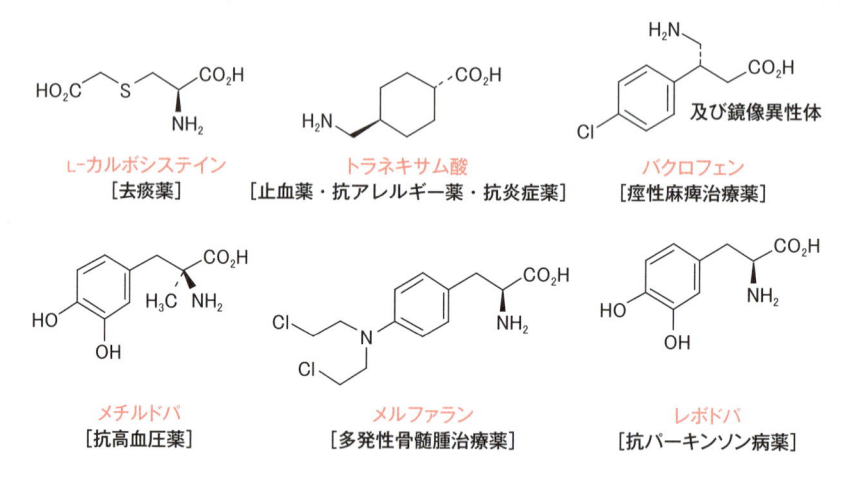

L-カルボシステイン
[去痰薬]

トラネキサム酸
[止血薬・抗アレルギー薬・抗炎症薬]

バクロフェン
及び鏡像異性体
[痙性麻痺治療薬]

メチルドパ
[抗高血圧薬]

メルファラン
[多発性骨髄腫治療薬]

レボドパ
[抗パーキンソン病薬]

アミノ酸の反応：ニンヒドリンはアミノ酸と加熱すると紫色（プロリンは黄色）の着色物質が生成する（下式）．そのため，**アミノ酸の確認試験や比色定量に用いられる**．また，第一級アミンでも同様の反応が進行するため，その確認にも使用されることがある．

ニンヒドリン + アミノ酸 → 紫色の生成物 + RCHO + CO$_2$
（−3H$_2$O）

2-2 糖（単糖）

定義：単糖及び単糖を構成成分とする有機化合物の総称で，単糖は糖を薄い酸で加水分解しても，それ以上簡単な分子にならない基本的物質である．

単糖の化学構造：分子内にカルボニル基，すなわちアルデヒド基又はケトン基を有する多価アルコール．命名では，語尾に –ose を付けることが多い．

D-グルコース　　α-D-グルコピラノース

特徴：単糖というとグルコースやリボースを思い出すが，基本は炭素3個からなる三炭素糖である．これより小さな単糖はないのでここから理解しよう．

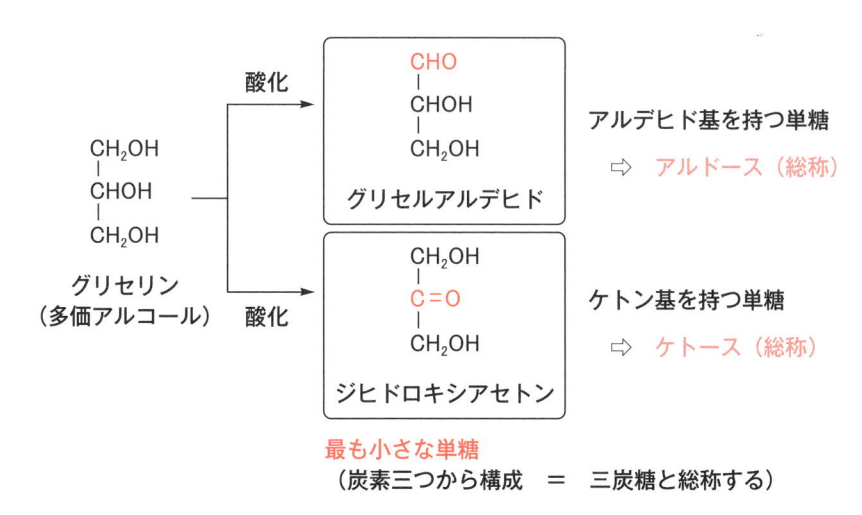

グリセリン（多価アルコール）
　酸化 → グリセルアルデヒド　アルデヒド基を持つ単糖 ⇨ アルドース（総称）
　酸化 → ジヒドロキシアセトン　ケトン基を持つ単糖 ⇨ ケトース（総称）

最も小さな単糖（炭素三つから構成 ＝ 三炭糖と総称する）

1) 単糖における D 体，L 体

グリセルアルデヒドの2位の炭素は不斉炭素なので，二つの光学異性体が存在する．下記のように，Fischer の投影式で表した場合，不斉炭素上のヒドロキシ基（OH 基）が右側にくるのが D 型，左側にくるのが L 型である．生体は D 型単糖のみを利用する．

```
          CHO                    CHO
          |                      |
       HO-C-H                  H-C-OH
          |                      |
          CH₂OH                  CH₂OH
```

DL 表記：　L-グリセルアルデヒド　　　D-グリセルアルデヒド

絶対配置：　　　　　*S*　　　　　　　　　　*R*

Fischer 投影図の書き方の決まり
① 炭素鎖（主鎖）を縦方向に並べる
② より酸化度の高い炭素原子を上にする
　（COOH ＞ C=O ＞ CHO ＞ C-OH）
③ 上下の結合は紙面の裏側へ，
　左右の結合は紙面の手前（表側）へ
④ OH 基が右側＝D 系列，左側＝L 系列
　（DL は，生体分子の表記に適している）

絶対配置の決め方
① 優先順位の決め方
　1　原子番号が一番大きなもの
　2　質量数が一番大きなもの
　3　隣の原子が同じならその隣を比べる
　4　2 重結合は原子 2 個，3 重結合は原子 3 個分
　　とみなす
　5　シス＞トランス，　R ＞ S
② 絶対配置 *RS* の決め方
　順位の最も低い原子又は原子団を不斉炭素の後
　側に移し，残った三つの原子又は原子団を優先
　順位に従ってたどる時の回転方向が，右回りで
　あれば *R*，左回りであれば *S*．

2）単糖の分類（一般に語尾に -ose を付ける）

炭素数	総称名	化合物名	
3	三炭糖 トリオース	グリセルアルデヒド ジヒドロキシアセトン	
4	四炭糖 テトロース	エリスロース スレオース	
5	五炭糖 ペントース	リボース アラビノース	キシロース
6	六炭糖 ヘキソース	グルコース マンノース	ガラクトース フルクトース

3）単糖の鎖状構造，環状構造

　五炭糖，六炭糖は，カルボニル基と適切な距離にあるヒドロキシ基の間で，ヘミアセタール結合を生じ，環状構造を作る．その際生じるヘミアセタール炭素には，α 型と β 型の二つの異性体（アノマー）が生じる．

フラノース（五員環構造）

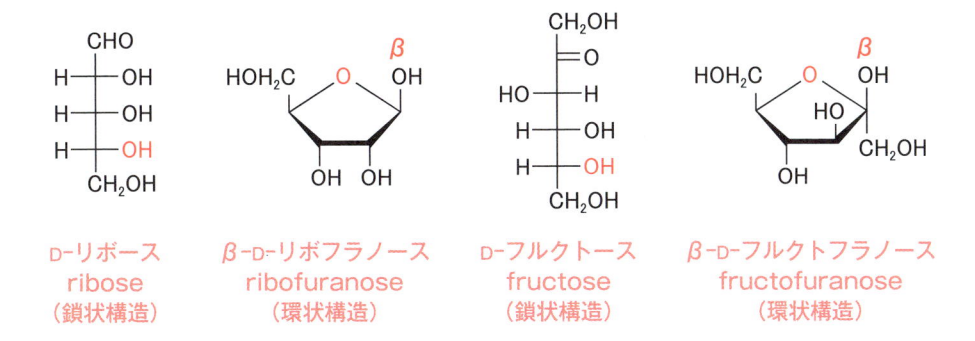

D-リボース ribose（鎖状構造）　β-D-リボフラノース ribofuranose（環状構造）　D-フルクトース fructose（鎖状構造）　β-D-フルクトフラノース fructofuranose（環状構造）

ピラノース（六員環構造）

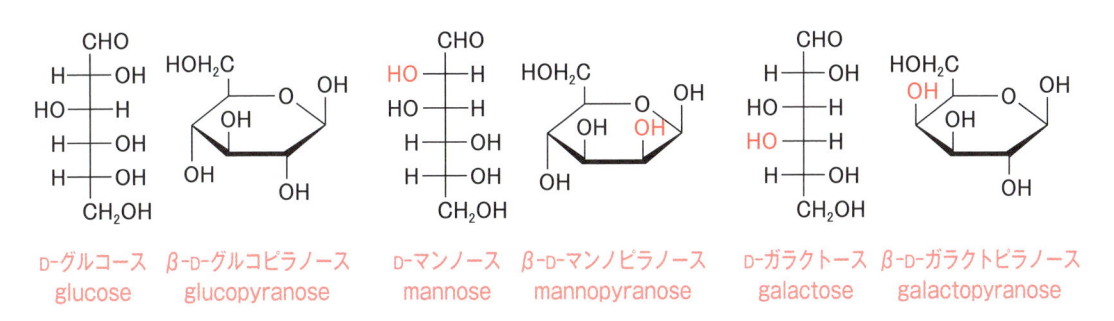

D-グルコース glucose　β-D-グルコピラノース glucopyranose　D-マンノース mannose　β-D-マンノピラノース mannopyranose　D-ガラクトース galactose　β-D-ガラクトピラノース galactopyranose

　D-リボース，D-グルコース，D-フルクトース，D-ガラクトース，D-マンノースの化学構造は覚えよう．

4) 環状構造における動的平衡

　ヘミアセタール構造は，常温においては可逆的な結合で，D-グルコースの場合，水溶液中では鎖状構造を介して，α（36%）とβアノマー（64%）が平衡状態にある（3-6 アルデヒド参照）．

α-D-グルコピラノース　　　　　　　　　　　　　　　　　　　　β-D-グルコピラノース

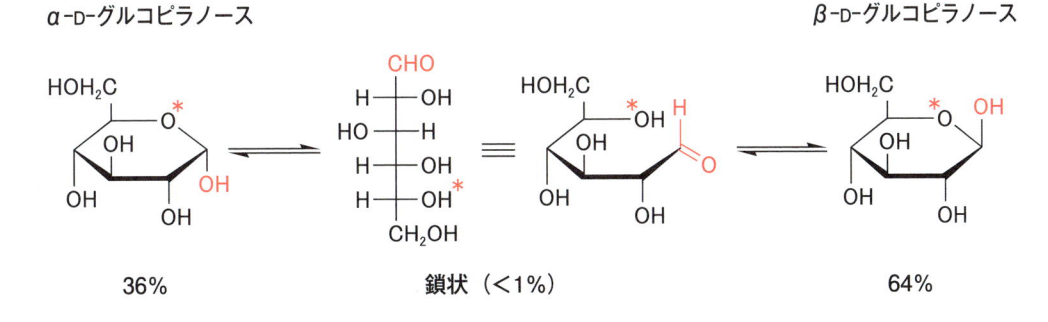

36%　　　　　鎖状（<1%）　　　　　64%

5) グリコシド（配糖体）

　グリコシド（配糖体）はアノマー位のアセタール化で生じる分子．ヘミアセタールが開環⇌閉

環の動的平衡にあるのに対し，アセタールであるため通常の生理条件下では環構造の開環は起こらなくなり，動的平衡はなくなり，変旋光や還元性も消失する．
グリコシドになると語尾は単糖の -ose から -oside になる．

《グリコシドの名称における各部分の意味》
① アグリコン（ゲニン）
② 1位のヒドロキシ基の立体
③ 酸化度の最も高い炭素から最も離れた不斉炭素上のヒドロキシ基の立体（この場合は5位炭素の立体化学）
④ 不斉炭素上のヒドロキシ基の位置関係
⑤ 環状構造（六員環）
⑥ 配糖体であること

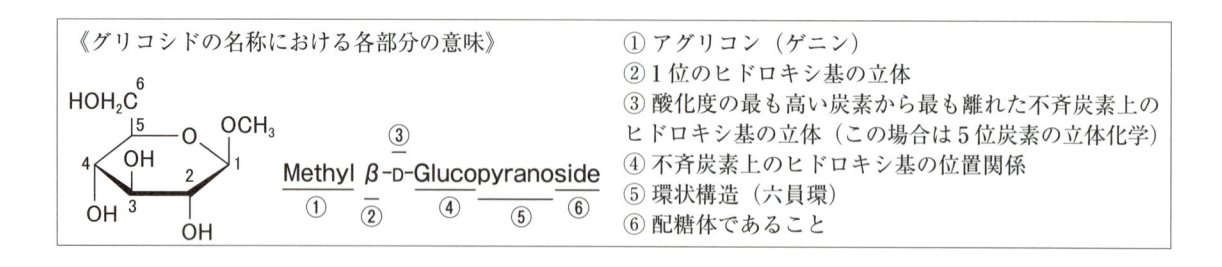

Methyl β-D-Glucopyranoside
①　　②　　③　④　　⑤　　⑥

6）二糖類

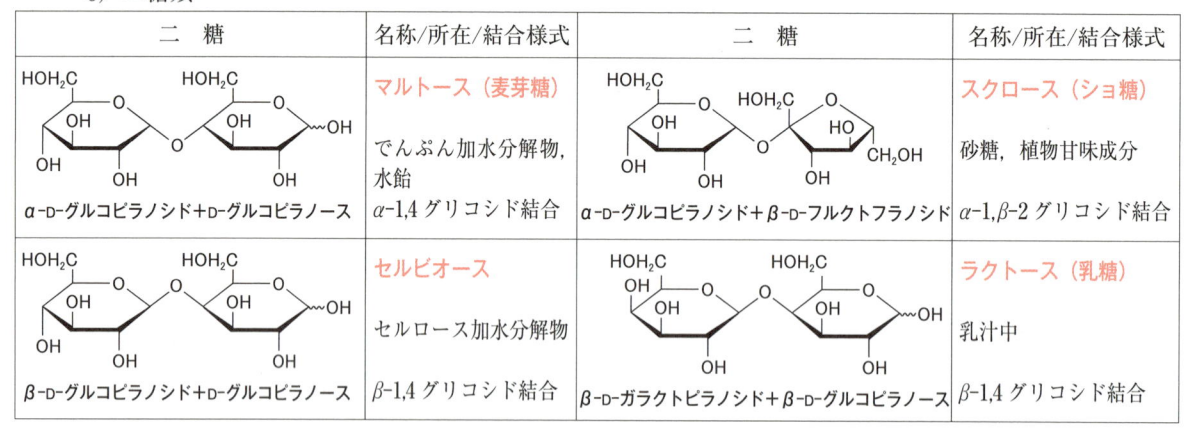

二糖	名称/所在/結合様式	二糖	名称/所在/結合様式
α-D-グルコピラノシド + D-グルコピラノース	マルトース（麦芽糖） でんぷん加水分解物，水飴 α-1,4 グリコシド結合	α-D-グルコピラノシド + β-D-フルクトフラノシド	スクロース（ショ糖） 砂糖，植物甘味成分 α-1,β-2 グリコシド結合
β-D-グルコピラノシド + D-グルコピラノース	セルビオース セルロース加水分解物 β-1,4 グリコシド結合	β-D-ガラクトピラノシド + β-D-グルコピラノース	ラクトース（乳糖） 乳汁中 β-1,4 グリコシド結合

2-3　脂　質

定義：水には不溶で，非極性溶媒に可溶な生体由来の物質の総称である．代表的な脂質としては，**脂肪酸**，**トリアシルグリセロール**，**リン脂質**，**テルペノイド**などがある．

脂肪酸

一つのカルボキシ基を持つモノカルボン酸であり，通常は枝分かれしていない 12〜20 の偶数個の炭素原子からなる．炭素-炭素二重結合を持たない脂肪酸を**飽和脂肪酸**，炭素-炭素二重結合を一つ以上持つ脂肪酸を**不飽和脂肪酸**という．ほとんどの天然脂肪酸の炭素-炭素二重結合は，**シス（Z）配置**である．**パルミチン酸**（C_{16}）と**ステアリン酸**（C_{18}）は，天然存在比が大きい飽

和脂肪酸で，オレイン酸（C_{18}）とリノール酸（C_{18}）は天然存在比が大きい不飽和脂肪酸である．リノール酸（C_{18}）やアラキドン酸（C_{20}）は二つ以上の炭素-炭素二重結合を持つ脂肪酸である．

パルミチン酸（16:0）
（16:0）は炭素数16で二重結合0を示す

オレイン酸（18:1, Δ^9）
Δ^9は二重結合の位置を示す

ステアリン酸（18:0）

リノール酸（18:2, $\Delta^{9,12}$）

アラキドン酸（20:4, $\Delta^{5,8,11,14}$）

トリアシルグリセロール

トリアシルグリセロールは，3分子の脂肪酸をエステル結合したグリセロール（グリセリン）からなっている．トリアシルグリセロールは，電荷を持っていないので，中性脂肪と呼ばれることがある．ほとんどのトリアシルグリセロールは，さまざまな長さの脂肪酸を含んでおり，それらは飽和脂肪酸であったり不飽和脂肪酸であったり，混ざりあっていたりする．トリアシルグリセロールのうち，室温で固体のものを脂肪，室温で液体のものを脂肪油と呼ぶ．

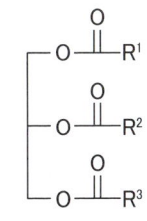

トリアシルグリセロール

リン脂質

リン脂質は，リン酸のエステル（エステルの項参照）でグリセロリン脂質とスフィンゴリン脂質に分けられる．グリセロリン脂質は，二つの脂肪酸と一つのリン酸がエステル結合でグリセロールに結合したホスホアシルグリセロールの構造をとっている．リン酸エステル基は，コリン，エタノールアミン，セリンのようなアミノアルコールにもう一つのエステル結合で結合している．ホスホアシルグリセロールは脂質二重層を形成して膜を構成している．ホスホグリセロールの極性頭部は二重層の両方の外側にあり，脂肪酸の非極性尾部は二重層の内側を向いている．ほとんどの生体膜は，リン脂質などからなる脂質二重層を基本構造としており，これにたんぱく質分子が埋め込まれたりしている．

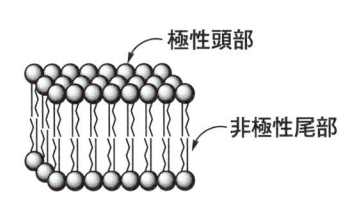

脂質二重層

	X = H	ホスファチジン酸
	X = CH₂CH₂N⁺(CH₃)₃	ホスファチジルコリン
	X = CH₂CH₂N⁺H₃	ホスファチジルエタノールアミン
	X = CH₂CHCO₂⁻ N⁺H₃	ホスファチジルセリン

ホスホアシルグリセロール

スフィンゴリン脂質は，長鎖塩基成分としてスフィンゴイド類を含む複合脂質の総称である．代表的なスフィンゴ脂質としては**スフィンゴミエリン**（スフィンゴイド類の一種）が知られており，これは**スフィンゴシン**のアミノ基が脂肪酸とアミド結合し（これをセラミドと呼ぶ），第一級ヒドロキシ基がリン酸とエステル結合し，リン酸はコリンとエステル結合した構造である．スフィンゴミエリンは両親媒性分子であり，神経線維のミエリン鞘に含まれる主要な構成脂質である．

スフィンゴシン
（スフィンゴイド類の一種）

スフィンゴミエリン

エピソード

ヘビ毒やハチ毒の成分

世界には450種ほどの毒ヘビが生息しているといわれている．日本に生息するニホンマムシの毒液は出血毒であるが，この中にはホスホアシルグリセロールのアシル基を加水分解するホスホリパーゼという酵素が含まれている．ホスホリパーゼにより，赤血球の膜に存在するホスホアシルグリセロールのアシル基が加水分解されることにより赤血球の膜構造が壊され，溶血を起こすといわれている．また，アシナガバチやミツバチなどのハチ毒にもホスホリパーゼが含まれている．

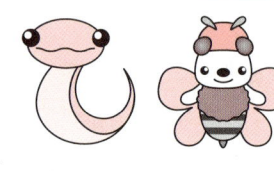

2-4 プロスタグランジン

定義：**PG**（prostaglandin, プロスタグランジン）は，炭素数 20 の不飽和脂肪酸から生合成され，プロスタン酸骨格を持つ一群の生理活性物質である．プロスタン酸はシクロペンタンに二つの側鎖（α 鎖 ω 鎖）が結合した化合物であるが，天然からは見出されていない架空の化合物である．

プロスタン酸

　PG の発見当初は，前立腺 prostate gland 由来の物質と考えられ，**prostaglandin プロスタグランジン**と命名された．しかし，今日では前立腺由来ではなく，精囊腺由来であることが明らかになったが，名称はそのままプロスタグランジンが用いられている．PG は，少量であるがすべての組織や体液に見られ，炎症，血圧，血液凝固，痛み，陣痛の誘発，睡眠など広範な生理活性を示す．

　PG に加え，炭素数 20 の不飽和脂肪酸であるアラキドン酸から生合成されている**トロンボキサン**，**ロイコトリエン**などのオータコイドをまとめて**エイコサノイド**と呼ぶ．エイコサノイドの名称は，炭素数 20 のアルカンの IUPAC 名であるエイコサン（eicosane）由来である．ただし，IUPAC「1993 年勧告」では炭素数 20 のアルカンの名称はイコサン（icosane）に変更されている．

生合成

　細胞膜に存在するホスファチジルコリンなどのリン脂質の 2 位に結合しているアラキドン酸が**ホスホリパーゼ A_2** の作用により加水分解され，アラキドン酸が遊離する．この段階は，プロスタグランジンの生合成の律速段階である．アラキドン酸は **COX**（**シクロオキシゲナーゼ**）により PGG_2 になり，すべての PG の前駆体となる PGH_2 に変換される．COX には，COX-1 と COX-2 と呼ばれるアイソザイムがある．COX-1 は，多くの細胞に発現している構成型の酵素であり，胃酸分泌や血流の調節など種々の生理機能の調整に関与しており，COX-2 はサイトカインなどの刺激により発現する誘導型の酵素である．**NSAIDs**（**非ステロイド性抗炎症薬** nonsteroidal antiinflammatory drugs）であるインドメタシンなどは COX-1 および COX-2 をともに阻害することが知られており（4-24-(c)），その副作用の一つである胃腸障害は COX-1 を阻害するためと考えられている．PGH_2 からは PGI_2（**プロスタサイクリン**），PGE_2，$PGF_{2\alpha}$，TXA_2（トロンボキサン A_2）が生合成されている．PGI_2 は血管拡張作用，血小板凝集抑制作用を示すのに対し

て，TXA_2 は血管収縮作用および血小板凝集作用を示す．PGE_2，$PGF_{2\alpha}$ は子宮平滑筋収縮作用，PGE_2 は胃酸分泌抑制作用などのさまざまな生理作用を示す．

また，アラキドン酸から5-リポキシゲナーゼの作用により5-HPETEが生合成され，さらにエポキシドを含む構造のLTA$_4$（ロイコトリエン A$_4$）となり，グルタチオンの結合によりロイコトリエン C$_4$（LTC$_4$）が生成し，L-グルタミンの脱離によりLTD$_4$（ロイコトリエン D$_4$）が生合成され，さらにグリシンが脱離しLTE$_4$（ロイコトリエン E$_4$）が生合成される．アミノ酸を含むLTC$_4$, LTD$_4$, LTE$_4$ は，**SRS-A**（slow-reacting substance of anaphylaxis）とも呼ばれ，強力な気管支平滑筋収縮作用を有している．

PGE_2, TXA_2, LTC_4 の2や4の数字は，化合物の構造中の炭素–炭素二重結合の数を示している．

エピソード

プロスタグランジンでまつ毛が伸びる？

PGF$_{2\alpha}$ 誘導体のビマトプロストやラタノプロストは，点眼薬として緑内障治療に用いられている医薬品である．以前から，それらの副作用として，まぶたや光彩の色素沈着，まつ毛が長くなることが確認されていた．アメリカでは，ビマトプロストのまつ毛が長くなるという副作用を利用して，まつ毛を伸ばす薬としても販売されている．

ビマトプロスト

2-5 核 酸

定義：核酸は，化学的にはヌクレオチドの重合体である．ヌクレオチドは，**核酸塩基**と呼ばれるアデニン（**A**），グアニン（**G**），シトシン（**C**），チミン（**T**），ウラシル（**U**）にリボース又は 2′-デオキシリボースが結合したヌクレオシドの 5′ 位にリン酸が結合した化合物で，他のヌクレオチドの 3′ 位のヒドロキシ基部でリン酸エステル結合を形成して高分子化する．核酸にはリボースの結合したヌクレオチドから成る **RNA**（リボ核酸）とデオキシリボースの結合したヌクレオチドから成る **DNA**（デオキシリボ核酸）がある．

生体内の主な役割は，DNA は遺伝情報の貯蔵物質であり，RNA は，DNA の遺伝情報を基に**転写**（トランスクリプション）により作り出される物質で，**mRNA**（メッセンジャー RNA）は更に細胞や生体の機能維持に必要なたん白質に**翻訳**（トランスレーション）される．また，**rRNA**（リボソーム RNA）や **tRNA**（トランスファー RNA）のように翻訳の場で活躍する RNA も存在する．

DNA を構成するヌクレオチドは，2′-デオキシリボースの 5′ 位ヒドロキシ基がリン酸エステル化された，A，G，C，T の 4 種で，RNA を構成するヌクレオチドは，リボースの 5′ 位ヒドロ

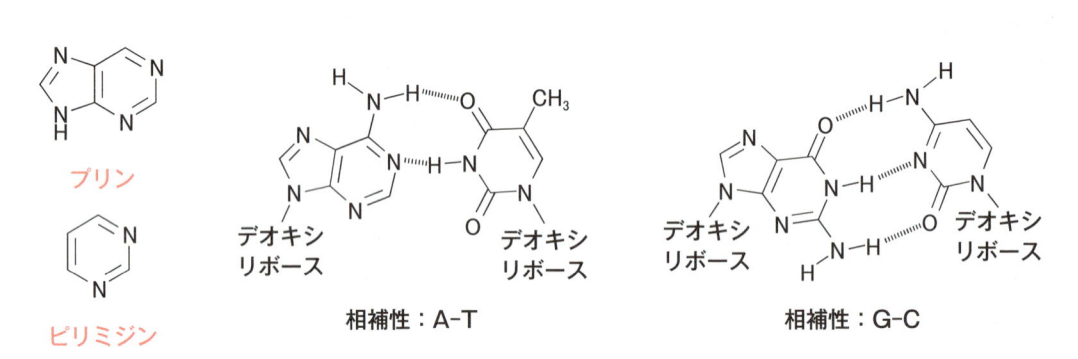

核酸塩基		A	G	C	T	U
ヌクレオシド	RNA	アデノシン	グアノシン	シチジン	——	ウリジン
	DNA	デオキシアデノシン	デオキシグアノシン	デオキシシチジン	デオキシチミジン	——

キシがリン酸エステル化された，A，G，C，U の 4 種である．核酸塩基のうち A と G は，プリンの誘導体であることからプリン塩基，それ以外の 3 種の核酸塩基はピリミジンの誘導体であることから，ピリミジン塩基に分類される．また，DNA は，二本鎖が互いに絡み合ったような二重らせん構造をとっているが，その親和力は一対のプリン塩基とピリミジン塩基間の水素結合に起因している．A と T の間に二つの水素結合が，G と C の間に三つの水素結合が形成される．これを相補性という．

アデノシンやグアノシンの 5′ 位リン酸エステルは，エネルギー産生系や細胞内シグナル伝達系の重要な物質であり，前者は ATP（アデノシン三リン酸）や ADP（アデノシン二リン酸），後者は GTP（グアノシン三リン酸），GDP（グアノシン二リン酸），cGMP（サイクリックグアノシン一リン酸），cAMP（サイクリックアデノシン一リン酸）などが多様な生理作用に関与している．

エピソード
エピジェネティクスとは

　私達のからだを構成する細胞は，どれも同じ遺伝子からできているのに，皮膚や神経，内臓など様々な組織に分化していく．一卵性双生児は同じ遺伝子を持つのに，一人だけが遺伝病になったりする．これらは，同じ遺伝子でも細胞によって使ったり，使われなかったりする違いが生じるためである．これをエピジェネティックな違いというのだが，その仕組みを解明する学問をエピジェネティクスと呼ぶ．専門的にいえば，遺伝情報であるDNAの塩基配列の変化を伴わず，DNAやヒストンへの後天的な化学修飾によって遺伝子の発現が制御される現象を調べる学問である．酸性のDNAは塩基性のたん白質ヒストンに巻きついて折り畳まれるのだが（クロマチン構造），mRNAを転写する際は少しほどけなくてはならない．例えば，ヒストンたん白質中に多量に存在するリジン残基では，側鎖アミノ基がアセチル化される．これで，アミノ基の塩基性が消失するので酸性のDNAは巻きつけず，クロマチン構造は弛緩し，DNAは転写されやすい状態になる．このアセチル基を脱アセチル化する酵素としてヒストンデアセチラーゼが知られている．この酵素を阻害するHDAC（ヒストンデアセチラーゼ）阻害剤は，ヒストンのアセチル化を亢進させ，クロマチン構造を弛緩させ，結果として発現抑制された遺伝子の発現が活発になる．これがいくつかのがん細胞に対して抗腫瘍効果を示すことが報告されている．このことから，HDAC阻害剤はepigeneticに作用する薬剤といわれている．

2-6　ビタミン

定義：ビタミンとは，代謝が正常に機能するために必要な物質で，極めて微量でも機能する．し

かし，**生体内では合成されないため，主に食料から摂取される．**また，ビタミンは機能で分類され，構造上の類似点はない．当初，発見の順にアルファベットをつける方法で命名されたが，現在は構造が特定され，物質名で呼ばれることが多くなった．

分類：ビタミンは，脂溶性ビタミンと水溶性ビタミンに分けられる．脂溶性ビタミンは，ホルモン様作用のあるビタミンA，D，抗酸化作用のあるビタミンE，補酵素として機能するビタミンKの4種類が知られている．主に肝臓や脂肪組織に貯蔵され，尿中に排泄されにくい．そのため，過剰投与は過剰症を引き起こすことがある．水溶性ビタミンには，補酵素の前駆体として機能するものが多いビタミンB群（7種類）と抗酸化作用を持つビタミンCがある．大量に摂取しても容易に腎臓から排泄されるため，副作用は少ない．

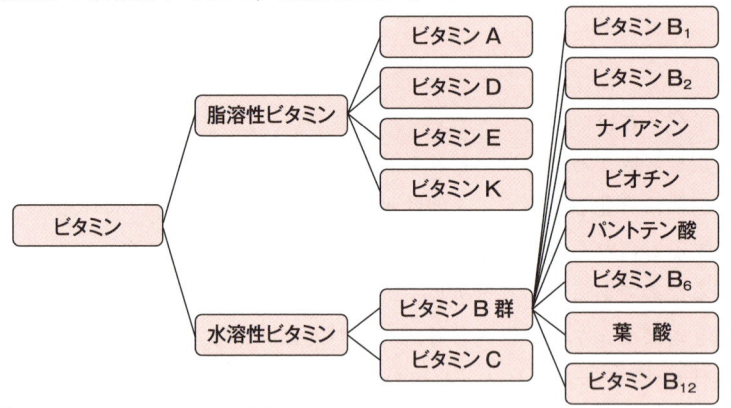

```
                    ┌─ ビタミンA        ┌─ ビタミンB₁
       ┌─ 脂溶性ビタミン ─┤─ ビタミンD        ├─ ビタミンB₂
       │             ├─ ビタミンE        ├─ ナイアシン
ビタミン ─┤             └─ ビタミンK        ├─ ビオチン
       │                                ├─ パントテン酸
       │             ┌─ ビタミンB群 ─────┤─ ビタミンB₆
       └─ 水溶性ビタミン ─┤                   ├─ 葉酸
                    └─ ビタミンC        └─ ビタミンB₁₂
```

解説：以下，各ビタミンについて概説する．

1）脂溶性ビタミン

ビタミンA：レチノールと呼ばれ，炭素数20のイソプレノイド型ポリエンアルコールの構造を持つ．本ビタミンが欠乏すると，夜盲症や眼球乾燥症になる．日本薬局方では，下記のレチノール酢酸エステルが収載されている．

レチノール酢酸エステル

ビタミンD：カルシフェロールと呼ばれ，側鎖Rの違いにより，D_1～D_7まで存在するが，植物由来のD_2（エルゴカルシフェロール）と動物由来のD_3（コレカルシフェロール）の生理活性が高く，自然界での分布も多い．一見複雑に見える構造ではあるが，ステロイド骨格B環が開裂してできたものである（2-7 ステロイド参照）．欠乏症として，くる病や骨軟化症が知られている．

2-6 ビタミン

ビタミンE：トコフェロールと呼ばれ，抗酸化作用を持つ化合物である．同族体の中ではα-トコフェロールの生理活性が最も強い．飽和イソプレノイド側鎖をもつクロマン誘導体で，クロマン骨格の6位フェノール性ヒドロキシ基が酸化されて，キノイド構造になる過程で抗酸化作用を発現する．欠乏症としては，まれに神経筋機能障害や溶血性貧血がある．

ビタミンK：抗出血作用を示すナフトキノン誘導体の総称である．日本薬局方では，フィトナジオンが収載されている．このビタミンKが欠乏すると，血液凝固に必要なプロトロンビンの生産が阻害され，止血に要する時間が長くなる（4-30-(b) ワルファリン参照）．

2）水溶性ビタミン

ビタミンB_1：チアミンと呼ばれ，ピリミジン環とチアゾール環がメチレンを介してつながった構造を持つ．活性体はピロリン酸がエステル結合したTPP（チアミンピロリン酸）で，エネルギー生産に重要な解糖系において，ピルビン酸からアセチルCoAの生成過程に補酵素として機能する．そのため，不足すると糖代謝の悪化により疲れやすくなる．欠乏症としては，脚気やウェルニッケ脳症が知られている．

エピソード

ニンニク研究からビタミン B₁ 誘導体の開発：日本発の芸術的プロドラッグ　フルスルチアミン

　ビタミン B₁ を分解してしまう酵素であるアノイリナーゼを含むニンニクが，細胞のエネルギー生産に重要なビタミン B₁ をどんな仕組みで保持できるのか？　この研究から，ビタミン B₁ がニンニク中でアリシンという物質と結合して，酵素に安定な化合物アリチアミンとして存在していることが解明された．そして脂溶性が高く，体内吸収性に優れた持続型ビタミン B₁ 製剤フルスルチアミンの開発につながった．フルスルチアミンは，生体中で酵素によって還元され，活性型ビタミン B₁ に変換されるプロドラッグである．1960 年初頭にこのような芸術的なプロドラッグが開発されていることに驚く．

ビタミン B₂：リボフラビンと呼ばれ，3 環性のイソアロキサンチン骨格に D-リボースが共有結合した構造を持つ．体内で FAD（フラビンアデニンジヌクレオチド）となり，酸化還元に作用するフラビン酵素の補酵素として機能する．欠乏症としは，口内炎や口角炎が知られている．

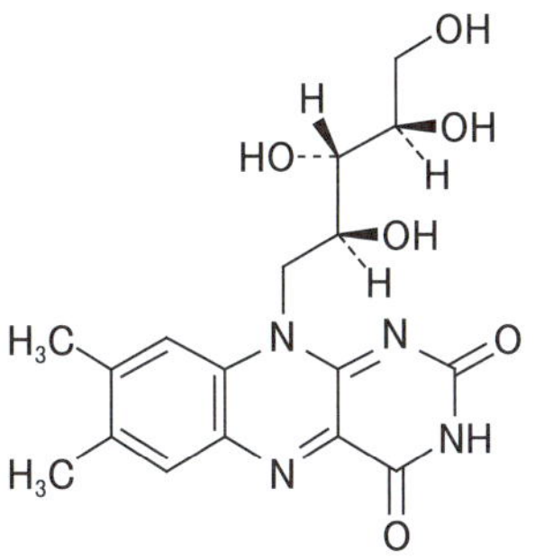

2-6 ビタミン

リボフラビン

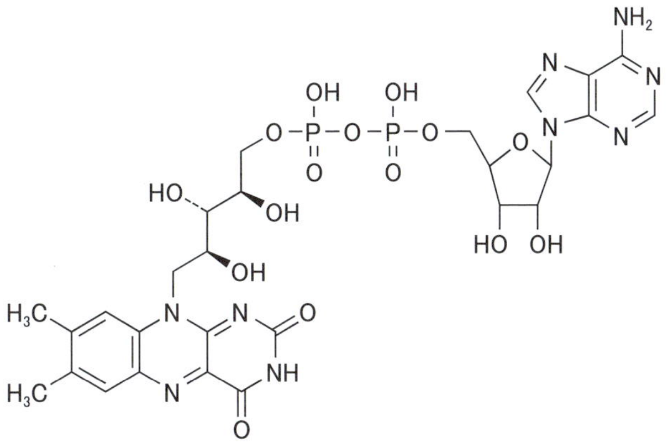

FAD（フラビンアデニンジヌクレオチド）

ナイアシン：ニコチン酸とニコチンアミド（ニコチン酸アミド）を総称してナイアシンという．生体内ではNAD（ニコチンアデニンジヌクレオチド）やそのリン酸化体であるNADPに変換され，酸化還元酵素の補酵素として機能している．構造は単純で，ピリジンにカルボキシ基または第一級アミドを結合させたものである．欠乏症としてペラグラがある．

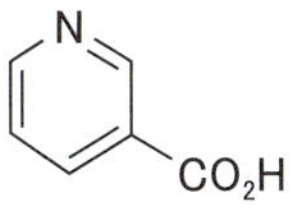

ニコチン酸 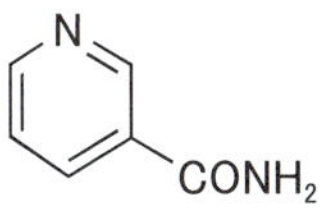　　**ニコチン酸アミド**

ビオチン：イミダゾール環とチオフェン環が縮合した二環性の骨格にペンタン酸が結合した構造である．炭酸固定化反応の補酵素として機能し，脂肪酸の合成や糖新生に関与している．欠乏症としては皮膚炎等が知られている．

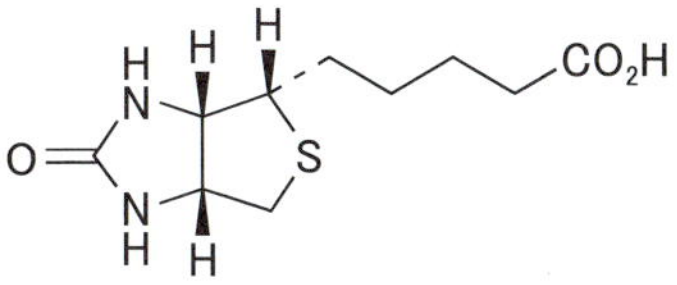

ビオチン

パントテン酸：β-アラニンとパントイン酸がアミド結合でつながった構造を持つ．**補酵素A**（コエンザイムA，CoA）の構成成分で，代謝に広くかかわっている．ヒトでは腸内細菌に産生させたものを生体で利用しているため，欠乏症は起こりにくい．日本薬局方にはカルシウム塩として収載されている．

ビタミン B₆：ピリドキシン，ピリドキサール，ピリドキサミンの総称で，いずれもピリジン環を基本骨格とし，複数のヒドロキシ基を有している．生体内では，ピリドキサールの1級ヒドロキシ基がリン酸化されたピリドキサールリン酸となって，アミノ酸代謝の補酵素として作用する．結核治療薬のイソニアジドと反応するため，結核治療中に欠乏症をきたすことがある．欠乏症としては皮膚炎や痙攣等がある．

葉酸：プテリジン，*p*-アミノ安息香酸，及び L-グルタミン酸が結合した構造を持つ．代謝によって還元されたテトラヒドロ葉酸（p.279 参照）が活性体であり，細胞増殖や成長に必要とされる．欠乏症としては，巨赤芽球性貧血がよく知られている．葉酸はメチル基代謝に関わりチミンの生合成に必須である（4-37-(g) メトトレキサート参照）．

エピソード
合成抗菌剤サルファ剤は 細菌の葉酸生合成を阻害する薬だった

　ヒトは，葉酸をビタミンとして食物から取り込むが，細菌は自分で合成できてしまう．ここが合成抗菌剤創製のポイントだった．すなわち，サルファ剤の活性本体であるスルファミンは葉酸の構成成分である p-アミノ安息香酸と構造がよく似ているために，細菌での葉酸生合成を担うジヒドロプテロイン酸合成酵素を競合的に阻害してしまい，細菌は増殖できなくなる．ヒトにはこの生合成系がないので毒にはならない．産業革命によってドイツで急速に発展した染料化学から偶然に生まれたサルファ剤は，ヒトと細菌の違いを見分けることができたのである．

p-アミノ安息香酸

スルファミン
(p-アミノベンゼンスルホンアミド)
サルファ剤の活性

スルファメトキサゾール

サラゾスルファピリジン
サルファ剤

ビタミン B₁₂：シアノコバラミンと呼ばれる，コバルトを中心金属とした錯体構造を持つ．胃の壁細胞から分泌される内因子（ムコたん白質）と結合して回腸から吸収される．欠乏症としては，巨赤芽球性貧血と末梢神経障害がある．

ビタミン C：L-アスコルビン酸と呼ばれ，強い還元力を持つ化合物である．壊血病の治療・予防薬として有名．その鏡像体である D-アスコルビン酸は抗壊血病作用を示さない．五員環状ラクトンを基本骨格とし，2個のヒドロキシ基がこの環の二重結合部に直結している構造（赤字部分）がアスコルビン酸の特徴である．このヒドロキシ基に直結した二重結合部が酸化されやすいため，生体内で抗酸化作用を示す．

シアノコバラミン

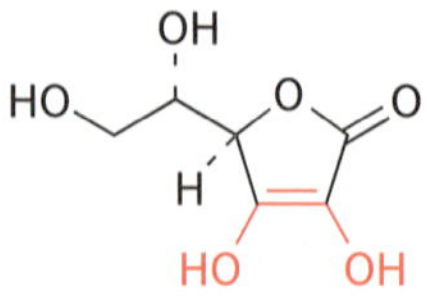

2-7 ステロイド

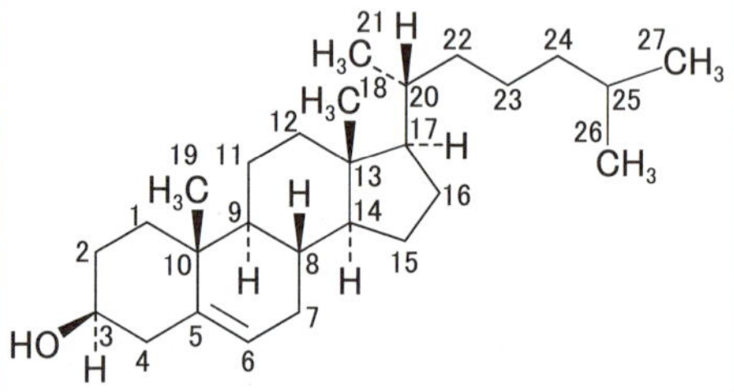

定義：右図の**コレステロール**のように，左端から**六員環**，**六員環**，**六員環**，**五員環**（**A環**，**B環**，**C環**，**D環**と呼称する）が融合したシクロペンタノパーヒドロフェナントレン骨格（ステロイド骨格）を持つ一連の化合物を指す．

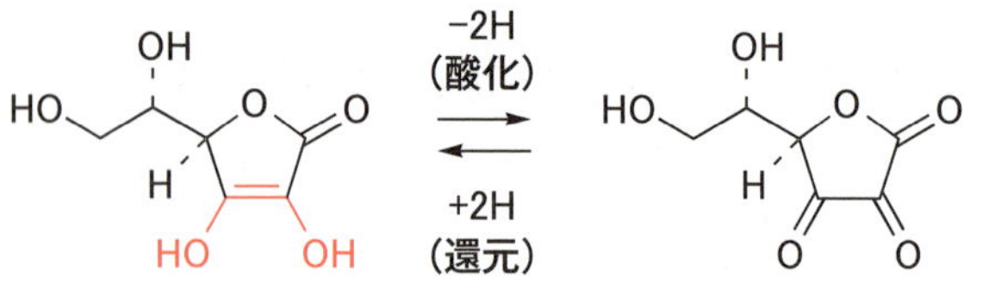

特徴：ヒトでは，コレステロール（C_{27} ステロイド）を原料に生体内で生産される化合物で，微量で生理活性を示すものが多い．ホルモンの生合成系では，C_{27} 構造から次々に酸化的にアルキル基が除去されていく．まず17β位側鎖の20位と22位の結合が切断され C_{21} ステロイドになる．C_{21} ステロイドには，**黄体ホルモン（プロゲストーゲン）**と**副腎皮質ホルモン（コルチコイド）**が含まれる．更に，17β位側鎖が除去されると C_{19} ステロイドになる．C_{19} ステロイドは**男性ホルモン（アンドロゲン）**である．最後に19位メチル基が除去されて C_{18} ステロイド；**女性ホルモン（エストロゲン）**になる．これらのホルモン活性のあるステロイドは，生理化学や病態生化学，薬理学など様々な授業に頻出する物質である．また，脂肪の消化吸収に関与する**胆汁酸**（ある種の核内受容体への結合活性などの積極的な生物活性も見出されている）や Ca^{2+} の吸収に関連する**ビタミンD（カルシフェロール）**も前駆物質がステロイドなので仲間であり，生薬ジギタリスの有効成分である**ジギトキシン（強心性ステロイド）**も環接合の立体化学は異なるがステロイド骨格を持っている．更に，昆虫ホルモンのエクダイソンや菌類の細胞膜成分のエルゴステロール，大豆のスチグマステロールなどのフィトステロールもステロイドである．

IUPAC命名法：ステロイドは，ステロイド骨格の環外のアルキル置換基に基づいて分類される．下表に代表的なステロイドの炭素数と骨格名をリストした．

2-7 ステロイド

炭素数	骨格名	略称
27	コレスタン	C_{27} ステロイド
21	プレグナン	C_{21} ステロイド
19	アンドロスタン	C_{19} ステロイド
18	エストラン	C_{18} ステロイド

A環/B環/C環/D環がすべて**トランス**に結合しているステロイドはA環部とB環部接合部位（5位）の水素原子がαに配位しているので，**5α-ステロイド**という．一方，A環/B環が**シス**に結合した**5β-ステロイド**も存在する（下記にアンドロスタンを例示している）．また，5β-ステロイドの中には，胆汁酸の母核であるコランのようにA環/B環/C環/D環がシス/トランス/トランス/トランス型や，強心性ステロイドの母核であるカルダノライド（強心性ステロイドの**ラクトン環部には二重結合**が存在する．強心性ステロイドのみを示す場合はこのラクトン環部二重結合を含めた5β-骨格を**カルデノライド**という），ブファノライド（同じく二重結合が二つ存在するので**ブファジエノライド**）のようにA環/B環/C環/D環がシス/トランス/トランス/シス型の物も存在する（後者の14位はヒドロキシ基）．

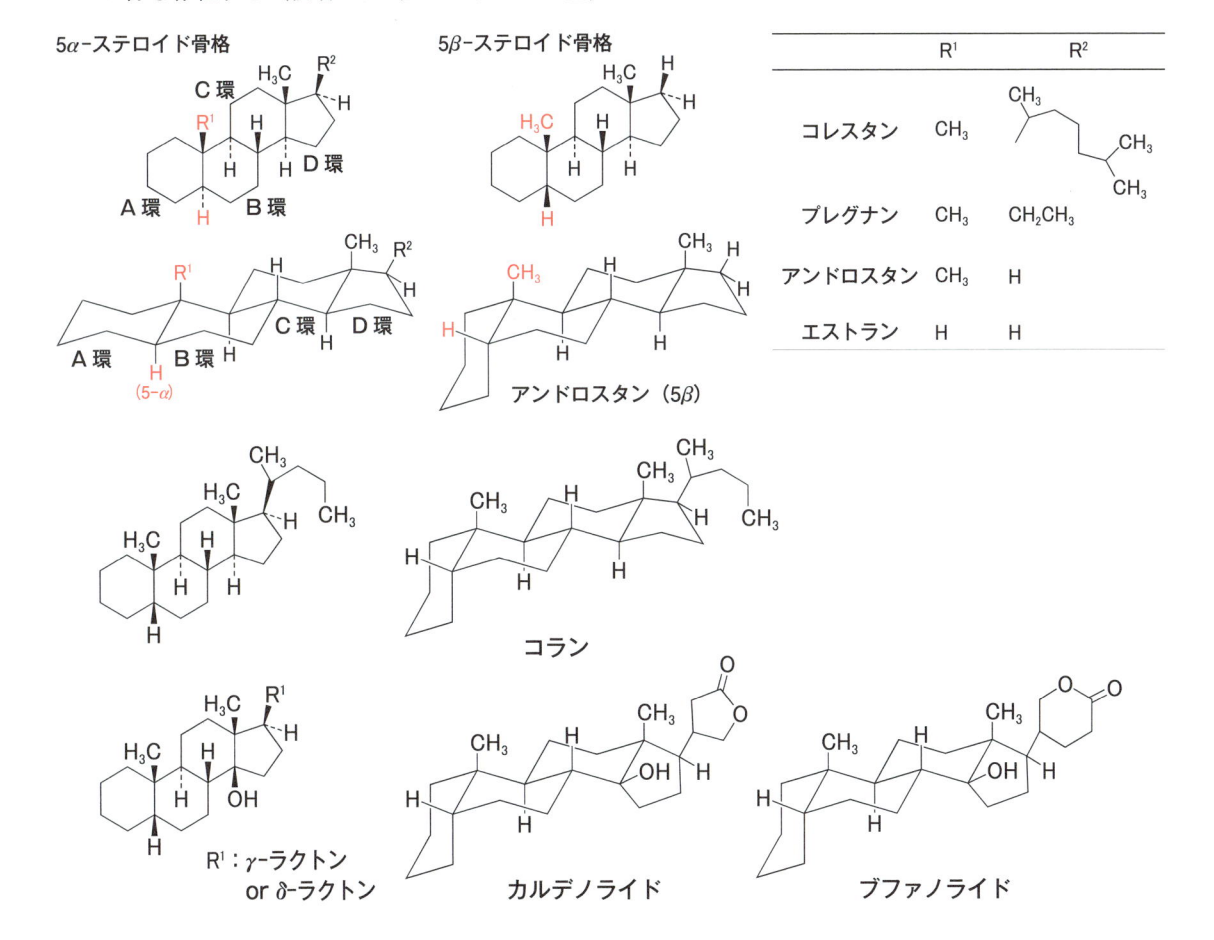

	R^1	R^2
コレスタン	CH_3	(分岐アルキル基)
プレグナン	CH_3	CH_2CH_3
アンドロスタン	CH_3	H
エストラン	H	H

R^1 : γ-ラクトン or δ-ラクトン

カルデノライド

ブファノライド

慣用名：ステロイドホルモンは，歴史が長く，生理機能を基にした名称が用いられてきた．IUPACの命名法でも，従来の化合物名に準拠した基本骨格名が採用されている．一方，天然のステロイドには慣用名が用いられており，それらの中の代表的なものを以下に記す．

C₂₁ {
プレグネノロン　プロゲステロン　17α-ヒドロキシプロゲステロン } 黄体ホルモン（女性ホルモン）

コルチゾール（ヒドロコルチゾン）糖質コルチコイド　コルチゾン 糖質コルチコイド　アルドステロン 鉱質コルチコイド } 副腎皮質ホルモン

C₁₉ { デヒドロエピアンドロステロン　テストステロン　アンドロステンジオン } 男性ホルモン

C₁₈ { エストラジオール　エストロン　エストリオール } 卵胞ホルモン（女性ホルモン）

ステロイドホルモンの生理活性と構造の関連：卵胞ホルモンを除き，強いホルモン活性を持つ化合物は3位がカルボニル基（ケトン）で4位に二重結合（Δ）のある構造（**Δ⁴-3-ケト構造**）である．一方，プレグネノロンとデヒドロエピアンドロステロンのステロイド環部分の構造は，**3β-ヒドロキシ-5-エン構造**で，生合成の出発原料であるコレステロールのそれと同じであり，生理活性はないがホルモンの生合成の中間体として重要な化合物である．なお，コレステロールは，**細胞膜の構成成分**で，膜の流動性の制御で重要な役割を担っていることは，留意すべき点である．

Δ⁴-3-ケト構造

　C₂₁ステロイドには二つの異なる生理活性を示す化合物群が含まれる．17β位の側鎖が-COCH₃の黄体ホルモン系と，-COCH₂OHの副腎皮質ホルモン系である．黄体ホルモン系は，基本構造であるプロゲステロンが最も高い生理活性を示す．一方，副腎皮質ホルモン系では，生理活性を発現する上で，11β位のヒドロキシ基は必須であるが，それがカルボニル基になっていても弱いが活性はある．また，このカルボニル基は11β-ヒドロキシステロイド脱水素酵素（11β-HSD）により還元され，活性の高い化合物に変換される．

　糖代謝に関与する糖質コルチコイドには17α位のヒドロキシ基も不可欠であり，電解質代謝に関連する鉱質コルチコイドには18位のアルデヒド構造が必要である．前者にはコルチゾールとコルチゾンが，後者にはアルドステロン（ここで示した構造は，18位アルデヒド基と11β位ヒドロキシ基間でヘミアセタール（2-2糖（単糖），3-6アルデヒド参照）を形成したものである）が含まれる．

　男性ホルモン活性を示すC₁₉ステロイドは，17β位にヒドロキシ基をもつテストステロンが最も強い活性を示すが，17位がカルボニル基のアンドロステンジオンにも活性はある．また，このカルボニル基は17β-ヒドロキシステロイド脱水素酵素（17β-HSD）により還元され，活性の高い化合物（テストステロン）に変換される．

　卵胞ホルモン（女性ホルモン）活性を示すC₁₈ステロイドは，A環が芳香環という特徴的な構造であり，3位のヒドロキシ基はフェノール性を示す．生理活性は男性ホルモンと同様に17β位にヒドロキシ基があるエストラジオールが最も高く，17位がカルボニル基のエストロンも活性を示す．また，エストロンは17β-HSDの基質にもなる．16α位にもヒドロキシ基が導入されたエストリオールは活性は極めて低いが，その主たる代謝物は16α位グルクロン酸抱合体である．16α位ヒドロキシ基はグルクロン酸抱合を受けやすい．

3 基本となる有機化合物

3-1 アルカン・アルケン・アルキン

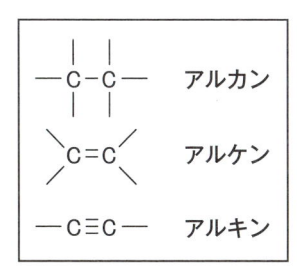

```
 | |
—C—C—    アルカン
 | |
  \ /
   C=C     アルケン
  / \

—C≡C—    アルキン
```

定義：炭化水素（炭素と水素のみからなる有機化合物）のうち，炭素−炭素結合間に**多重結合（二重結合や三重結合）**を含まないものを**アルカン（alkane）**，単結合以外に二重結合を含むものを**アルケン（alkene）**，三重結合を含むものを**アルキン（alkyne）**と呼ぶ．

一般的物性：官能基を持たないので，一般的に非極性化合物である．

アルケン：枝分かれのないアルカンでは**分子量が大きくなると沸点は高くなる**．これは，分子量が大きくなり，分子の表面積が大きくなるにつれ，ファンデルワールス力が強くなり，その結果，沸点が高くなる．一方，同じ分子量のアルカンを比較すると，**分岐が多くなるほど沸点が低くなる**．これは，分岐が多くなるほど，分子がコンパクトになり，その結果表面積が小さくなることに由来している．アルカンとシクロアルカンは，他の有機化合物と比較して**密度が小さい**．また，非常に極性が低く，水素結合を形成しないので，水にほとんど溶けない．

アルケン・アルキン：対応するアルカンと同様の物性を示し，無極性や低極性溶媒に溶解し，水には極めて溶けにくい．また，これらは，分子内に二重結合や三重結合を持つために，**付加反応**を受けやすい．

IUPAC 命名法：

アルカン：① 分子中の最長の連続した炭素鎖（母体鎖という）を選び，アルカンの基本名とする．
② 置換基に近い方の末端からその母体鎖に位置番号を付ける．
③ 置換基の位置を表すために位置番号を用いる．
④ 2個以上同じ置換基を有する場合には，接頭語ジ（di-），トリ（tri-），テトラ（tetra-），ペンタ（penta-）などを付ける．

（例）

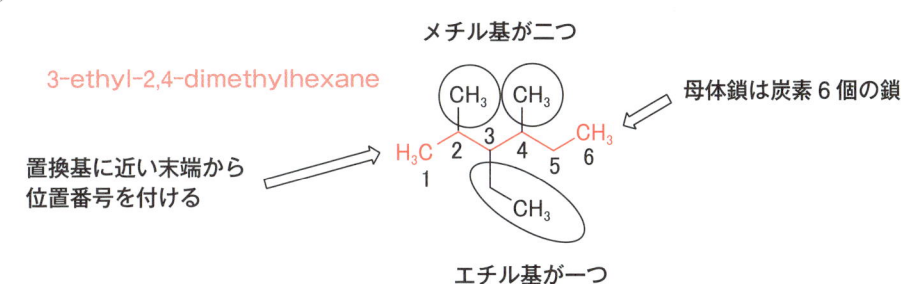

3-ethyl-2,4-dimethylhexane

メチル基が二つ
母体鎖は炭素6個の鎖
置換基に近い末端から位置番号を付ける
エチル基が一つ

> **エピソード**
>
> **官能基の概念**
>
> 　アルカンの命名ができたら，水素を一つ取り除いたアルキル基（アルカン alkane の語尾の **ane** を取り **yl** に変えて命名できる）に官能基（ヒドロキシ基，カルボニル基，アミノ基など）を結合することで，様々な化合物が命名できることに注目しよう．
>
> | アルカン名称 | アルキル基名称 | 官能基 | 化合物名称 |
> |---|---|---|---|
> | meth**ane**(CH_4) | meth**yl**(CH_3-) | ヒドロキシ基(HO-) | methyl alcohol(CH_3OH) |
> | eth**ane**(CH_3CH_3) | eth**yl**(CH_3CH_2-) | アミノ基(H_2N-) | ethylamine(CH_3NH_2) |
> | prop**ane**($CH_3CH_2CH_3$) | prop**yl**($CH_3CH_2CH_2$-) | 塩素基(Cl-) | propyl chloride($CH_3CH_2CH_2Cl$) |

アルケン：① 二重結合を含む最も長い炭素鎖を母体鎖とし，同じ炭素数のアルカンの語尾 -ane を -ene に変えることで命名する．
　　　　　② 二重結合の二つの炭素が含まれるように母体鎖に位置番号を付ける．なお，二重結合に近い方の母体鎖末端から番号を付ける．
　　　　　③ 二重結合の二つの炭素のうち，小さい方の位置番号を母体鎖の前もしくは接尾語 -ene の前に記載する．
　　　　　④ シクロアルケンに関しては，二重結合の炭素が1及び2となるように，また，置換基の位置番号が小さくなるようにする．
　　　　　⑤ 二重結合の一方の炭素に結合している置換基について優先順位を決め，もう一方についても同じように優先順位を決める．最後に，優先順の高い置換基同士が同じ側にあれば（*Z*），反対側にあれば（*E*）と表示する．

（例）

(2*E*,4*Z*)-hepta-2,4-diene

優先順位の高い置換基は二重結合の同じ側
母体鎖は炭素7個の鎖
二重結合に近い母体鎖末端から番号を付ける
優先順位の高い置換基は二重結合の反対側

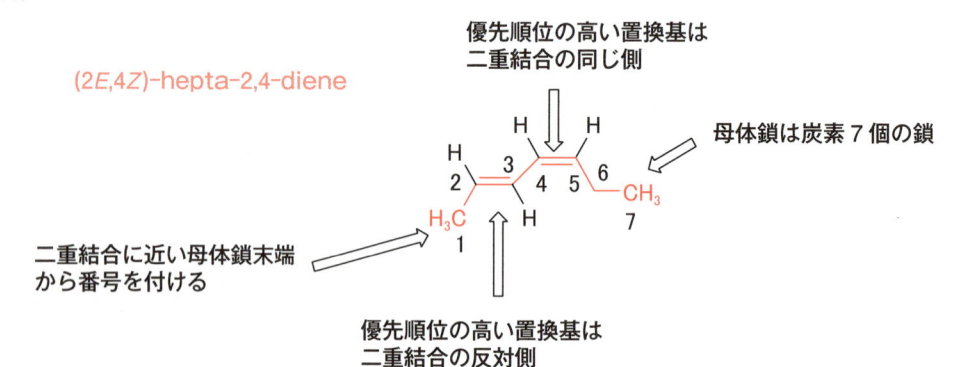

アルキン：① 三重結合を含む最も長い炭素鎖を母体鎖とし，同じ炭素数のアルカンの語尾 -ane を -yne に変えることで命名する．
　　　　　② 三重結合の二つの炭素が含まれるように母体鎖に位置番号を付ける．なお，三重結合に近い方の母体鎖末端から番号を付ける．

3-1 アルカン・アルケン・アルキン

(例)

4,4-dimethyl-1-pentyne

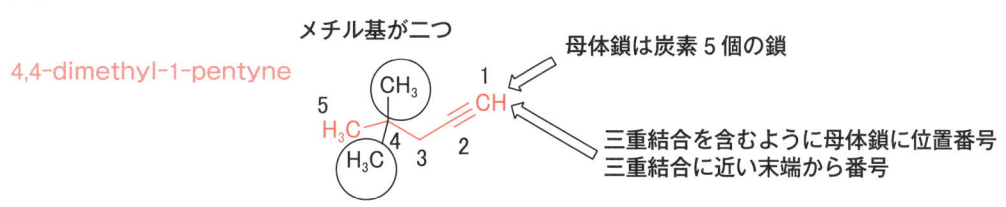

- メチル基が二つ
- 母体鎖は炭素5個の鎖
- 三重結合を含むように母体鎖に位置番号
- 三重結合に近い末端から番号

慣用名：IUPAC でも認められている置換基の慣用名としては，下記にあげたものは理解しておこう．

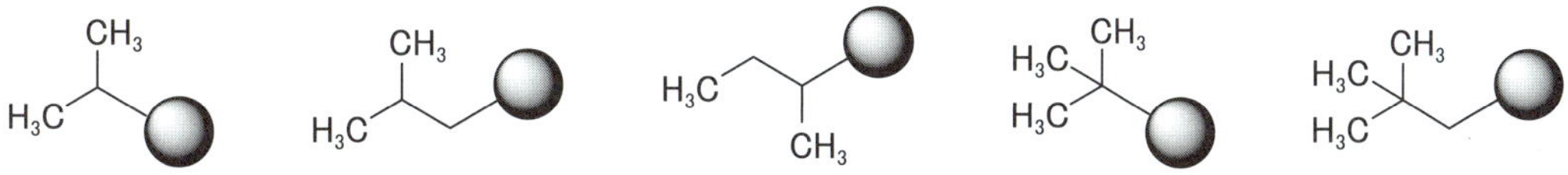

イソプロピル基 isopropyl
イソブチル基 isobutyl
sec-ブチル基 sec-butyl
tert-ブチル基 tert-butyl
ネオペンチル基 neopentyl

また，アルケン及びアルキンに関して用いられる慣用名としては，以下のようなものを覚えておこう．

ビニル基 vinyl
アリル基 allyl
ethylene (IUPAC名：ethene)
propylene (IUPAC名：propene)

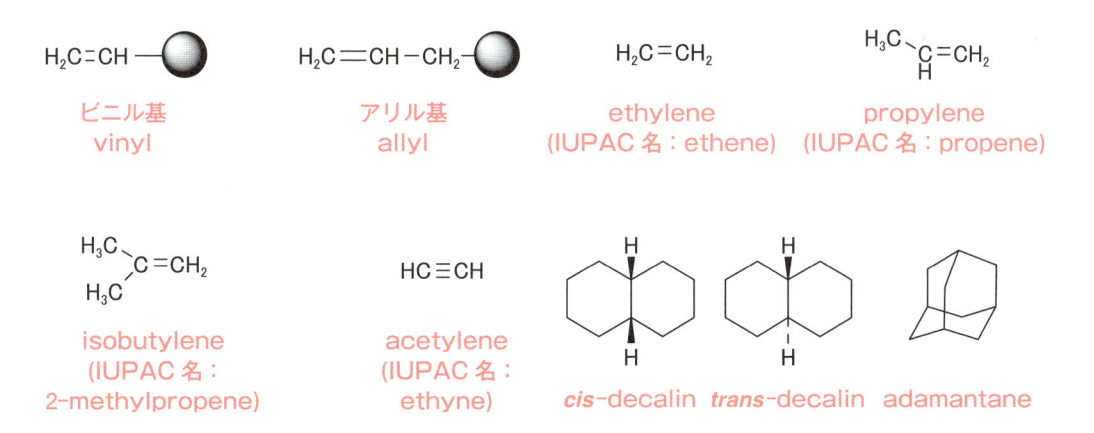

isobutylene (IUPAC名：2-methylpropene)
acetylene (IUPAC名：ethyne)
cis-decalin
trans-decalin
adamantane

解説：アルカン，アルケン，及びアルキンの化学については十分に理解しておこう．表に，混成軌道の名称と形，炭素-炭素結合長，結合角，s 性及び結合解離エネルギーをまとめた．

名　称	sp³	sp²	sp
成り立ち	一つのs軌道と三つのp軌道が混成	一つのs軌道と二つのp軌道が混成	一つのs軌道と一つのp軌道が混成
軌道の形	正四面体構造 109.5° sp³混成	平面構造 p軌道 120° 上から見た図 sp²混成	直線構造 p軌道 180° sp混成 sp混成軌道の軸にそって見た図
結合長	C—C　1.54 Å	C＝C　1.33 Å	C≡C　1.20 Å
結合角	109.5°	120°	180°
s性	25%	33%	50%
結合解離エネルギー	90 kcal/mol	174 kcal/mol	231 kcal/mol

エピソード

日本語のカタカナ表記に注意！

　慣用名の英語表記『allyl』は，カタカナ表記『アリル』と表記する．一方，カタカナ表記で『アリール』と書いた場合，英語で『aryl』となり，芳香族炭化水素から一つ水素を除去した置換基名称となる．ご注意を!!

3-2　芳香族化合物

定義：ベンゼンに代表されるように，芳香族性を有する一連の不飽和炭化水素化合物である．Hückel 則に当てはまる場合に芳香族性を有するといえる．すなわち，1) 環状構造を有する，2) 平面分子で，完全共役している，3) (4n+2) 個の π 電子を持っている，の三つの条件を満たす化合物は芳香族性を有している．

一般的物性：芳香族性を持つ化合物は，π 電子が非局在化することにより，共鳴安定化を受けている．したがって，アルケンやアルキンのように付加反応や Diels-Alder 反応を受けない．一方，ベンゼンのような芳香属化合物では，一般的に求電子置換反応が進行する．また，ベンゼン環の炭素-炭素結合距離は 1.39Å であり，アルカンとアルケンの炭素-炭素結合距離（それぞれ

1.54Å，1.33Å）の間にあることを理解しておこう．

IUPAC 命名法：一置換ベンゼンでは，ベンゼンを基本骨格として置換基を接頭語で表す．また，位置番号は，置換基の位置番号ができるだけ小さくなるように付ける．

（例）

| ベンゼン | ニトロベンゼン | 1,2-ジメチルベンゼン | 1,2,4-トリクロルベンゼン | n-ブチルベンゼン |
| benzene | nitrobenzene | 1,2-dimethylbenzene | 1,2,4-trichlorobenzene | n-butylbenzene |

慣用名：

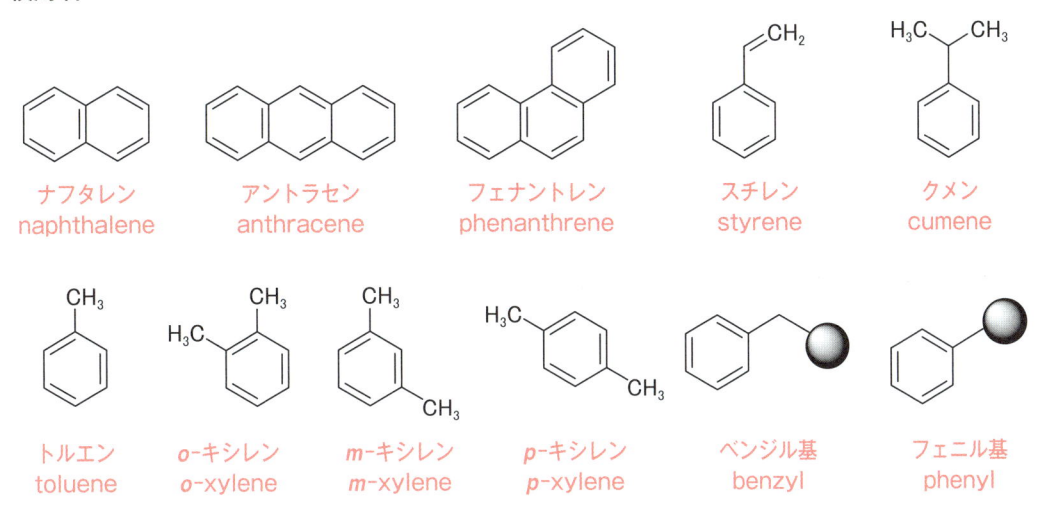

ナフタレン　　アントラセン　　フェナントレン　　スチレン　　クメン
naphthalene　anthracene　　phenanthrene　　styrene　　cumene

トルエン　o-キシレン　m-キシレン　p-キシレン　ベンジル基　フェニル基
toluene　 o-xylene　 m-xylene　 p-xylene　 benzyl　 phenyl

解説：芳香環を有する医薬品や生体内分子は数多く存在し，生化学反応や薬理活性もしくは生理活性発現機構において重要な役割を果たしている．この理由の一つに，**芳香族スタッキング作用（π-π相互作用）**などがあげられる．芳香環同士がその電子分布を通じて引き合う効果である（ロンドン分散力）（右図参照）．芳香族医薬品と生体内たん白質中の芳香族アミノ酸残基や核酸分子との相互作用において見られる．

3-3 アルコール

R–OH

定義：sp³ 混成炭素原子（アルキル基）に結合した<u>ヒドロキシ基</u>（OH 基，水酸基）を有する化合物である．

一般的物性：1) 液体では水素結合により強く会合している．その結果，相当する炭化水素よりも沸点が高い．

2) アルコールの pK_a は通常 15 ～ 19 位である．強塩基（NaH, Na, K, *tert*-BuOK, RLi, RMgX など）によりアルコキシドイオンを，強酸（H$_2$SO$_4$ など）によりオキソニウムイオンを生成する．

$$R-OH + :Base \longrightarrow R-O^{\ominus} + H-Base \qquad R-OH + HA \longrightarrow R-\overset{\oplus}{O}H_2 + A^{\ominus}$$

　　　　　　　　　　　　　アルコキシドイオン　　　　　　　　　　　　　　　　オキソニウムイオン

3) 低分子のアルコール（C$_1$ ～ C$_3$）は水によく溶けるが，高分子量になるに従い水には溶けにくくなる．
4) 脂肪族のアルコールの比重は一般に 1 以下である．

分類：OH 基を有する炭素原子に結合している炭素基の数により，第一級，第二級，第三級アルコールに分類される．

R–CH$_2$–OH　第一級アルコール　　R^{1}R^{2}CH–OH　第二級アルコール　　R^{1}R^{2}R^{3}C–OH　第三級アルコール

（ただし，R^1, R^2, R^3 は水素ではない炭素基）

IUPAC 命名法：
I. 置換式命名法によるアルコール命名法
OH 基が結合している炭素原子の番号がより小さくなるように母体の炭素原子に番号を付ける．
1) OH 基を含む最も長い炭素鎖を母体名とし，母体名となるアルカンの名称の<u>末尾 -e を取り，接尾辞 -ol を付ける</u>（母音が続くのを避けるため）．
2) OH 基が結合している炭素原子の番号がより小さくなるように母体の炭素原子に番号を付ける．

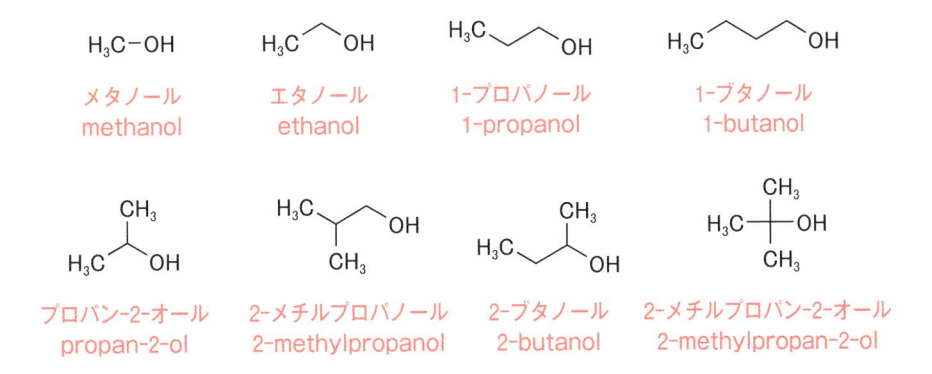

メタノール　エタノール　1-プロパノール　1-ブタノール
methanol　ethanol　1-propanol　1-butanol

プロパン-2-オール　2-メチルプロパノール　2-ブタノール　2-メチルプロパン-2-オール
propan-2-ol　2-methylpropanol　2-butanol　2-methylpropan-2-ol

3) OH 基が環に直接結合している場合は，OH 基が結合している炭素原子の番号を 1 とする．

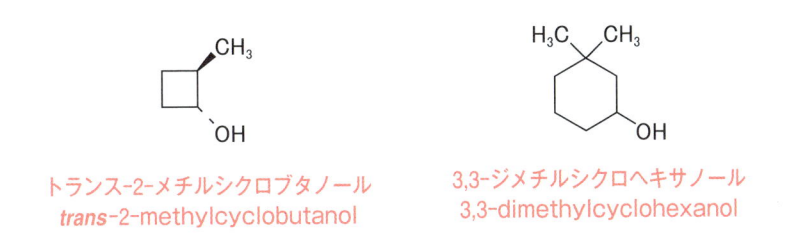

トランス-2-メチルシクロブタノール　　3,3-ジメチルシクロヘキサノール
trans-2-methylcyclobutanol　　3,3-dimethylcyclohexanol

4) 二つ以上 OH 基を含むアルコールは，母体アルカン名の語尾 –e はそのままにして，接尾語として diol, triol を用いる．

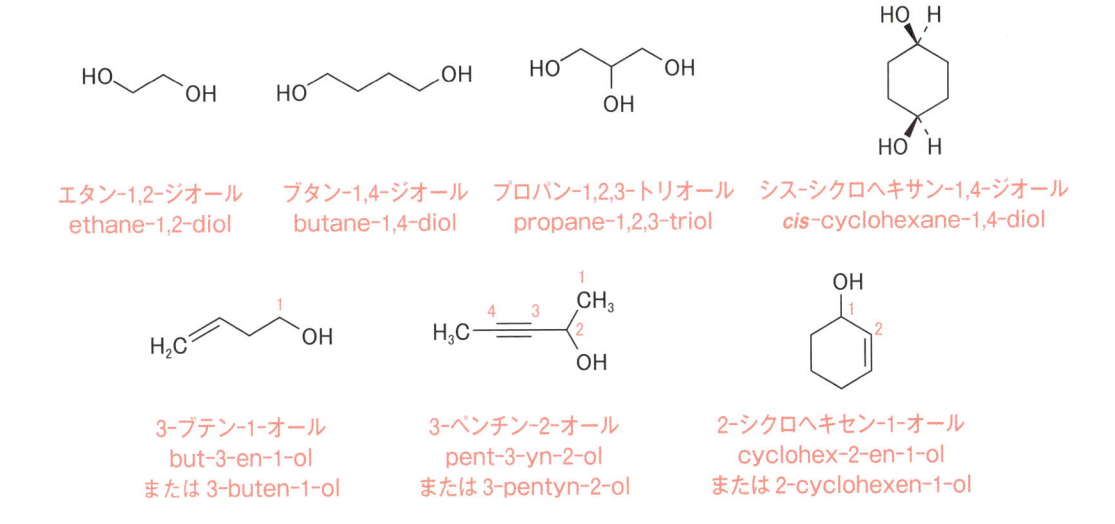

エタン-1,2-ジオール　ブタン-1,4-ジオール　プロパン-1,2,3-トリオール　シス-シクロヘキサン-1,4-ジオール
ethane-1,2-diol　butane-1,4-diol　propane-1,2,3-triol　*cis*-cyclohexane-1,4-diol

3-ブテン-1-オール　　3-ペンチン-2-オール　　2-シクロヘキセン-1-オール
but-3-en-1-ol　　pent-3-yn-2-ol　　cyclohex-2-en-1-ol
または 3-buten-1-ol　または 3-pentyn-2-ol　または 2-cyclohexen-1-ol

Ⅱ．官能基命名法によるアルコール命名法

元の化合物の名称からできる基名のあとに，独立語 alcohol を付ける．

慣用名：

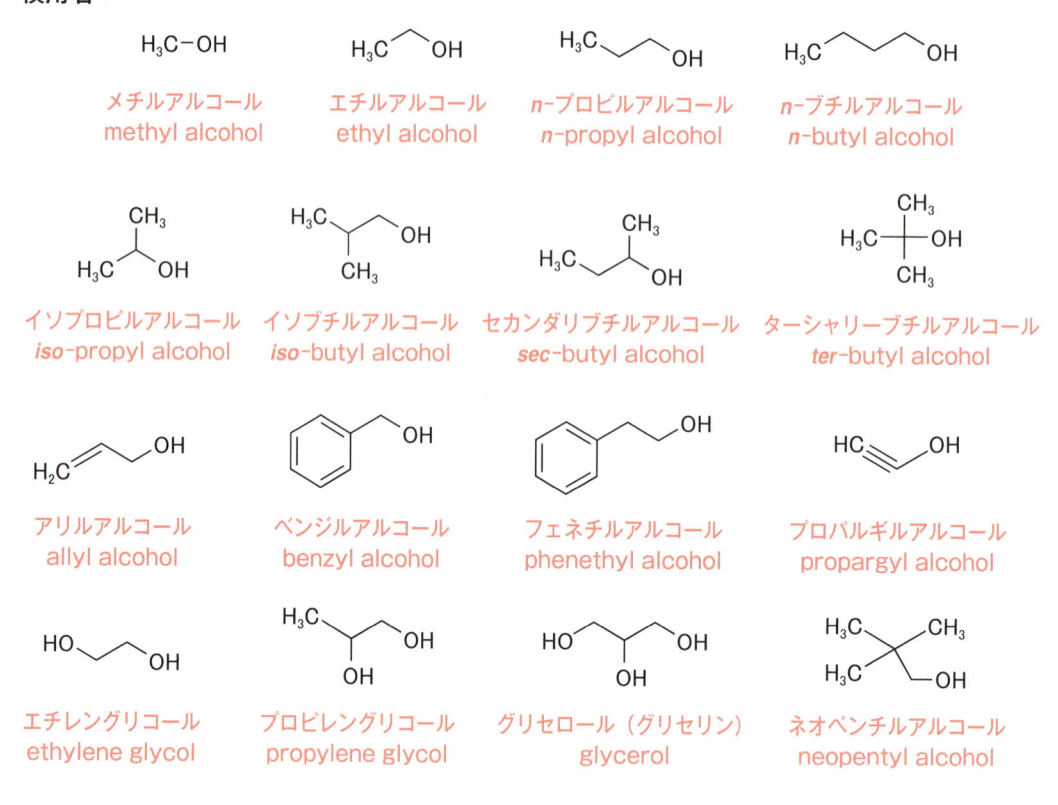

構造	名称
H₃C–OH	メチルアルコール / methyl alcohol
H₃C–OH (C2)	エチルアルコール / ethyl alcohol
H₃C–CH₂–OH (C3)	n-プロピルアルコール / n-propyl alcohol
H₃C–(CH₂)₃–OH	n-ブチルアルコール / n-butyl alcohol

イソプロピルアルコール　*iso*-propyl alcohol
イソブチルアルコール　*iso*-butyl alcohol
セカンダリブチルアルコール　*sec*-butyl alcohol
ターシャリーブチルアルコール　*ter*-butyl alcohol

アリルアルコール　allyl alcohol
ベンジルアルコール　benzyl alcohol
フェネチルアルコール　phenethyl alcohol
プロパルギルアルコール　propargyl alcohol

エチレングリコール　ethylene glycol
プロピレングリコール　propylene glycol
グリセロール（グリセリン）　glycerol
ネオペンチルアルコール　neopentyl alcohol

3-4 フェノール

Ar–OH

定義：芳香環の sp² 混成炭素にヒドロキシ基が結合した化合物である．

一般的物性：1) 水素結合により会合している．その結果，相当する芳香族化合物よりも沸点が高い．

2) フェノールはカルボン酸より弱い酸である．NaOH などの強塩基と反応して水溶性の塩を生成するが，NaHCO₃ などの弱塩基とは反応しない．

3-4 フェノール

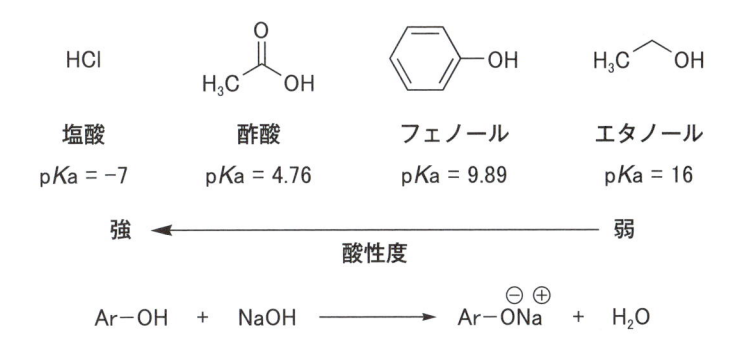

HCl　塩酸　pK_a = −7
H$_3$C-COOH　酢酸　pK_a = 4.76
C$_6$H$_5$-OH　フェノール　pK_a = 9.89
H$_3$C-CH$_2$-OH　エタノール　pK_a = 16

強 ←――――― 酸性度 ―――――→ 弱

Ar−OH + NaOH ⟶ Ar−O$^⊖$Na$^⊕$ + H$_2$O

3) プロトン（H$^+$）を放出した後に生じるフェノキシドイオン（ArO$^−$）の負の電荷が共鳴により芳香環上に非局在化するため安定化されているので，アルコールと比較すると酸性が強い．

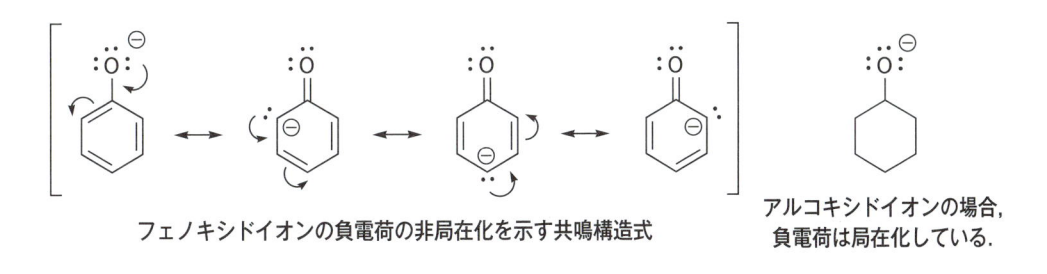

フェノキシドイオンの負電荷の非局在化を示す共鳴構造式

アルコキシドイオンの場合，負電荷は局在化している．

4) 置換基を持つフェノールでは，電子求引性の置換基を持つ場合により**強い**酸となり，電子供与性置換基を持つ場合により**弱い**酸となる．

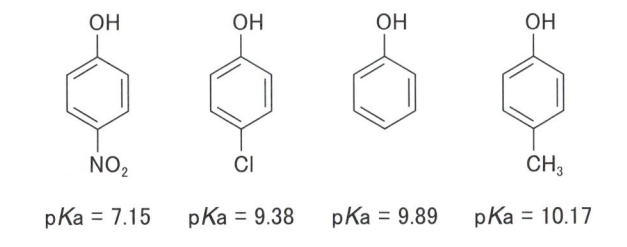

4-ニトロフェノール　pK_a = 7.15
4-クロロフェノール　pK_a = 9.38
フェノール　pK_a = 9.89
4-メチルフェノール　pK_a = 10.17

5) フェノールは塩化鉄(Ⅲ)溶液により青緑色～紫色など特有の色を呈する（錯体の形成）．

IUPAC 命名法：アルコールの命名法と同様．

1) 母体名となる芳香族炭化水素の名称の末尾 -e を取り，接尾辞 -ol を付ける（母音が続くのを避けるため）．

2) 二つ以上 OH 基を含むフェノールは，母体芳香族炭化水素名の語尾 -e はそのままにして，接尾語として diol, triol を用いる．

1-クリセノール
1-chrysenol

1,2,4-ベンゼントリオール
1,2,4-benzenetriol

慣用名：

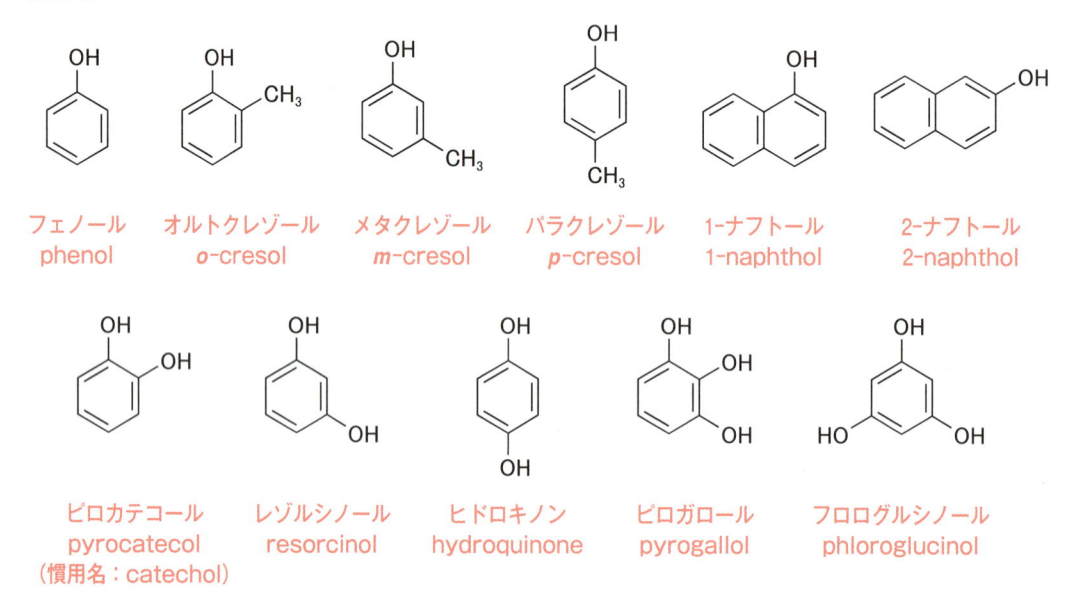

フェノール phenol
オルトクレゾール *o*-cresol
メタクレゾール *m*-cresol
パラクレゾール *p*-cresol
1-ナフトール 1-naphthol
2-ナフトール 2-naphthol

ピロカテコール pyrocatecol （慣用名：catechol）
レゾルシノール resorcinol
ヒドロキノン hydroquinone
ピロガロール pyrogallol
フロログルシノール phloroglucinol

解説：一般に，フェノールは空気，光などにより酸化されやすい．生体内ではビタミンEや還元型ユビキノンが抗酸化性フェノールとして知られている．合成酸化防止剤としてBHTやBHAが繁用されており，またカテキン，フラボノイド，タンニンなどの天然物由来の多価フェノール（ポリフェノールと呼ばれる）の抗酸化作用も知られている．

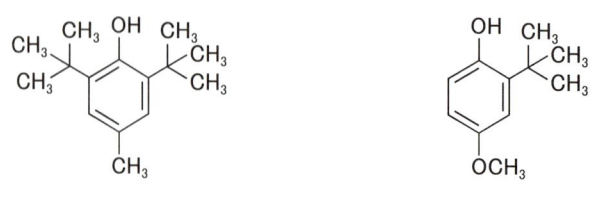

ブチルヒドロキシトルエン（BHT）

ブチルヒドロキシアニソール（BHA）

3-5 エーテル

R^1-O-R^2

定義：アルコール R^1-OH のヒドロキシ基の水素を炭素官能基 R^2 に置換した誘導体，もしくは水（H-O-H）の水素原子が炭素官能基 R^1, R^2 に置換したものをエーテルと呼ぶ．

一般的物性：エーテルの沸点は，水素結合形成に必要な水素原子を持たないことから，分子量が同程度の炭化水素と近い沸点をとる．水への溶解性は炭素官能基の大きさに依存し，炭素官能基の炭素数が小さなジメチルエーテルやジエチルエーテルでは溶解性を示すが（ジエチルエーテル 6.9 g/100 mL（20℃）），炭素官能基が大きくなると疎水性が大きくなるため水への溶解度は低下する．

IUPAC 命名法：鎖状エーテル化合物では接頭語として **oxy**（オキシ）を用い，エーテル化合物を **alkoxyalkane**（アルコキシアルカン）とみなす．環状エーテルでは接頭語として **oxa**（オキサ）を用い，環内の炭素を酸素に置き換えた **oxacycloalkane**（オキサシクロアルカン）とみなす．

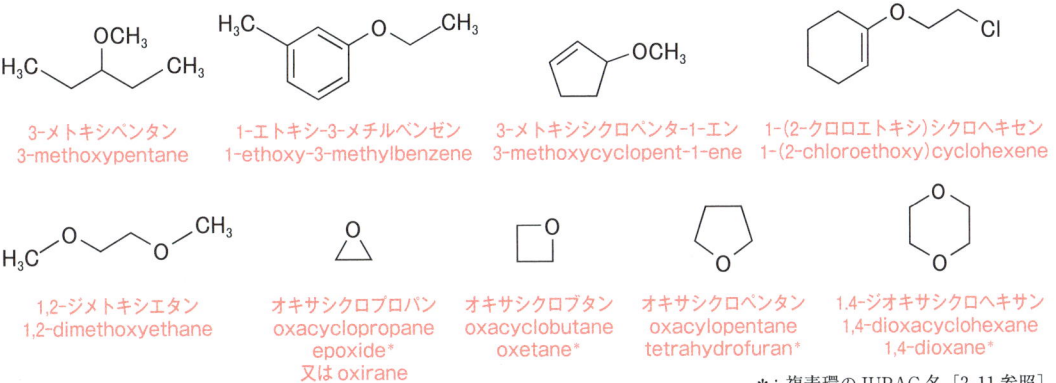

3-メトキシペンタン
3-methoxypentane

1-エトキシ-3-メチルベンゼン
1-ethoxy-3-methylbenzene

3-メトキシシクロペンタ-1-エン
3-methoxycyclopent-1-ene

1-(2-クロロエトキシ)シクロヘキセン
1-(2-chloroethoxy)cyclohexene

1,2-ジメトキシエタン
1,2-dimethoxyethane

オキサシクロプロパン
oxacyclopropane
epoxide*
又は oxirane

オキサシクロブタン
oxacyclobutane
oxetane*

オキサシクロペンタン
oxacylopentane
tetrahydrofuran*

1,4-ジオキサシクロヘキサン
1,4-dioxacyclohexane
1,4-dioxane*

＊：複素環の IUPAC 名［3-11 参照］

慣用名：鎖状エーテル化合物では，酸素に結合している二つの炭素官能基の名称をアルファベット順に並べ，語尾に **ether**（エーテル）を付けて命名する．一部の環状エーテルでは慣用名を用いることが多い．

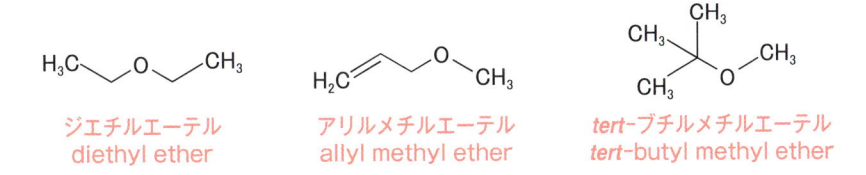

ジエチルエーテル
diethyl ether

アリルメチルエーテル
allyl methyl ether

tert-ブチルメチルエーテル
tert-butyl methyl ether

解説：1) エーテルを形成する酸素は **sp³** 混成軌道をとるために R¹-O-R² の結合は折れ曲がった構造をしている．また，酸素上の非共有電子対はプロトンに2電子を提供する**プロトン受容体**（ルイス塩基）として働くことができ，この性質がエーテルの化学的反応性や生物活性の発現に重要な要因となる．

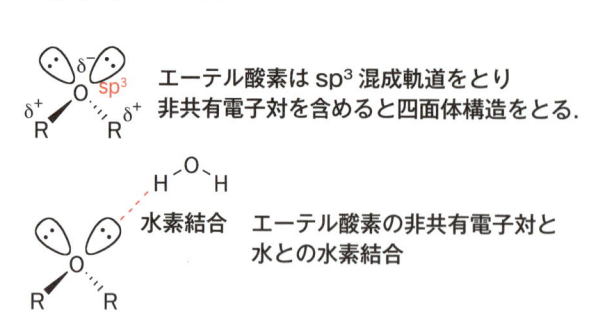

エーテル酸素は sp³ 混成軌道をとり非共有電子対を含めると四面体構造をとる．

水素結合　エーテル酸素の非共有電子対と水との水素結合

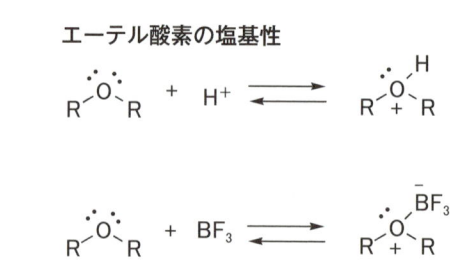

エーテル酸素の塩基性

2) エーテルは化学的に比較的安定であり，ジエチルエーテルやテトラヒドロフランなどは溶媒として用いられるが，空気中の酸素と徐々に反応して過酸化物を与える．過酸化物は爆発的に分解することがあるため注意が必要である．

3) エーテルには麻酔作用を持つものがあり，**ジエチルエーテル**（麻酔用エーテル）や**イソフルラン**，**エンフルラン**，**セボフルラン**（4-43-(b) 参照）は吸入麻酔薬である．

エピソード

エーテル性化合物モネンシンの抗菌活性

クラウンエーテルや**イオノフォア**（ionophore，イオン輸送担体）と呼ばれるカチオンの周辺に配位するエーテル性の化合物が知られている．ポリエーテル系抗生物質である**モネンシン**（monensin）は，分子内のエーテル酸素が Na⁺ や K⁺ に配位し，疎水的な細胞膜を通過してこれらのイオンを輸送する働きがあるため，細胞内のイオンバランスが崩れ抗菌作用を示す．モネンシンは牛や鶏の家畜飼料添加物に用いられている．

クラウンエーテル

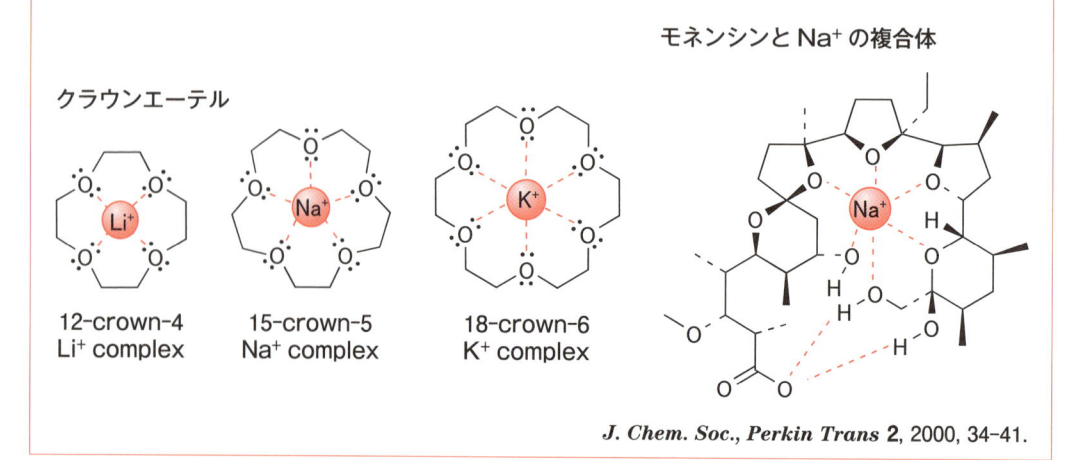

12-crown-4
Li⁺ complex

15-crown-5
Na⁺ complex

18-crown-6
K⁺ complex

モネンシンと Na⁺ の複合体

J. Chem. Soc., Perkin Trans **2**, 2000, 34-41.

> **エピソード**
> **代謝活性化によるオキシランと生成と発がんのメカニズム**
>
> オキシランの求核剤との高い反応性は，ベンゾピレンやアフラトキシン B_1 の DNA 鎖の障害に基づく発がんの原因となることが知られている．これらは小腸や肝臓でシトクロム P450 により酸化され，オキシランを生じる．このオキシランが DNA のアデニン塩基やグアニン塩基の求核反応を受けるために，DNA が化学修飾され発がんの原因となる．

3-6 アルデヒド

定義：カルボニル基の炭素の一方に水素 H が結合し，残りの一方に水素 H 又は炭素官能基 R が結合したものをアルデヒドと呼ぶ．

一般的物性：独特の臭気を持つものがあり，香料として利用される一方で，悪臭の原因物質とな

るものがある．カルボニル基が分極しており分子間に**双極子-双極子相互作用**が働くために，アルデヒドの沸点は分子量が同程度の炭化水素より高くなる．またカルボニル基の酸素は水分子と**水素結合**を形成するために，炭素官能基 R の炭素数が小さなものは水への溶解性が極めて高い．炭素官能基が大きくなると疎水性が大きくなるため水への溶解度は低下する．

IUPAC 命名法：アルカン（alkane）の名称の末尾の -e をとり，**-al（アール）** を付けて **alkanal（アルカナール）** と命名する．一方，環に直接アルデヒドが結合している場合には，環を母体として **-carbaldehyde（カルボアルデヒド）** と命名する．-CHO を置換基として命名する必要がある場合には，接頭語として **formyl-（ホルミル）** を用いる．

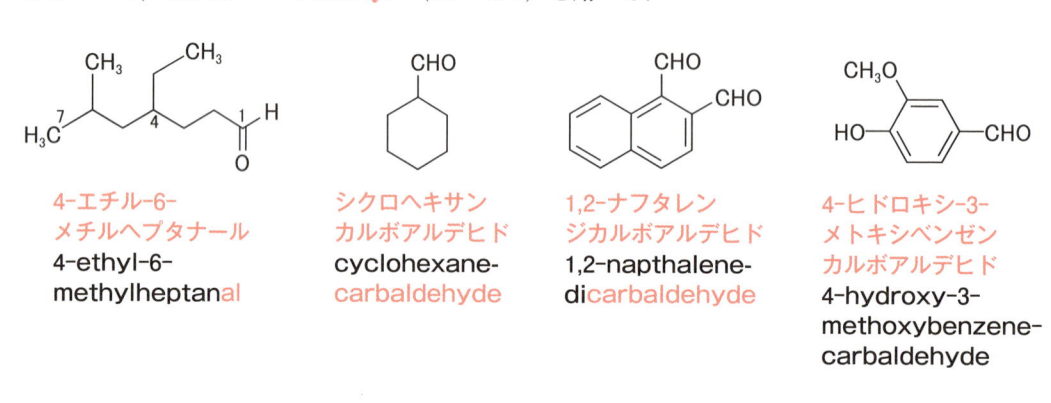

4-エチル-6-メチルヘプタナール
4-ethyl-6-methylheptanal

シクロヘキサンカルボアルデヒド
cyclohexane-carbaldehyde

1,2-ナフタレンジカルボアルデヒド
1,2-napthalene-dicarbaldehyde

4-ヒドロキシ-3-メトキシベンゼンカルボアルデヒド
4-hydroxy-3-methoxybenzene-carbaldehyde

慣用名：カルボン酸の慣用名に由来してアルデヒドの名称が付けられており，カルボン酸を表す -oic acid を -aldehyde とする．その他に化合物特有な名称もよく使用される．

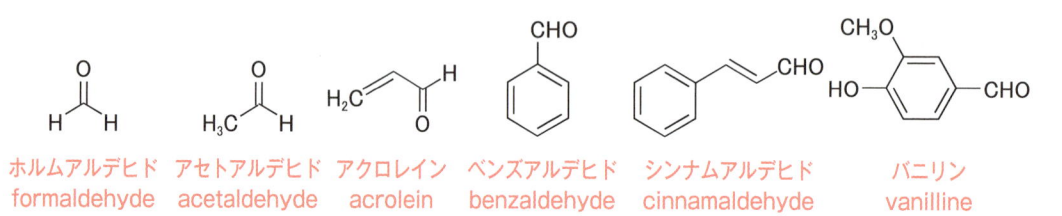

ホルムアルデヒド
formaldehyde

アセトアルデヒド
acetaldehyde

アクロレイン
acrolein

ベンズアルデヒド
benzaldehyde

シンナムアルデヒド
cinnamaldehyde

バニリン
vanilline

解説：1）アルデヒドは化学的な反応性が高く，増炭反応や官能基変換が可能であることから，医薬品を化学合成するための中間体として利用される．アルデヒドを構成する炭素原子と酸素原子はいずれも **sp^2** 混成軌道をとっており，**平面**構造を有している．カルボニル炭素と酸素は分極しており，電気陰性度の大きな酸素側が δ$^-$，電気陰性度の小さな炭素側が δ$^+$ に分極している．このようなカルボニル基の分極を理解することで，様々なアルデヒドの化学的反応性を説明できる．

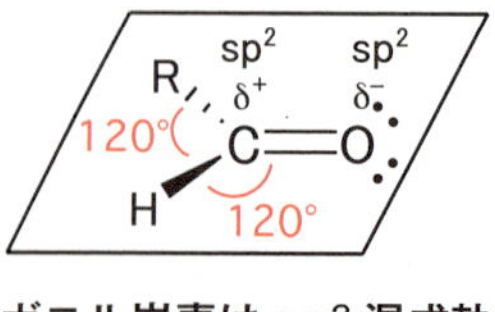

カルボニル炭素は sp^2 混成軌道をとるため，平面構造となる．

2）アルデヒドの反応はケトンやエステルなどの他のカルボニル化合物と同様に，1）カルボニル炭素への**求核付加**に起因する反応と 2）カルボニル基 **α 位の脱プロトン化**に起因する反応である．

カルボニル化合物の二つの反応様式

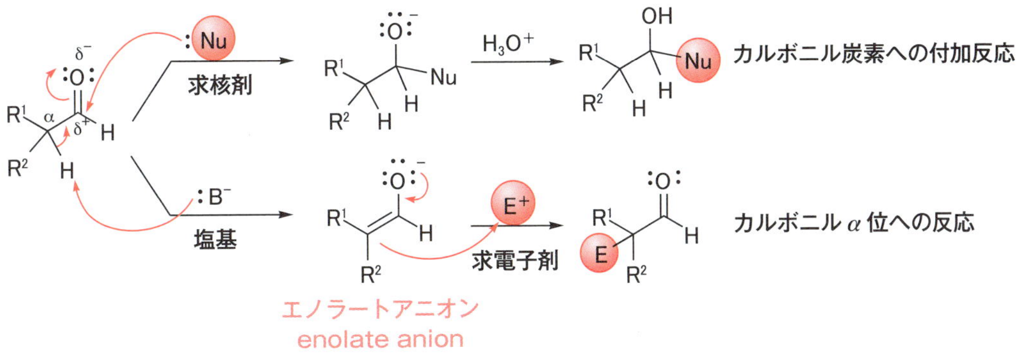
Nu
求核剤
H_3O^+
Nu
カルボニル炭素への付加反応
:B⁻
塩基
E⁺
求電子剤
E
カルボニル α 位への反応
エノラートアニオン
enolate anion

また，アルデヒドはカルボニル基の分極が大きいため，ケトンやエステルに比べて反応性が高い．

エピソード

ホットケーキのきつね色を作るメイラード反応

生体内における糖とたん白質の反応として知られるメイラード反応（Maillard reaction）は，アミノカルボニル反応の一種であり，ヘミアセタール構造を持つ糖のアルデヒドとたん白質のアミノ基が反応する．例えば，ヘモグロビンのアマドリ化合物である HbA1c（ヘモグロビン A1c）がそれに相当する．ホットケーキのきつね色や醤油の色も，この反応によるといわれている．

メイラード反応（Maillard reaction）

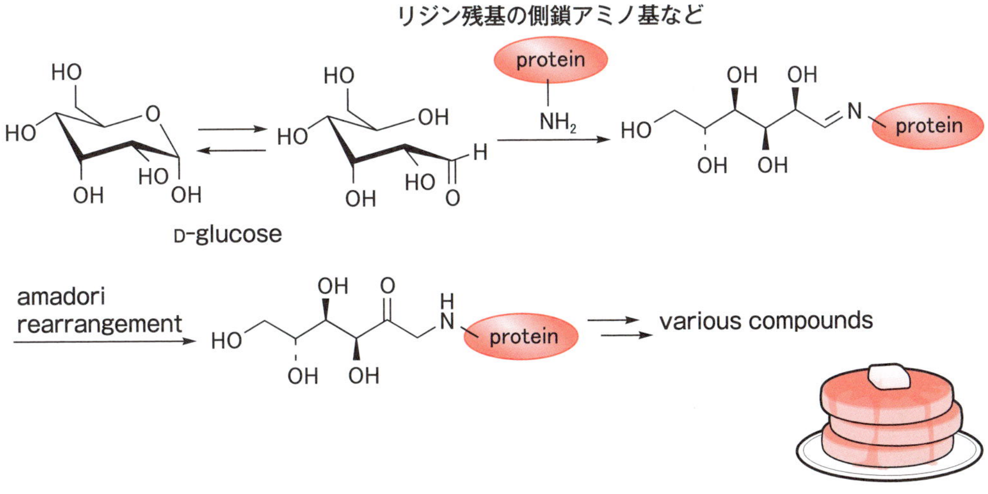
リジン残基の側鎖アミノ基など
protein
NH_2
protein
D-glucose
amadori
rearrangement
protein
various compounds

3-7 ケトン

$R^1C(=O)R^2$
$R^1C(O)R^2$

定義：カルボニル基の炭素に二つの炭素置換基 R^1, R^2 が結合したもので，右に示した一般式で表される化合物の総称．R^1, R^2 がともにアルキル基の脂肪族ケトン，R^1, R^2 の少なくともどちらか一方がアリール基の芳香族ケトンに大別されるが，そのほか複素環を有するもの，カルボニル基が環の中に含まれる環状ケトンなどがある．カルボニル基の数により，モノケトン，ジケトン，トリケトンと呼ばれる．一方，生理学などでよく登場する「ケトン体」とは，脂肪の分解により肝臓で作られ，血液中に放出されるアセト酢酸，3-ヒドロキシ酪酸，アセトンなどの総称である．

一般的物性：1) ケトンは炭素–酸素二重結合からなるカルボニル基を有している．これはアルケンの炭素–炭素二重結合と構造がよく似ているが，カルボニル炭素はかなり部分正電荷を帯び，カルボニル酸素はかなり部分負電荷を帯びている点が大きく異なる．このような電荷の分極が生じるのは，電気陰性度の大きい酸素原子のために下に示した共鳴式で右側の共鳴構造の寄与が重要になっているからである．この結果，炭素は**求電子的**であり，酸素は**求核的でやや塩基性**になる．

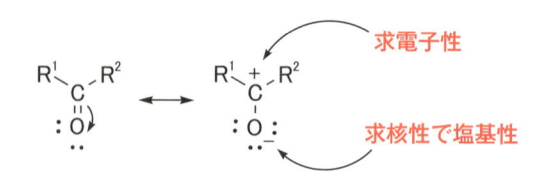

2) カルボニル基は極性基であるので，ケトンは同じ分子量の炭化水素より高沸点である．しかし，ケトン分子同士は分子間の水素結合を作らないので，相当するアルコールよりは低沸点である．

	n-ブタン	アセトン	1-プロパノール
	$CH_3CH_2CH_2CH_3$	$H_3C-C(=O)-CH_3$	$CH_3CH_2CH_2OH$
分子量	58	58	60
沸点	−0.5℃	56.1℃	97.2℃

3) カルボニル基の酸素原子は水分子と強い水素結合を形成する．したがって，低分子量のケトンは水にかなり溶ける．アセトンは任意の割合で水と混じる．しかし，分子内の疎水性の炭化水素部分が大きくなると水溶性は減少する．六つ以上の炭素からなるカルボニル化合物はむしろ水に難溶である．

3-7 ケトン

IUPAC 命名法：脂肪族ケトンは，主鎖に相当するアルカンの語尾 -e を -one で置き換えて命名する．カルボニル炭素が最少になるように炭素鎖に位置番号をつけ，カルボニル基の位置番号を示す番号を主鎖名の直後に示す．

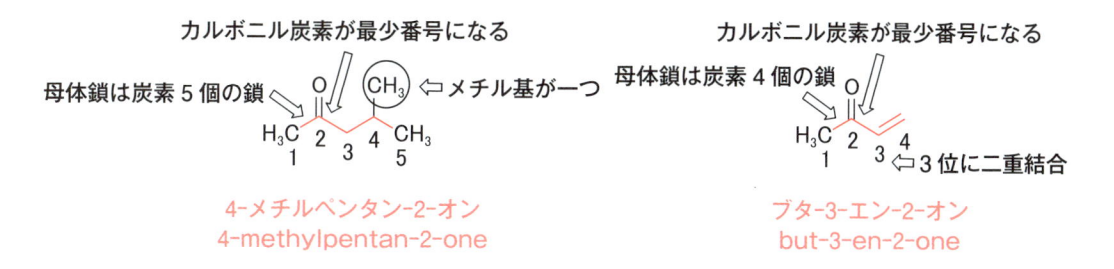

4-メチルペンタン-2-オン
4-methylpentan-2-one

ブタ-3-エン-2-オン
but-3-en-2-one

慣用名：ケトンに関して用いられる慣用名としては，以下のものを覚えておこう．

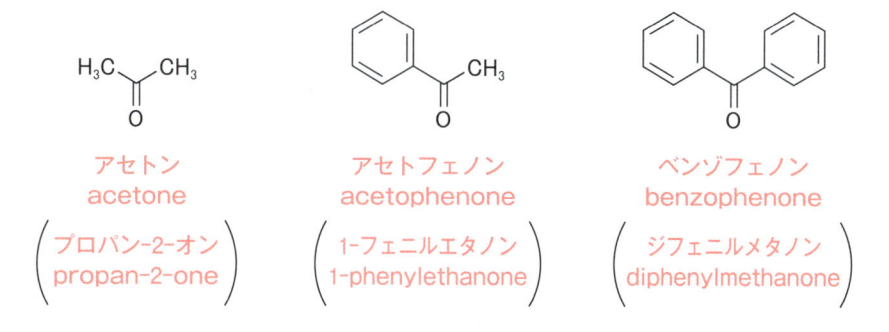

アセトン
acetone
(プロパン-2-オン
propan-2-one)

アセトフェノン
acetophenone
(1-フェニルエタノン
1-phenylethanone)

ベンゾフェノン
benzophenone
(ジフェニルメタノン
diphenylmethanone)

解説：1) ケトンはアルデヒドと同様にカルボニル基を持っているので，その求電子的カルボニル炭素は求核試薬と反応し求核付加反応を起こす．しかし，一般的にケトンは求核試薬に対して，アルデヒドより反応性が低い．ケトンのカルボニル炭素は電子供与性の二つのアルキル基を持っているために正電荷が少し弱められているからである．

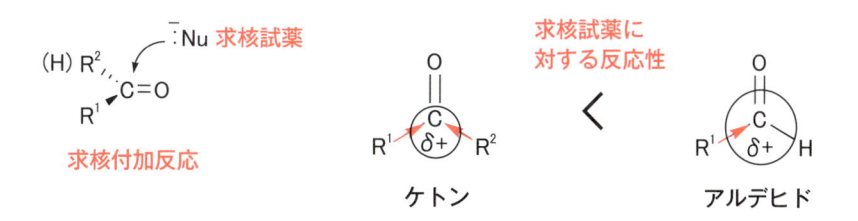

2) ケトンのカルボニル基に隣接する炭素上の水素は弱い酸性を示す．この水素を α-水素といい，その水素が結合している炭素を α-炭素と呼ぶ．α-水素を持つケトンがプロトンを失うと共鳴安定化されたエノラートアニオン（又はエノラートイオン）となる．エノラートアニオンが再度プロトンを受け取る際，炭素が受け取るともとのケトンになり（ケト型），酸素がプロトンを受け取るとエノール（エノール型）になる．このケト型とエノール型の相互変換をケト-エノール互変異性と呼んでいる．

ケト-エノール互変異性

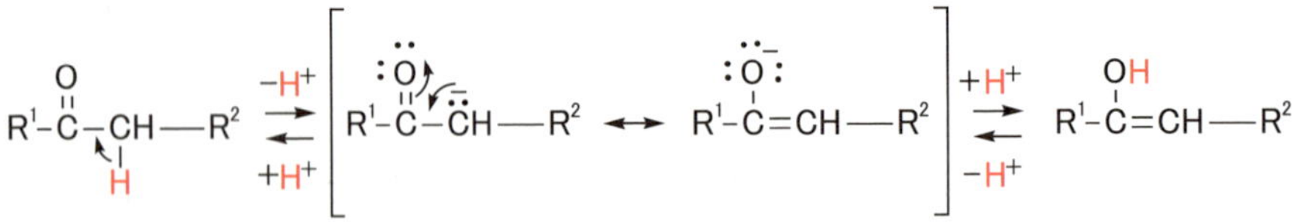

ケト型 ⇌ エノラートアニオン ⇌ エノール型

アセトンの場合，その酸性度はかなり小さくほとんどがケト型で存在する．しかし，2個のカルボニルが1個の飽和炭素によって分離されたβ-ケトカルボニル化合物，例えば2,4-ペンタンジオンはα水素の酸性度が上がり，よりプロトンを放出しやすくなるので平衡状態のエノール型の量はずっと多くなる．

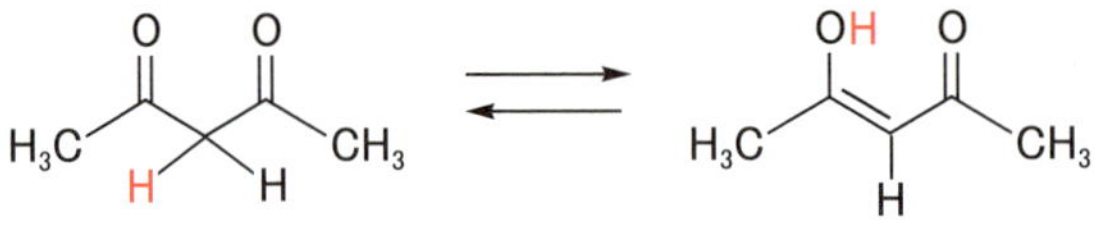

2,4-ペンタンジオン (24%) ⇌ エノール型 (76%)

アスピリンに代表される医薬品のNSAIDs（非ステロイド性抗炎症薬）には，酸性官能基としてカルボキシ基を持つものが多い．これはNSAIDsが阻害する酵素COXの標的物質がアラキドン酸であり，これがカルボン酸だからである．ところが，オキシカム系NSAIDsのピロキシカムは，その構造中にカルボキシ基がない．その理由は，構造中にあるエノール型のβ-ケトカルボニル構造で，この部分が酸性を示すからである（図中赤線）．更に，構造中のスルホンアミド基はその電子求引性のために，ケトカルボニル部分の酸性度を上げる役割を果たしている．

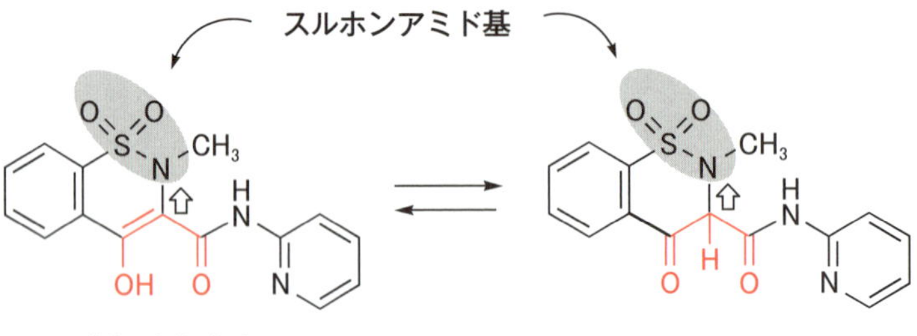

ピロキシカム

エピソード
自然界のケトン

ケトンの誘導体は自然界にも多種多様に存在する．糖ではD-フルクトースに代表される2-ケトース類があり，ペントースリン酸経路内の生成物に多く見られる．また，麝香に含まれるムスコンや香気成分としてクスノキから得られるカンフルなどがある．更に，ステロイドホルモンであるテストステロンなどもケトンの構造を持っている．

D-フルクトース　　ムスコン　　カンフル　　テストステロン

3-8　カルボン酸

RCOOH
RCO₂H
RC-OH
　‖
　O

定義：カルボキシ基（-COOH）を持つ有機化合物の総称．カルボキシ基の数に応じてモノ，ジ，トリカルボン酸などという．炭素鎖(R)の性質から，脂肪族カルボン酸，芳香族カルボン酸などといい，鎖式のモノカルボン酸を**脂肪酸**という．生体成分として，たん白質の構成成分であるアミノ酸，脂質の構成成分である脂肪酸，ピルビン酸，クエン酸，胆汁酸などの代謝中間体，またビタミンの構成成分として生体内に広範囲に存在する．

一般的物性：1) カルボン酸は無機酸（例えば塩酸や硝酸，硫酸など）よりもかなり弱い酸だが，フェノールよりも強い酸である．その pKa は通常 **4〜5** の範囲にある．炭酸（H_2CO_3）の pKa が約7であることから，カルボン酸は炭酸より酸性度が大きい．よってカルボン酸はより弱酸の塩である炭酸水素ナトリウムと反応し，弱酸の炭酸を遊離してカルボン酸塩となる．実際，炭酸は二酸化炭素（気体）と水に分解される．

$$R-COOH + NaHCO_3 \longrightarrow R-COONa + H_2CO_3 \quad (CO_2\uparrow + H_2O)$$

$$\underset{O}{R-\overset{\|}{C}-OH} + \underset{O}{NaO-\overset{\|}{C}-OH} \longrightarrow \underset{O}{R-\overset{\|}{C}-ONa} + \underset{O}{HO-\overset{\|}{C}-OH}$$

$$\left(H-O-\underset{O}{\overset{\|}{C}}-OH \longrightarrow \underset{O}{\overset{\|}{\underset{\|}{C}}} + HOH \right)$$

2) 水素結合により強く会合しており，ほとんどのカルボン酸は環状二量体として存在している．その結果，同じ分子量を持つアルコールよりも沸点が高い．

3) ギ酸 (HCOOH)，酢酸 (MeCOOH)，プロピオン酸 (EtCOOH)，n-酪酸 (n-PrCOOH) は水とあらゆる割合で完全に混ざる．しかし，炭素鎖が伸長するにつれ水に対する溶解度は低下し，RCOOH の R が炭素数 6（エナント酸）以上になるとほとんど水に不溶である．

IUPAC 命名法：カルボキシ基 COOH を末端に持つ最長の炭素鎖に対応するアルカンの名称で，末尾の -e を -oic acid に置き換えて命名する．長鎖構造の場合はカルボキシ炭素を C1（一番目の炭素）として，置換基の位置の番号が決まる．一方，環に結合したカルボキシ基を持つ化合物は，-carboxylic acid と命名する．このときカルボキシル原子団の炭素原子には番号を付けず，カルボキシ基が置換している環の炭素を一番とする．

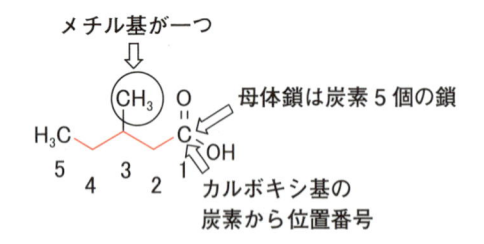

3-メチルペンタン酸
3-methylpentanoic acid

3-メチルシクロペンタンカルボン酸
3-methylcyclopentanecarboxylic acid

慣用名：IUPAC でも認められているカルボン酸の置換基（**アシル基**）の慣用名としては，下記に挙げたものは理解しておこう．

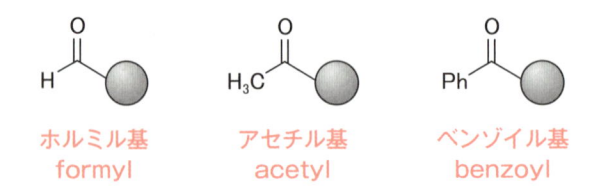

ホルミル基
formyl

アセチル基
acetyl

ベンゾイル基
benzoyl

また，IUPAC でも認められているカルボン酸に関して用いられる慣用名としては，以下のようなものを覚えておこう．

3-8 カルボン酸

飽和脂肪族モノカルボン酸

構造式	慣用名	組織名
H–CO₂H	ギ酸 formic acid	メタン酸 methanoic acid
CH₃–CO₂H	酢酸 acetic acid	エタン酸 ethanoic acid
CH₃–CH₂–CO₂H	プロピオン酸 propionic acid	プロパン酸 propanoic acid
CH₃–(CH₂)₂–CO₂H	酪酸 butyric acid	ブタン酸 butanoic acid
CH₃–(CH₂)₃–CO₂H	吉草酸 valeric acid	ペンタン酸 pentanoic acid
CH₃–(CH₂)₁₄–CO₂H	パルミチン酸 palmitic acid	ヘキサデカン酸 hexadecanoic acid
CH₃–(CH₂)₁₆–CO₂H	ステアリン酸 stearic acid	オクタデカン酸 octadecanoic acid

飽和脂肪族ジカルボン酸

構造式	慣用名	組織名
CO₂H–CO₂H	シュウ酸 oxalic acid	エタン二酸 ethanedioic acid
CO₂H–CH₂–CO₂H	マロン酸 malonic acid	プロパン二酸 propanedioic acid
CO₂H–(CH₂)₂–CO₂H	コハク酸 succinic acid	ブタン二酸 butanedioic acid
CO₂H–(CH₂)₃–CO₂H	グルタル酸 glutaric acid	ペンタン二酸 pentanedioic acid
CO₂H–(CH₂)₄–CO₂H	アジピン酸 adipic acid	ヘキサン二酸 hexanedioic acid

不飽和脂肪族カルボン酸

構造式	慣用名	組織名
HC–CO₂H ‖ H₂C	アクリル酸 acrylic acid	プロペン酸 propenoic acid
HC–CO₂H ‖ HC–CO₂H	マレイン酸 maleic acid	*cis*-ブテン二酸 *cis*-butenedioic acid
HC–(CH₂)₇–CH₃ ‖ HC–(CH₂)₇–CO₂H	オレイン酸 oleic acid	*cis*-9-オクタデセン酸 *cis*-9-octadecenoic acid
HC–CO₂H ‖ HOOC–CH	フマル酸 fumaric acid	*trans*-ブテン二酸 *trans*-butenedioic acid

炭素環式カルボン酸

構造式	慣用名	組織名
C₆H₅–CO₂H	安息香酸 benzoic acid	ベンゼンカルボン酸 benzenecarboxylic acid
o-C₆H₄(CO₂H)₂	フタル酸 phthalic acid	1,2-ベンゼンジカルボン酸 1,2-benzenedicarboxylic acid

ヒドロキシカルボン酸

構造式	慣用名	組織名
H₂C–CO₂H | OH	グリコール酸 glycolic acid	ヒドロキシエタン酸 hydroxyethanoic acid
H₂C–COOH | HO–CH–COOH	リンゴ酸 malic acid	ヒドロキシブタン二酸 hydroxybutanedioic acid
H₃C–CHCO₂H | OH	乳酸 lactic acid	2-ヒドロキシプロパン酸 2-hydroxypropanoic acid
(o-HO-C₆H₄-COOH)	サリチル酸 salicylic acid	*o*-ヒドロキシ安息香酸 *o*-hydroxybenzoic acid

オキソカルボン酸

構造式	慣用名	組織名
H₃C–C(=O)–CO₂H	ピルビン酸 pyruvic acid	2-オキソプロパン酸 2-oxopropanoic acid
H₂C–COOH | O=C–COOH	オキサロ酢酸 oxaloacetic acid	2-オキソブタン二酸 2-oxobutanedioic acid

解説：1) カルボキシ基は下の三つの共鳴構造式で表される．すなわち，C=O 結合の分極を伴う構造 B に加え，ヒドロキシ基の酸素上の非共有電子の非局在化を伴う構造 C が存在し，C の結果 O-H 結合は弱まりプロトンを解離する傾向が強くなる（プロトンを解離するとカルボニルの酸素原子の＋電荷が消失し安定）．これがカルボン酸の酸性の理由である．また，非局在化のため（＋電荷がカルボニルの炭素上 B や酸素上 C に分散）カルボキシ基の炭素はあまり陽性にならないので，求核試薬（－の性質を持つ試薬）に対しアルデヒドやケトンのカルボニル炭素に比べ反応性が低い．

2) 生体内の重要な反応の一つに脱炭酸反応がある．これはカルボン酸のカルボキシ基が二酸化炭素として外れる反応だが，特にアセト酢酸などの β-ケト酸は脱炭酸を起こしやすい．β-ケト酸が脱炭酸しやすいのは，環状の六員環遷移状態を経るためであり，アセト酢酸は加熱によって容易に二酸化炭素とアセトンを生じる．生体では，なんらかの原因で体内グルコースが使用できない場合，脂肪酸を β 酸化によりアセチル-CoA に分解しエネルギー源とするが，TCA 回路が十分に機能しないと過剰のアセチル-CoA からアセト酢酸が生成する．これが非触媒的に脱炭酸を起こし，呼気や尿からアセトン臭が認められる．

3) 与えられた酸の pKa と溶液の pH がわかっている場合，分子型とイオン（解離型）の割合は，Henderson-Hasselbalch の式を用いて求めることができる（物理化学，分析化学，更には薬剤学で学ぶ）．ちなみに，通常のカルボン酸は生理的条件 pH 7.3 においては，ほぼ完全に解離して，イオン型をとっていることを理解しておこう．

エピソード
低級カルボン酸の香り

　一部の低級カルボン酸は非常に不快な悪臭を放つ．悪臭防止法で定められた特定悪臭物質に，プロピオン酸，n-酪酸，n-吉草酸，イソ吉草酸が含まれる．例えば，イソ吉草酸は足の裏の匂いと言われている．局方の確認試験では，酢酸を含めいくつかの低級カルボン酸の臭気を確認する方法がある．興味があれば是非その匂いを嗅いでみてほしい．

3-9 エステル

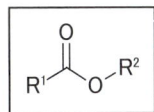

定義：酸素酸とヒドロキシ基が脱水縮合した部分構造又は化合物をエステルという．酸としては硫酸やリン酸などの無機の酸素酸あるいはカルボン酸（有機酸），ヒドロキシ基としてはアルコールやフェノールなどが代表的である．

酢酸エチル ethyl acetate ⇌ (H_2O) 酢酸 acetic acid ＋ エチルアルコール ethyl alcohol

一般的物性：

1) 果物の匂いに含まれている酢酸エチルは酢酸とエタノールが縮合した代表的なエステルである．一般にカルボン酸部とアルコール部の炭素数が合計で10以下の脂肪族カルボン酸とアルコールから生じるエステルは蒸気圧が低く，香りを発する．

2) 環状のエステル，つまり同じ分子内にカルボン酸とアルコールがあり，その間でエステル結合が生じたものを**ラクトン**という．またヒドロキシ基に代わりチオール基（–SH）と酸が縮合したものを**チオエステル**という．代表例としてアセチルCoAがあげられる．

チオエステル
C_2 unit → 脂肪酸合成 ステロイド合成

アセチル CoA acetyl CoA
リン酸エステルともいえるし，リン酸無水物ともいえる
リン酸と糖のヒドロキシ基のエステル

ラクトン lactone →(H_2O) COOH, OH

3) カルボン酸(生理的なpHでは解離型)を部分構造に持つ化合物は経口吸収性が低下する場合がある.医薬品には,カルボン酸をエステル化することで脂溶性を高め経口薬としている例が少なくない(**プロドラッグ**).例:エナラプリル,シンバスタチン,カンデサルタンなど

4) エステルの –OR 基(アルコラート)は脱離基として働くので,エステルは求核置換反応を受けやすい.ちなみにカルボン酸誘導体の求核試薬に対する反応性は,**酸ハロゲン化物＞酸無水物＞チオエステル＞エステル＞アミド**の順である.

5) 酢酸やエチルアルコールのエステルを持つ医薬品の確認試験として,エステル交換反応によって酢酸エチルを発生させ,その匂いで確認する方法がある.エステルの加水分解反応とカルボン酸とアルコールからの生成反応が,酸触媒下では,可逆であることを巧みに利用したものである.アスピリンの確認反応も参照せよ.

アミノ安息香酸エチル
ethyl aminobenzoate

アミノ安息香酸エチルからエチルアルコールが生成し,それが今度は酢酸とエステル化して酢酸エチルになる.

6) アセチル CoA はチオエステルであり,通常のエステルよりも高い反応性を持ち,脂肪酸やステロイドなどの生合成において炭素–炭素結合の形成に C_2 単位のビルディングブロックとして活躍する.グリセロリン脂質などはグリセリンと脂肪酸のエステルである.エステルは生理的な温度やpHでは化学的には比較的安定であるが,加水分解酵素で容易に切断される.ホスホリパーゼAによる膜リン脂質からのアラキドン酸の遊離はエステルの加水分解である(2-4 プロスタグランジンの項参照).

グリセリン glycerin

パルミチン酸 C16:0 palmitic acid

アラキドン酸 $\Delta^{5,8,11,14}$ –20:4 arachidonic acid

ホスファチジルイノシトール phosphatidylinositol

7) エステルにヒドロキシルアミンを反応させるとアミンが求核置換してヒドロキサム酸が生じ,第二鉄イオンを加えると有色の錯体を形成する(局方確認反応).

3-10 アミン　　　　　　　　　　　　　　　　　　　　　　59

IUPAC 命名法：XX-oic acid 又は XX-carboxylic acid と YY-yl alchol からできるエステルは，YY-yl XX-ate, YY-yl XXcarboxylate と命名する．acetic acid と ethyl alcohol で ethyl acetate となる．cyclohexane carboxylic acid と cyclohexyl alcohol で cyclohexyl cyclohexanecarboxylate となる．

　和名では，XX 酸と YY アルコールでできたエステルは，XX YY と命名する．酢酸とエチルアルコールで酢酸エチルとなる．

3-10　アミン

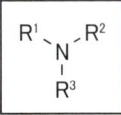

定義：アンモニアの水素の一つ以上が炭素で置換した化合物．脂肪族炭素に結合したアミン（**脂肪族アミン**），芳香環に置換したアミン（**芳香族アミン**）に大別できる．窒素原子自身が芳香環の一部になった**複素環アミン**については（3-11 ヘテロ環）を参照のこと．アミンの級数はアミンに置換した置換基の数である．アルコールの級数の数え方（3-3　アルコール）と比較しておくこと．

一般的物性：

1) 塩基性：窒素原子は，1組の孤立電子対を持つ．この孤立電子対がプロトン（H^+）を捕捉する能力がこの窒素（アミン）の塩基性である．H^+ の濃度が低くても H^+ を捕捉するアミンは強い塩基である．アミンの塩基性の強弱は，孤立電子対の電子密度を考えればよい．（例1）アルキル基（電子供与性：誘起効果）があるジエチルアミンはアンモニアよりも塩基性が高い．（例2）芳香環に置換したアミン，例えばアニリンでは，窒素原子の孤立電子対はベンゼン環へ電子を供与する（芳香族置換反応の置換基効果としてアミンは電子供与：共鳴効果）ので，アニリンの塩基性はアンモニアよりも低い．

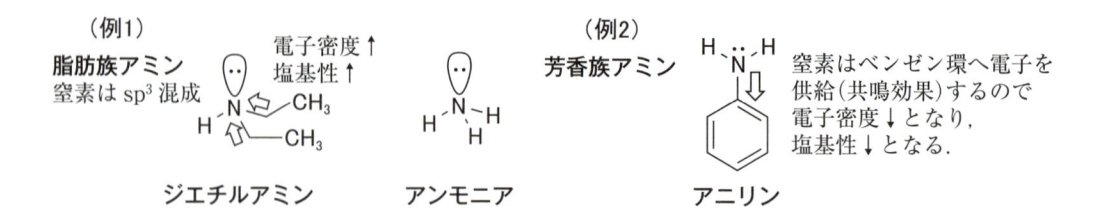

（例1）脂肪族アミン　窒素はsp³混成　電子密度↑ 塩基性↑　ジエチルアミン　アンモニア　（例2）芳香族アミン　アニリン　窒素はベンゼン環へ電子を供給（共鳴効果）するので電子密度↓となり，塩基性↓となる．

2) 生体におけるアミン：脂肪族アミンは塩基性が強く，生理的なpHではN⁺（アンモニウム）イオンになっている．脂肪族アミンを認識する受容体や酵素（例えばアセチルコリンの受容体やアセチルコリン加水分解酵素）は，負電荷を持つ部位でリガンドのアミン部分を認識する．アトロピン（4-8-(b)）は第三級アミン構造を持つので生体内ではアンモニウムイオンとしてアセチルコリン受容体に結合する．医薬品の置換基として脂肪族アミンは水溶性を高める．一方，芳香族アミンは多くの場合，塩基性が弱いため，イオン化せず水素結合の供与基として生体標的と作用する．

3) 立体化学：脂肪族アミンの窒素は正四面体型（sp³混成）であるので立体不斉があるように考えられるが，窒素は容易に反転するので不斉中心にはならない．ただし，反転ができないような条件がある場合は不斉中心になる．

容易に反転　sp²混成

特殊な例　不斉アミン　反転できない

練習：下記の化合物に不斉中心は何個あるか？
（答：1）
ジアステレオマーに見えるが
これは不斉炭素である　反転するので不斉ではない

IUPAC 命名法：

第一級アミン：R-NH₂型の場合は，「R-アミン」と命名する．ヘキサン-1-アミンは，ヘキサンの端の炭素（1位）にNH₂が置換したもの．3位に置換すればヘキサン-3-アミンである．Rが環の場合は，「環の名称-アミン」と命名．ナフタレン環の2位にNH₂が置換していれば，ナフタレン-2-アミンとなる．

第二級アミン：R¹-NH-R²型の場合は，大きい方をR¹とすれば，「*N*-R²イル-R¹-アミン」と命名．R¹=R²の場合は，ジ-R¹イル-アミンとなる．

第三級アミン：R^1-N(R^2)-R^3 型．第二級と同じ法則で，R^1 を最も大きいものとすると，「N-R^2 イル-N-R^3 イル-R^1-アミン」となる．ただし，R^2 と R^3 はアルファベット順．

ヘキサン-1-アミン
hexan-1-amine

ヘキサン-3-アミン
hexan-3-amine

ナフタレン-2-アミン
naphthalen-2-amine

N-エチルプロパン-1-アミン
N-ethylpropan-1-amine

ジエチルアミン
diethylamine

N-エチル-N-メチルナフタレン-2-アミン
N-ethyl-N-methylnaphthalen-2-amine

慣用名：生化学分野のアミン類には慣用名が多い．生化学ではヒドロキシルアミンと呼ぶが，IUPAC 命名法では，2-アミノエタノールになる．2-amino-2-hydroxymethyl propane-1,3-diol は，生化学では tris(hydroxymethyl)aminomethane と呼ばれていて，略して Tris と呼ばれ，緩衝液に頻用される弱塩基である．

2-アミノエタノール
2-aminoethanol

アニリン
aniline

2-アミノ-2-(ヒドロキシメチル)プロパン-1,3-ジオール
2-amino-2-(hydroxymethyl)propane-1,3-diol

3-11 ヘテロ環

定義：環を構成する原子の中にヘテロ原子（炭素以外の原子：酸素，窒素，イオウ，リンなど）を含むとき，その環をヘテロ環あるいは複素環と呼び，ヘテロ環からなる環状の有機化合物を複素環（式）化合物という．

特徴：1) 芳香属性の有無により，脂肪族と芳香族化合物に分類できる．
2) 複素環はたん白質や補酵素，核酸など多くの生体分子や医薬品の部分構造として重要な役割を果たしている．
3) 複素環中の酸素及び窒素原子は水素結合を形成する能力があり，生体分子と相互作用する．

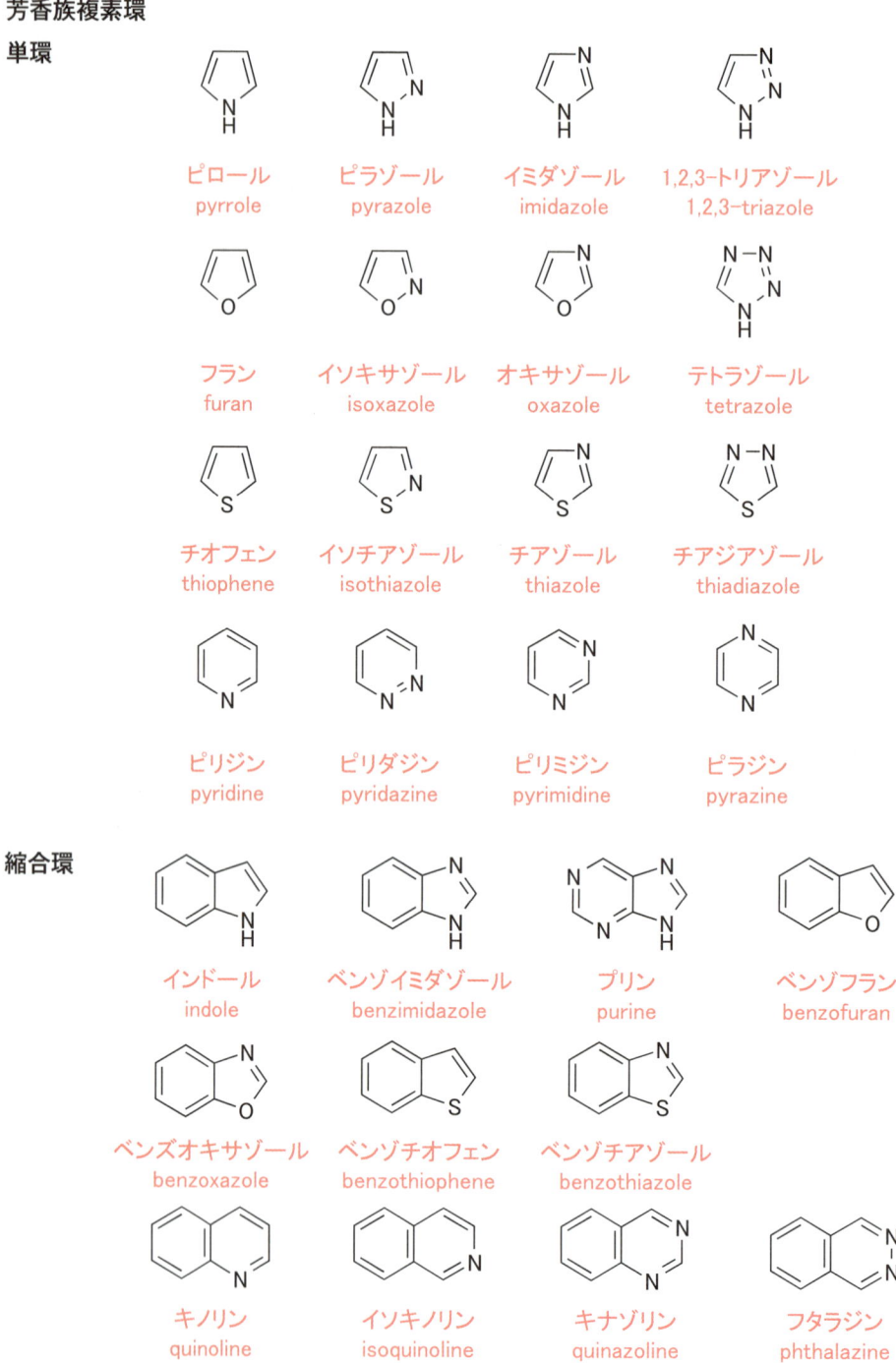

芳香族複素環
単環

ピロール pyrrole / ピラゾール pyrazole / イミダゾール imidazole / 1,2,3-トリアゾール 1,2,3-triazole

フラン furan / イソキサゾール isoxazole / オキサゾール oxazole / テトラゾール tetrazole

チオフェン thiophene / イソチアゾール isothiazole / チアゾール thiazole / チアジアゾール thiadiazole

ピリジン pyridine / ピリダジン pyridazine / ピリミジン pyrimidine / ピラジン pyrazine

縮合環

インドール indole / ベンゾイミダゾール benzimidazole / プリン purine / ベンゾフラン benzofuran

ベンズオキサゾール benzoxazole / ベンゾチオフェン benzothiophene / ベンゾチアゾール benzothiazole

キノリン quinoline / イソキノリン isoquinoline / キナゾリン quinazoline / フタラジン phthalazine

プテリジン pteridine / アクリジン acridine

3-11 ヘテロ環

脂肪族複素環

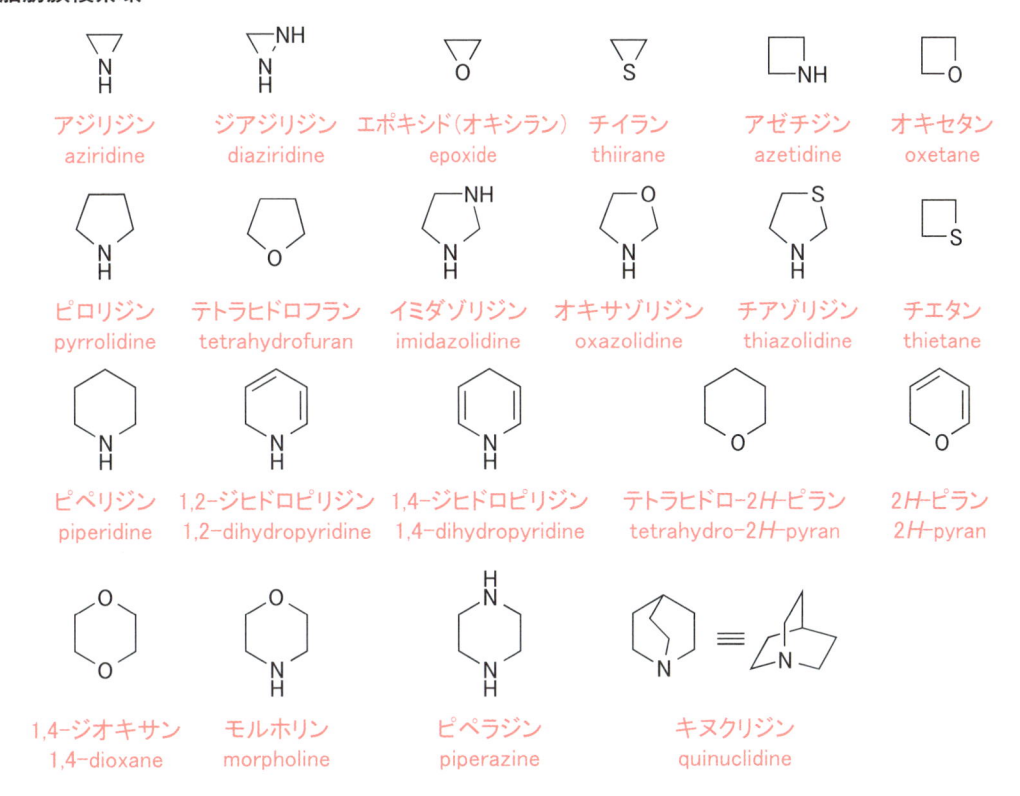

構造	日本語名	英語名
3員環 N-H	アジリジン	aziridine
3員環 N-NH	ジアジリジン	diaziridine
3員環 O	エポキシド（オキシラン）	epoxide
3員環 S	チイラン	thiirane
4員環 N-H	アゼチジン	azetidine
4員環 O	オキセタン	oxetane
5員環 N-H	ピロリジン	pyrrolidine
5員環 O	テトラヒドロフラン	tetrahydrofuran
5員環 2N	イミダゾリジン	imidazolidine
5員環 O,N	オキサゾリジン	oxazolidine
5員環 S,N	チアゾリジン	thiazolidine
4員環 S	チエタン	thietane
6員環 N-H	ピペリジン	piperidine
1,2-ジヒドロピリジン		1,2-dihydropyridine
1,4-ジヒドロピリジン		1,4-dihydropyridine
テトラヒドロ-2H-ピラン		tetrahydro-2H-pyran
2H-ピラン		2H-pyran
1,4-ジオキサン		1,4-dioxane
モルホリン		morpholine
ピペラジン		piperazine
キヌクリジン		quinuclidine

IUPAC命名法（ただし慣用名も多い）：ヘテロ原子を表す接頭語と環の大きさ及び不飽和度を示す語幹とを組み合わせる．

① 環を構成するヘテロ原子の種類を表す接頭語：酸素＝オキサ，オキシ（oxa-, oxy-），イオウ＝チア，チオ（thia-, thio-），窒素＝アザ，アゾ（aza-, azo-）

② 異なったヘテロ環を複数含むときに優先される接頭語の順序は，O＞S＞N．

③ 環の大きさを示す接尾語：五員環＝-ole，六員環＝-ine，七員環＝-epine

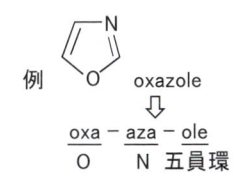

例 oxazole ⇒ oxa – aza – ole
　　　　　　　 O　　N　五員環

その他の複素環

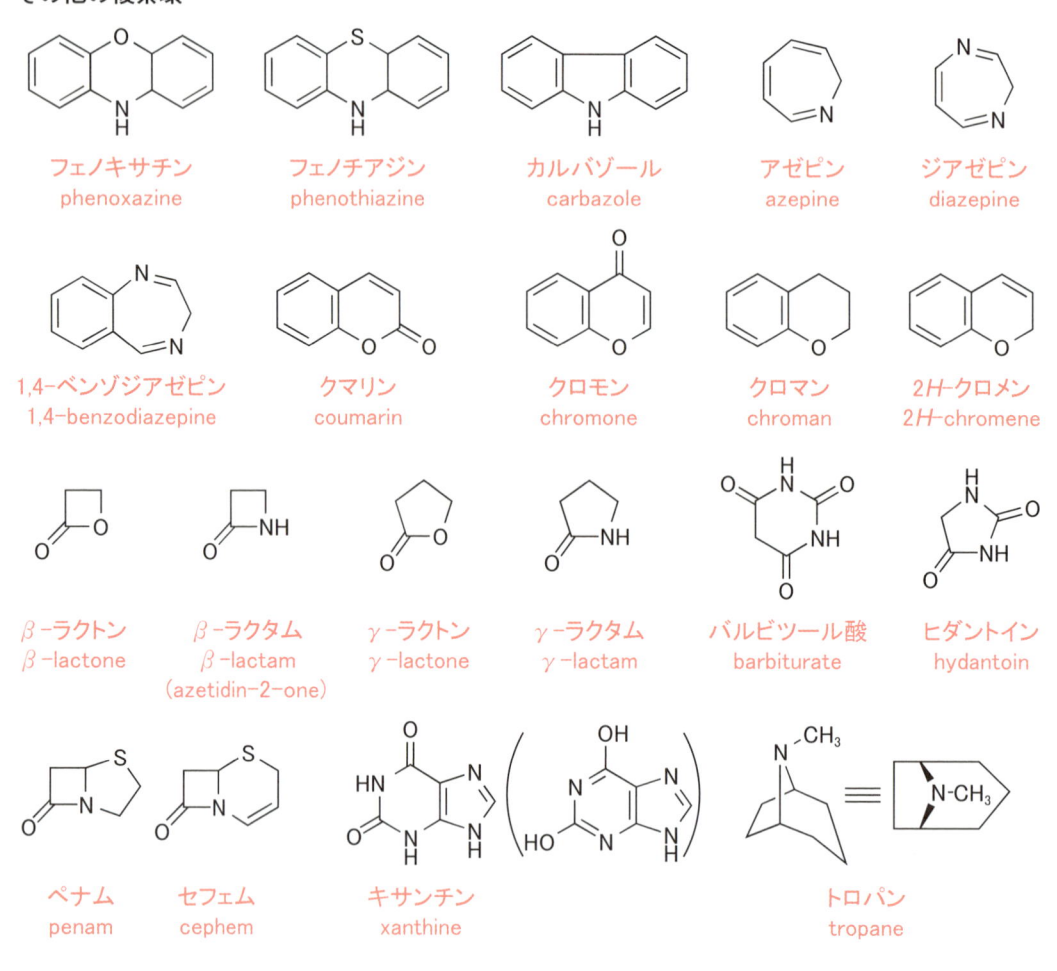

フェノキサチン phenoxazine　フェノチアジン phenothiazine　カルバゾール carbazole　アゼピン azepine　ジアゼピン diazepine

1,4-ベンゾジアゼピン 1,4-benzodiazepine　クマリン coumarin　クロモン chromone　クロマン chroman　2H-クロメン 2H-chromene

β-ラクトン β-lactone　β-ラクタム β-lactam (azetidin-2-one)　γ-ラクトン γ-lactone　γ-ラクタム γ-lactam　バルビツール酸 barbiturate　ヒダントイン hydantoin

ペナム penam　セフェム cephem　キサンチン xanthine　トロパン tropane

一般的物性

芳香族複素環化合物には，環に存在するヘテロ原子の影響で，環の電子密度が増加する場合と減少する場合がある．前者を **π過剰系複素環化合物**，後者を **π不足系複素環化合物**という．

1) π過剰系複素環化合物の例（ピロール pyrrole）

ピロール環窒素原子の孤立電子対は，ピロール環上に共鳴構造として存在し，芳香環形成に使用されるため，ヘテロ環の電子密度は上昇する．同時に，窒素原子の孤立電子対は，分子外のプロトンに対する求核能力を失うため，塩基性は弱く，メタノールと同程度の酸性度を有する．

2) π不足系複素環化合物の例（ピリジン pyridine）

ピリジン環のπ電子が窒素原子上に引き寄せられるために，ヘテロ環の炭素原子の電子密度は減少する．ピリジンの窒素原子の孤立電子対は，環の芳香環形成には関与せず（赤色），分子外のプロトンを求核攻撃できるためピリジンは塩基性を示す．

複素環を含む生体分子と医薬品

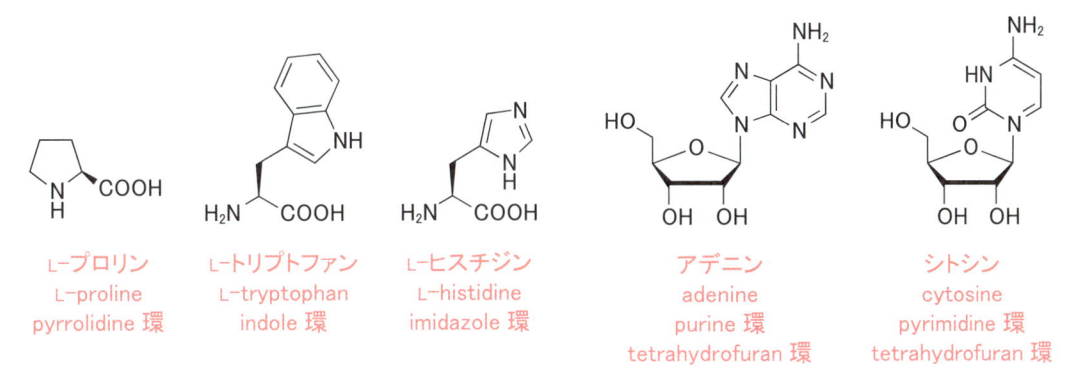

アミノ酸

L-プロリン
L-proline
pyrrolidine 環

L-トリプトファン
L-tryptophan
indole 環

L-ヒスチジン
L-histidine
imidazole 環

核酸

アデニン
adenine
purine 環
tetrahydrofuran 環

シトシン
cytosine
pyrimidine 環
tetrahydrofuran 環

ビタミン

チアミン
thiamine (vitamin B₁)
pyrimidine 環
thiazole 環

テトラヒドロ葉酸
tetrahydrofolic acid
pteridine 環

ビオチン
biotin
imidazolidine 環
thiolane 環

医薬品

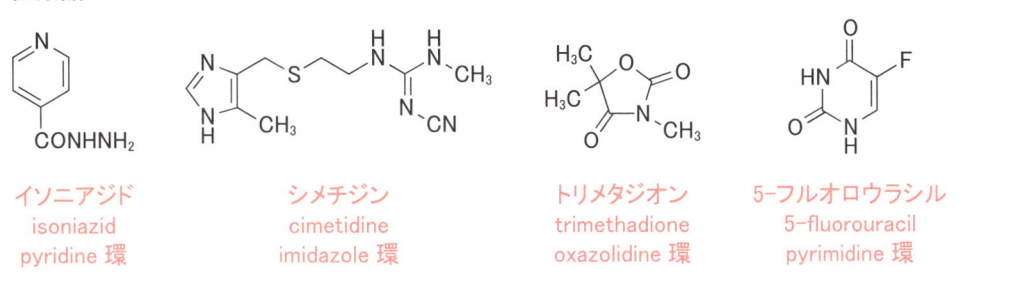

イソニアジド
isoniazid
pyridine 環

シメチジン
cimetidine
imidazole 環

トリメタジオン
trimethadione
oxazolidine 環

5-フルオロウラシル
5-fluorouracil
pyrimidine 環

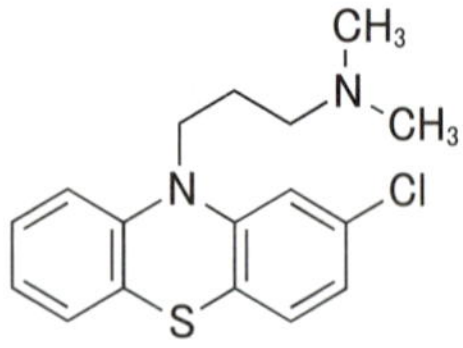

クロルプロマジン
chlorpromazine
phenothiazine 環

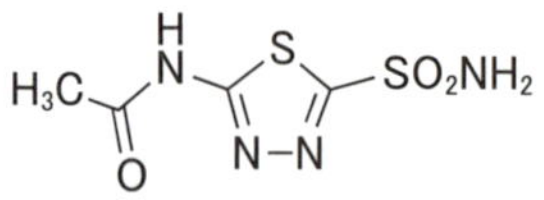

アセタゾラミド
acetazolamide
thiadiazole 環

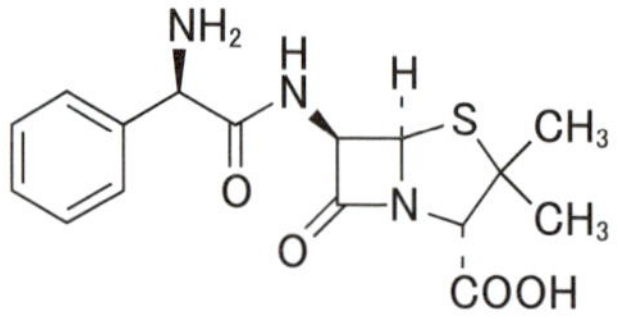

アンピシリン
ampicillin
penam 環
β-lactam 環

4 構造から学ぶ医薬品

4-1 催眠・鎮静薬

4-1-(a) トリアゾラム ⓔ

英名：triazolam
別名：薬剤名としてハルシオンが有名である．
IUPAC名：8-Chloro-6-(2-chlorophenyl)-1-methyl-4*H*-benzo[*f*][1,2,4]triazolo[4,3-*a*][1,4]diazepine
性状：白色の粉末で，においはない．
構造式の覚え方：1,4-ジアゼピン骨格（窒素を二つ含む七員環骨格）にベンゼンが縮環した 1,4-ベンゾジアゼピンが基本骨格である．更に，トリアゾール（三つの窒素原子を含む芳香族五員環骨格）が縮環した構造と見なすことができる．医薬品名称トリアゾラムと部分構造トリアゾールを関連して覚えておこう．

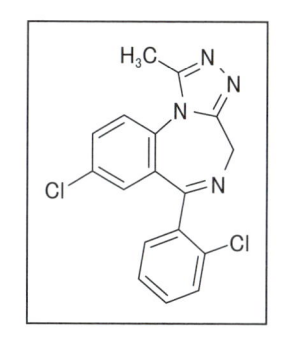

ベンゼン　1,4-ジアゼピン　　1,4-ベンゾジアゼピン　トリアゾール

物性：LogP
p*K*a 2.17（実測値）

クロロホルムに溶けやすく，メタノールにやや溶けにくく，エタノールに溶けにくい．ジエチルエーテルに極めて溶けにくく，水にほとんど溶けない．本化合物は，pH 1.2 という酸性条件で容易に開環し，アミノメチルトリアゾール体を生成するが，これは，中性〜アルカリ性によって再閉環し，元の化合物に戻る．

加水分解　H⁺
OH⁻　縮合

アミノメチルトリアゾール体

薬効：不眠症（睡眠導入剤，超短期作用型），麻酔前投与

解説：1) ベンゾジアゼピン系医薬品（以下，BZD系医薬品と称する）に分類される．この骨格を有する医薬品の作用機序としては，中枢神経系に高濃度で存在する抑制性神経伝達物質であるGABA（γ-アミノ酪酸）受容体中のBZD結合部位（GABA結合部位とは異なる部位）への結合により，GABA神経が刺激され，大脳辺縁系への過剰な興奮を抑制する．その結果，睡眠・鎮静作用を示す．

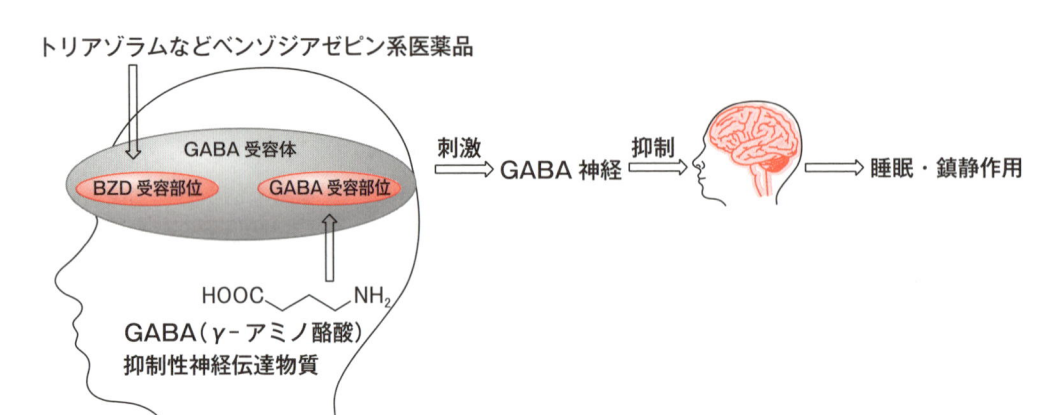

2) BZD系医薬品は，1,4-ジアゼピン環にベンゼン環が縮環した構造をとっており，更に5位に芳香環を有することで，5位の電子密度を下げている．一方，7位に電子吸引基（ニトロ基，ハロゲンなど）を導入したものが多い．

3) BZD系医薬品はその構造から三つのグループに分類される．すなわち，ジアゼパムに代表される基本骨格が二環性であるもの，オキサゾラムやクロキサゾラムに代表される基本骨格が三環性であるもの，更には，エスタゾラム，トリアゾラムに代表されるように複素環を含む三環性であるものに分類される．

4-1 催眠・鎮静薬

二環系誘導体

ジアゼパム
diazepam
抗不安・抗てんかん

三環系誘導体

R:H オキサゾラム 抗不安
oxazolam
Cl クロキサゾラム 抗不安
cloxazolam

ヘテロ環三環系誘導体

R:H エスタゾラム 抗不安
estazolam
CH₃ トリアゾラム 睡眠
triazolam

エチゾラム 抗不安
etizolam

4) これら BZD 系医薬品を血中濃度の半減期時間により，作用時間で分類することができ，①超短期作用型：トリアゾラム，エチゾラム，②短期作用型：ブロチゾラム，③中期作用型：エスタゾラム，④長期作用型：ジアゼパムのようになる．

ブロチゾラム　睡眠
brotizolam

4-1-(b) ゾピクロン

英名：zopiclone
別名：薬剤名としてアモバンが有名である．
IUPAC 名：6-(5-Chloropyridin-2-yl)-7-oxo-6,7-dihydro-5H-pyrrolo-[3,4-b]pyrazin-5-yl 4-methylpiperazine-1-carboxylate
性状：白色～微黄色の結晶性粉末，においはなく，味は苦い．光によって徐々に着色．
構造式の覚え方：ピラジン環とピロリジン環が縮環した骨格に，ピペラジン環とピリジン環が結合していることに着目して覚えよう．

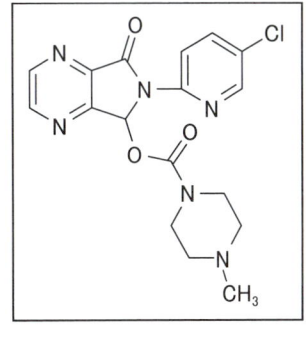

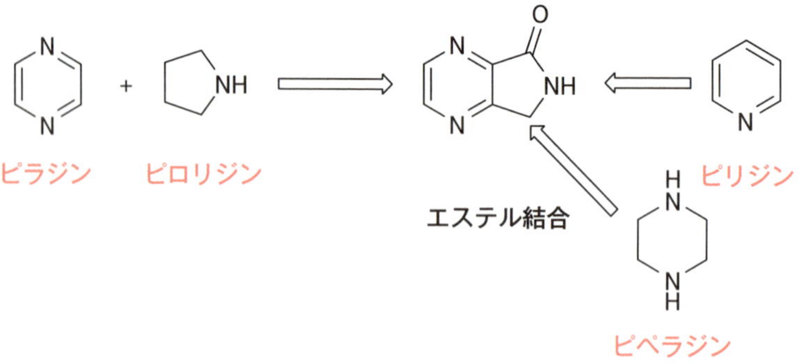

ピラジン　　ピロリジン　　　　　　　　エステル結合　　ピリジン

ピペラジン

物性：LogP　　0より小　0　0.5　1　1.5　2　2.5　3　3.5　4　4.5　5　5より大

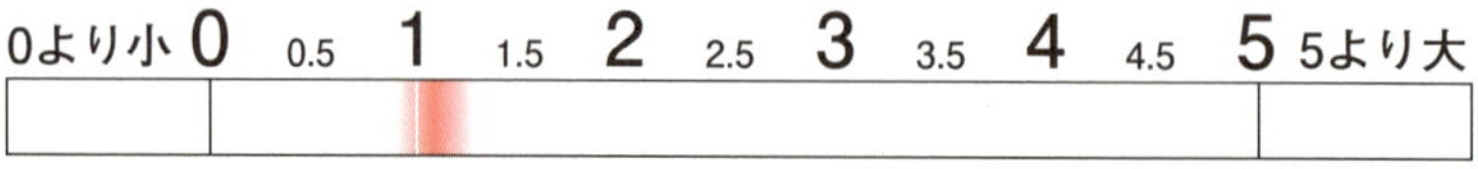

p*K*a 6.8（実測値）

クロロホルムに溶けやすい，*N*,*N*-ジメチルホルムアミド，酢酸，無水酢酸にやや溶けやすく，エタノールには溶けにくく，ジエチルエーテルには極めて溶けにくく，水にはほとんど溶けない．直射で日光を照射すると分解によりピペラジン環部分を失った分解物が生成する．

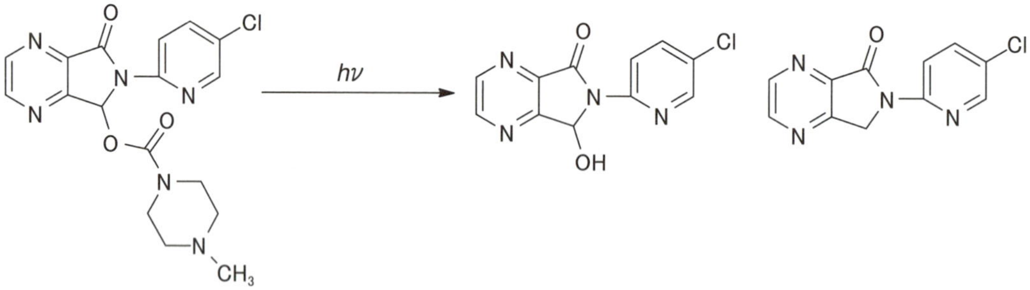

薬効：不眠症，麻酔前投与

解説：1）速やかな入眠とレム睡眠にはあまり影響せず，深い眠りを増加させることを特徴とした医薬品である．作用機構は，GABA レセプターのベンゾジアゼピンと同じ部位に結合し，GABA 系の抑制機構を増強するものと考えられている．

2)【代謝】主な代謝部位は肝臓及び腸管であるが，肝臓における主な代謝経路は，酸化的脱アルキル化（脱メチル）と *N*-オキシドへの酸化である．下記に主要代謝産物をあげる．

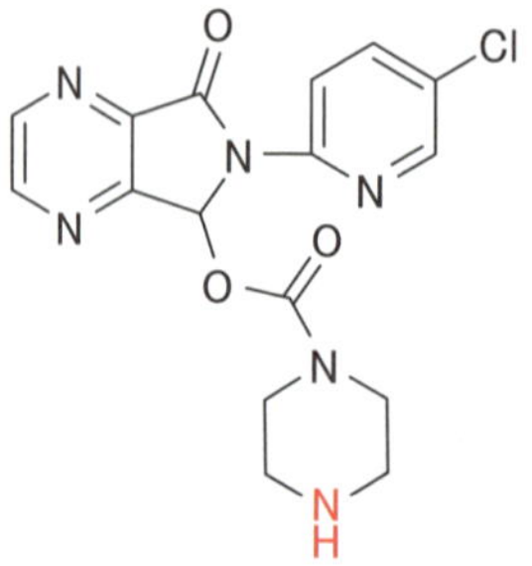

脱メチル体 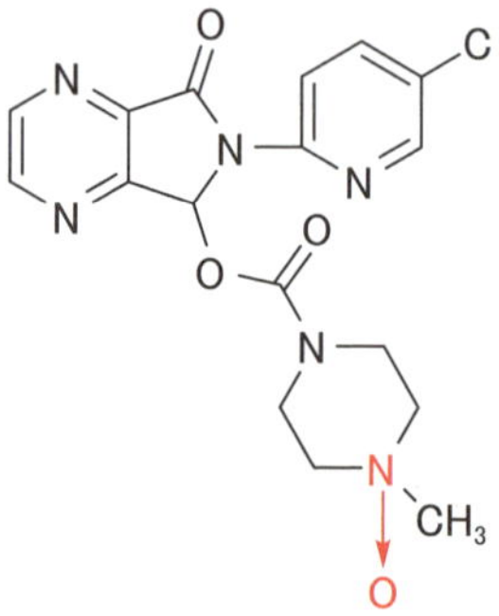　　　　　　　　　　　　*N*-オキシド体

4-2 抗不安薬

4-2-(a) エチゾラム 局

英名：etizolam
別名：薬剤名としてデパスが有名である．
IUPAC名：4-(2-Chlorophenyl)-2-ethyl-9-methyl-6*H*-thieno[3,2-*f*][1,2,4]triazolo[4,3-*a*][1,4]diazepine
性状：白色～微黄白色の結晶性の粉末
構造式の覚え方：基本骨格は1,4-ジアゼピン骨格（2個の窒素原子を含む七員環骨格）にチオフェンが縮環した1,4-チエノジアゼピン骨格である．更に，トリアゾール（三つの窒素原子を含む芳香族五員環）が縮環した構造と見なすことができる．更に，チオフェンの側鎖にエチル基を有することを覚えれば，エチゾラムを思い出す手助けになる．

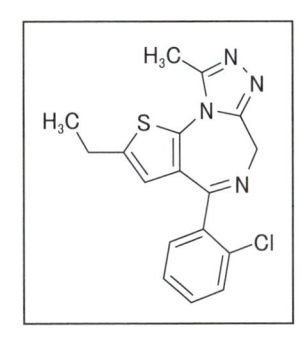

物性：LogP
pKa 2.6（実測値）

エタノールにやや溶けやすく，アセトニトリル又は無水酢酸に溶けにくく，水にほとんど溶けない．本化合物は，pH 4以下で開環体（アミノメチルトリアゾール）を生成するが，中性～アルカリ性では再閉環することから，pHに依存した平衡混合物を形成しているものと考えられる．
一方，本化合物は光照射に不安定で，エチル基が酸化を受けケトン（**A**）に変化することが報告されている．これは，チオフェン環エチル基側鎖のアリル位活性によるものと考えられる．

薬効：抗不安薬（超短期作用型）
解説：トリアゾラムの項参照．

4-3 統合失調症治療薬

4-3-(a) クロルプロマジン塩酸塩 ㊁

英名：chlorpromazine hydrochloride
IUPAC名：3-(2-Chloro-10*H*-phenothiazin-10-yl)-*N,N*-dimethylpropylamine monohydrochloride
性状：白色～微黄色の結晶性粉末，においはないか，又はわずかに特異なにおいがある．光によって徐々に着色．
構造式の覚え方：二つのベンゼン環が窒素原子と硫黄原子で結合した三環性のフェノチアジンを基本骨格としている．これは，アントラセンの中央の環の炭素原子を窒素原子と硫黄原子に置き換えたものとも考えることができる．記憶する際の参考にしよう．このフェノチアジン骨格の10位窒素原子に炭素3個を介してジメチルアミノ基を導入した構造である．2位にこの名前を連想させる塩素原子（クロル原子）があることも覚えておこう．

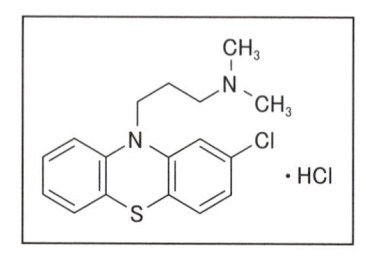

フェノチアジン　　　アントラセン

物性：LogP
p*K*a 6.9（実測値）

水に極めて溶けやすく，エタノール又は酢酸に溶けやすく，無水酢酸にやや溶けにくく，ジエチルエーテルにはほとんど溶けない．光によって着色する．
特徴的な確認試験：1) 本品の水溶液に塩化鉄(Ⅲ)試液を加えるとき，液は赤色を呈する．フェノール性水酸基を持たない化合物でも，塩化鉄(Ⅲ)反応陽性である化合物があり，この場合，フェノチアジン骨格に基づいている．

2) 水及び希塩酸を加えて溶かし，2,4,6-トリニトロフェノール試液を滴下することによりピクラート（塩）を生成する．これは，2,4,6-トリニトロフェノール（慣用名：ピクリン酸）が，三級アミンと結晶性の塩を形成する性質を利用した確認反応である．

薬効：統合失調症治療薬，鎮吐薬，抗不安・緊張・抑うつ

解説：1) 本医薬品はドパミン D_2 受容体遮断作用を持つドパミンアンタゴニストであり，ドパミン D_2 受容体遮断作用により，統合失調症のうち，陽性反応を改善するものである．

2,4,6-トリニトロフェノール（ピクリン酸）

2) この系統の薬物は，フェノチアジン環を共通として，その10位の窒素原子に結合するアミン部分の違いによって，ジメチルアミノ型，ピペリジン型，ピペラジン型に分類できる．また，アミン部に結合する炭素鎖の長さや，フェノチアジン環2位において置換基の種類を変えたものが開発されている．

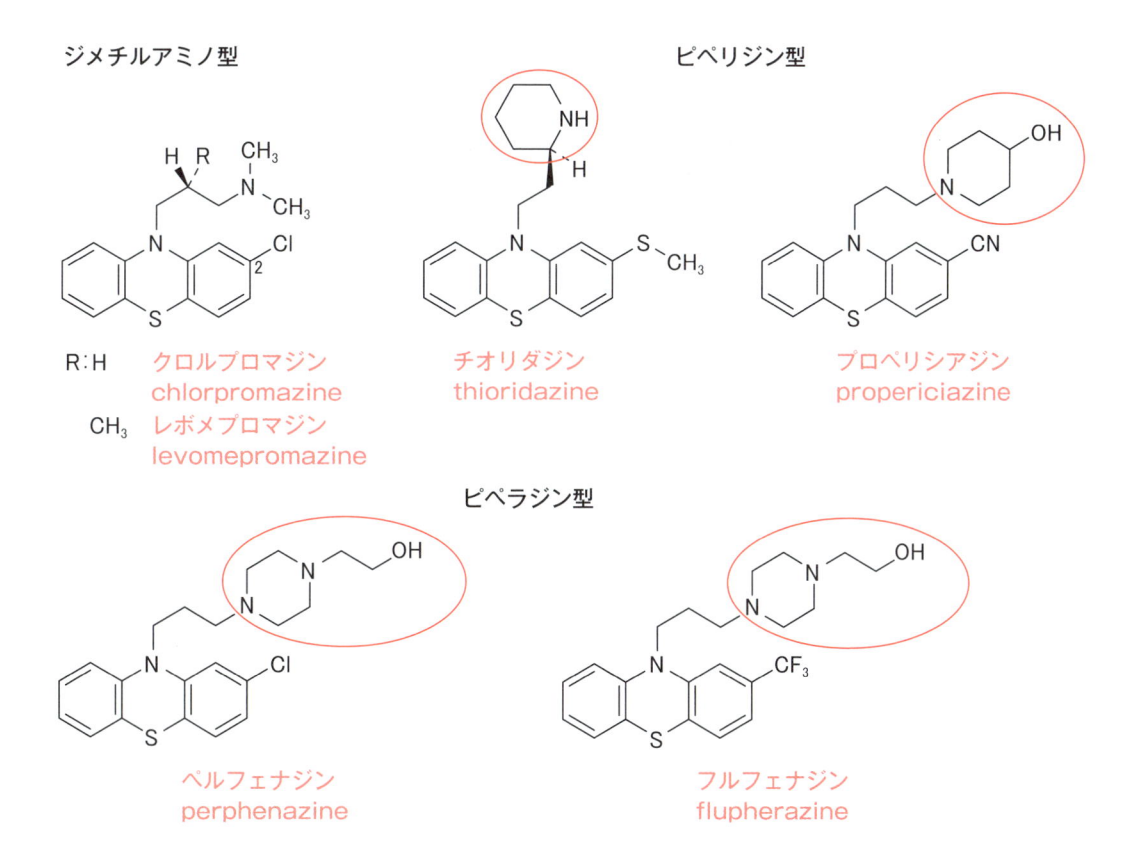

ジメチルアミノ型

R：H クロルプロマジン chlorpromazine
CH₃ レボメプロマジン levomepromazine

ピペリジン型

チオリダジン thioridazine

プロペリシアジン propericiazine

ピペラジン型

ペルフェナジン perphenazine

フルフェナジン flupherazine

3)【代謝】本化合物は，消化管から速やかに吸収され，全身に分布し，しかも体内に長く残留する．投与を中止しても3箇月も代謝物が排泄されるというデータもある．主要な代謝としては，硫黄原子の酸化による S-オキシドの生成，フェノチアジン環のヒドロキシ化，側鎖ジメチルア

ミノ基の脱メチル化などが挙げられる．フェノチアジン環の酸化（ヒドロキシ化）においては，7位が酸化されているが，これはフェノチアジン環の窒素原子の p-位であることを考えると理解しやすい（アミノ基の電子供与性により p-位の電子密度が上がっているためと考えられる）．

4-3-(b)　スルピリド　㊁

英名：sulpiride
IUPAC 名：*N*-(1-Ethylpyrrolidin-2-ylmethyl)-2-methoxy-5-sulfamoylbenzamide
性状：白色の結晶性粉末
構造式の覚え方：ベンズアミド（安息香酸アミド）を基本骨格としていることに注目しよう．すなわち，安息香酸（benzoic acid）とアミノメチルピロリジンとのアミド（ベンズアミド）構造が基本骨格となる．更に，ベンゼン環上にスルホンアミドを持つことも特徴である．

物性：LogP
pKa_2 10.19（実測値）

酢酸又は希酢酸に溶けやすく，メタノールにやや溶けにくく，エタノールに溶けにくく，水にほとんど溶けない．0.05 M 硫酸試液に溶ける．光や熱には比較的安定．

4-3 統合失調症治療薬

薬効：統合失調症治療薬，消化性潰瘍治療薬，うつ病，うつ状態

解説：1）本医薬品はベンズアミド系統合失調治療薬（D_2受容体拮抗薬）に分類される．

2）スルピリドの脳内移行性を高めたスルトプリドやネモナプリドが開発された．すなわち，スルホンアミド構造をアルキルスルホニル化合物へ変換したり，塩素原子や芳香環を導入することで脂溶性を高め，脳内への移行性を高めている．脂溶性は，ClogP値を比較することで容易に理解できる．スルピリドではClogP 0.43〜1.11 であるのに対し，スルトプリドでは 0.9〜1.93，ネモナプリドでは 3.0〜4.2 であり，それぞれ数値が大きくなっている．また，2位のメトキシ基は活性発現に必須であると考えられている．

スルトプリド ClogP 0.9〜1.9
sultopride

ネモナプリド ClogP 3.0〜4.2
nemonapride

3）【代謝】肝臓で代謝され，主要代謝物としては，ピロリジン環の2位が酸化された化合物であることが報告されている．

エピソード

スルピリド開発物語

　抗不整脈薬プロカインアミド誘導体の研究から，ベンゼン環上に塩素原子とメトキシ基を導入することで消化管運動促進作用を有するドパミンアンタゴニストのメトクロプラミドが開発された．更に，これが中枢のドパミン受容体も遮断することが判明し，1979年にスルピリドが開発された．

プロカインアミド
（抗不整脈）

メトクロプラミド
（消化管機能調整薬）

スルピリド
（統合失調症治療薬）

4-3-(c) ハロペリドール 局

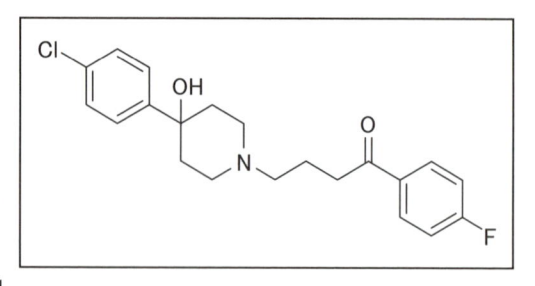

英名：haloperidol
IUPAC名：4-[4-(4-Chlorophenyl)-4-hydroxy-piperidine-1-yl]-1-(4-fluorophenyl)butan-1-one
性状：白色～微黄色の結晶又は粉末
構造式の覚え方：基本骨格のピペリジン環の4位に p-クロロフェニル基とヒドロキシ基が置換しているとともに，ピペリジン環窒素に p-フルオロフェニルブタノンが置換している構造を持っていることに注目しよう．

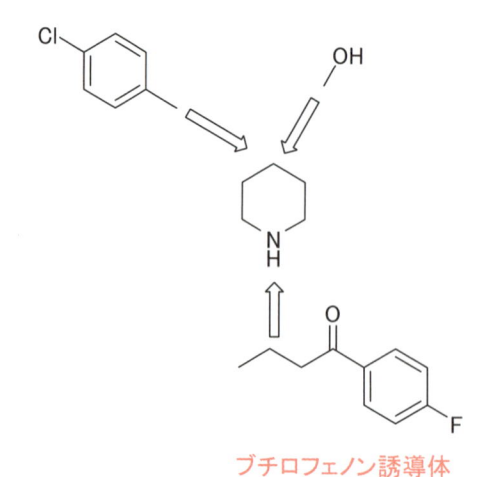

ブチロフェノン誘導体

物性：LogP
pKa₁ 8.25（実測値）

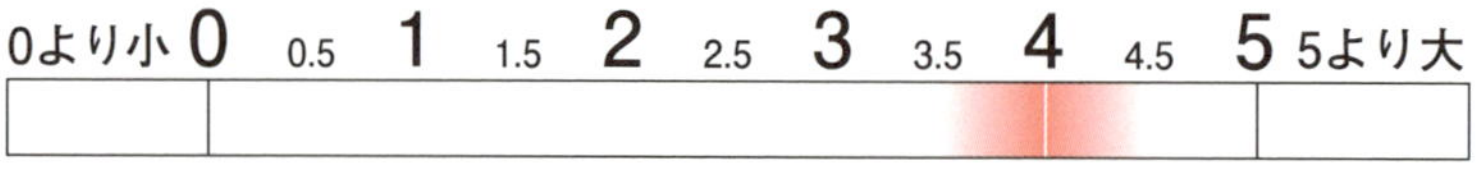

酢酸に溶けやすく，メタノールにやや溶けにくく，1-プロパノール又はエタノールに溶けにくく，水にほとんど溶けない．光により着色する．

薬効：統合失調症治療薬，躁病

解説：1) ブチロフェノン系統合失調症治療薬であり，強いドパミン D_2 受容体及びセロトニン受容体アンタゴニスト作用を有している．ハロペリドールやブロモペリドールは，合成鎮痛・鎮静作用薬ペチジンの鎮静作用に着目した構造変換から見出された．これらはいずれもピペリジン環4位炭素のジ置換並びに1位窒素へのアルキル置換体であることを共通構造としている．

2) 一方, これらの薬物は, ベンゼン環に隣接したカルボニル基から原子3個を隔てて窒素原子と結合している点で, ベンズアミド系統合失調症治療薬 (D_2受容体拮抗薬) スルピリドとも類似していることに注目しよう.

3) これらのドパミン拮抗薬は, D_2受容体を阻害するため, 副作用としてドパミンが不足し, パーキンソン様症状を生じることがある. また, ドパミン神経により抑制されているプロラクチンの分泌が増えることにより, 男性において女性化乳房, 乳汁分泌を起こす可能性がある.

4-4 抗うつ薬

4-4-(a) イミプラミン塩酸塩 ㊐

英名：imipramine hydrochloride
IUPAC名：3-(10,11-Dihydro-5H-dibenzo[b,f]azepine-5-yl)-N,N-dimethylpropylamine monohydrochloride
性状：白色～微黄白色結晶性粉末，無臭
構造式の覚え方：基本骨格は二つのベンゼン環とアゼピン（窒素を含む七員環の複素環骨格名称）が縮環したジヒドロジベンゾアゼピン環である．これに炭素三つを隔ててジメチルアミノ基が結合している．これは，クロルプロマジン（4-3-(a)）のフェノチアジン環部分の硫黄原子をエチレン鎖（-CH₂-CH₂-）で置き換えた構造とも見なすこともできる．クロルプロマジンとの関連で記憶しよう．

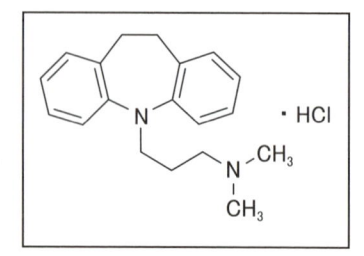

物性：LogP
pKa₁ 9.5（遊離塩基，実測値）
水又はエタノールに溶けやすく，ジエチルエーテルにはほとんど溶けない．
特徴的な確認試験：硝酸に溶解するとき，液は青色を呈する．
薬効：抗うつ薬，遺尿症（昼・夜）

4-4 抗うつ薬

解説：1) **三環系抗うつ薬**に分類される医薬品である．

2) 中枢抑制作用を持つクロルプロマジンの類似構造としてイミプラミンが合成されたが，統合失調症には有効ではなく，抗うつ薬として開発された．

3) 本化合物が三つの環構造を有することから三環系抗うつ薬として分類され，**モノアミン（ノルアドレナリン・セロトニン）再取り込み阻害**が作用機序であると考えられている．

4) イミプラミンを始めとする三環系抗うつ薬を構造分類すると，イミプラミンを代表とするジベンゾアゼピン型，七員環部分の窒素を炭素に置き換えたアミトリプチリンを代表とするジベンゾシクロヘプタン型，アゼピン環をオキサアゼピン環に置き換えたジベンゾオキサアゼピン型に分類される．

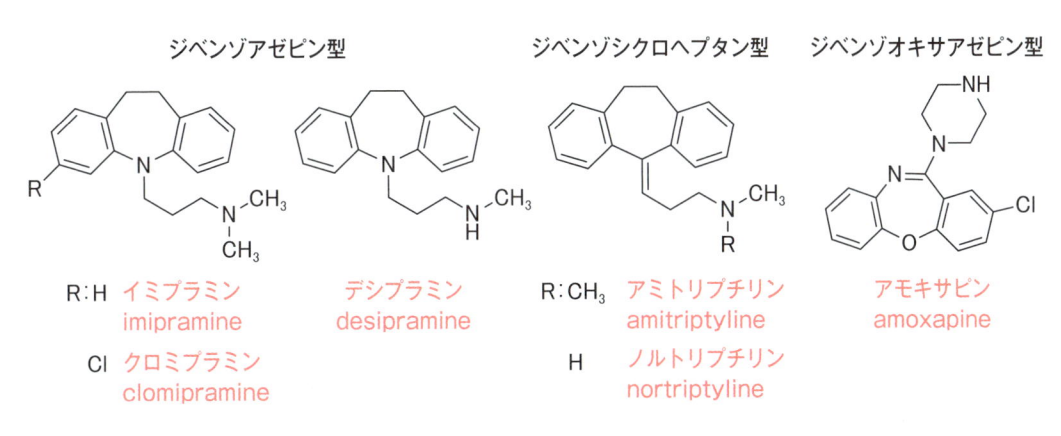

ジベンゾアゼピン型	ジベンゾシクロヘプタン型	ジベンゾオキサアゼピン型
R:H イミプラミン imipramine	R:CH₃ アミトリプチリン amitriptyline	アモキサピン amoxapine
Cl クロミプラミン clomipramine	H ノルトリプチリン nortriptyline	
デシプラミン desipramine		

5) 【代謝】主要な代謝反応は，側鎖三級アミンの *N*-オキシド化及び脱メチル化，更には，ジヒドロジベンゾアゼピン環のベンゼン環のヒドロキシ化があげられる．ベンゼン環の酸化については，窒素原子（アミノ基の電子供与効果）の *p*-位の電子密度が高くなっていることを考えると理解しやすい．

4-4-(b) マプロチリン塩酸塩 ㊬

英名：maprotiline hydrochloride
IUPAC 名：3-(9,10-Dihydro-9,10-ethanoanthracen-9-yl)-*N*-methylpropylamine monohydrochloride

性状：白色の結晶性粉末

構造式の覚え方：アントラセンの中央の環にエチレン鎖架橋構造を導入した四環性骨格に側鎖 *N*-メチルアミノプロピル基を導入した構造である．三環系抗うつ薬ノルトリプチリンとの類似性にも着目しよう．

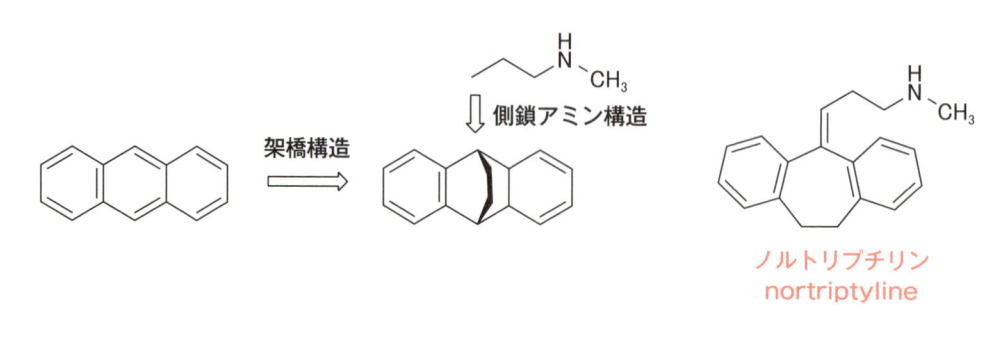

物性：LogP（0より小～5より大の尺度で約4.5～5の範囲）

pKa₁ 約 9.7（実測値）

メタノール又は酢酸にやや溶けやすく，エタノールにやや溶けにくく，水に溶けにくい．

薬効：抗うつ病薬

解説：1) **四環系抗うつ薬**に分類される医薬品である．マプロチリン以外にもミアンセリン，セチプチリンがこのカテゴリーに含まれる．

マプロチリン maprotiline　　ミアンセリン mianserin　　セチプチリン setiptiline

2) 作用機序としては，神経終末へのノルアドレナリンの取り込み阻害により，カテコールアミン作動性神経を増強し，抗うつ作用を示すとされている．しかし，**セロトニンの取り込みは阻害しないなどの点で三環系抗うつ薬とは異なる**．一方，ミアンセリン及びセチプチリンの作用機序は，ノルアドレナリンの取り込み阻害よりもアドレナリン受容体やセロトニン受容体遮断作用によるものとされている．

エピソード
抗うつ薬の進歩

　近年，SSRI（選択的セロトニン再取り込み阻害薬）及びSNRI（セロトニン-ノルアドレナリン再取り込み阻害薬）が本邦で承認され，うつ治療に貢献している．まず，SSRIには，フルボキサミン，パロキセチン，セルトラリン，エスシタロプラムがあり，脳内アミンの再吸収において，セロトニンをより選択的に阻害する．これらSSRIの構造を見ると赤線の所が類似していることがわかる．

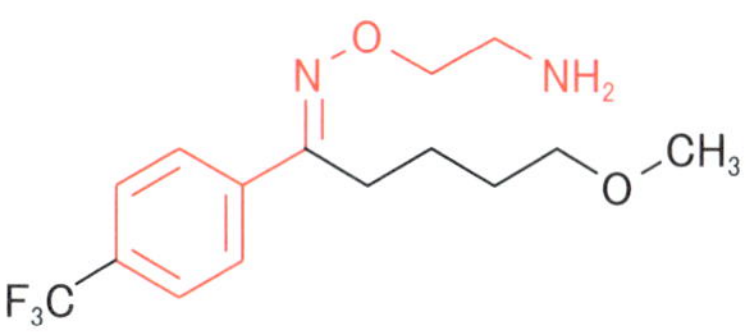

フルボキサミン
fluvoxamine

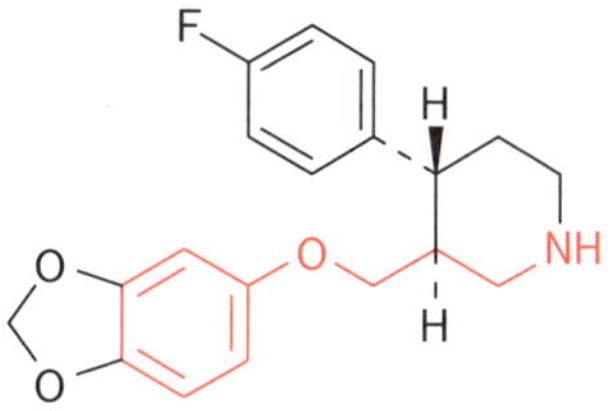

パロキセチン
paroxetine

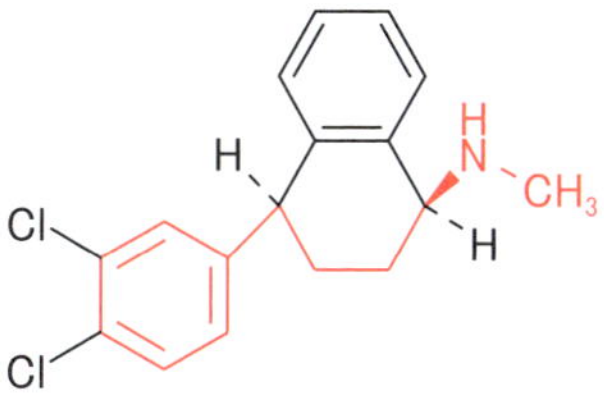

セルトラリン
sertraline

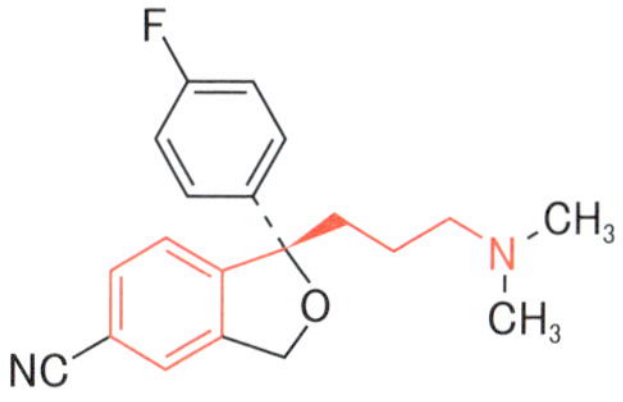

エスシタロプラム
escitalopram

　一方，ミルナシプランは，セロトニンとノルアドレナリントランスポーターを特異的に遮断して再取り込みを阻害し，セロトニン-ノルアドレナリン再取り込み阻害薬（SNRI）と呼ばれている．

　SSRIやSNRIは生理活性アミン受容体に対して結合しないために，それらを介在した副作用の発現が抑えられる．このことから既存の抗うつ薬とは異なり，うつ治療に大きな貢献をしている．

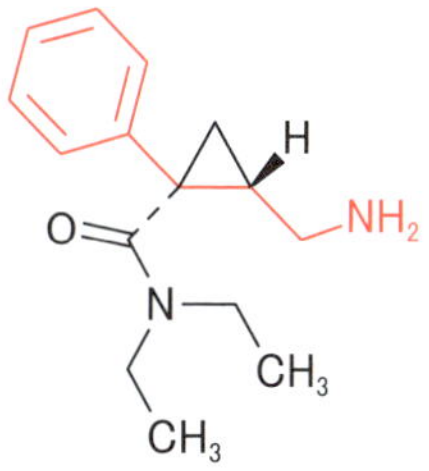

ミルナシプラン
milnacipran

4-5 抗てんかん薬

4-5-(a) フェノバルビタール 局 向

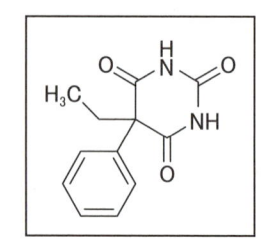

英名：phenobarbital
IUPAC 名：5-Ethyl-5-phenylpyrimidine-2,4,6(1*H*,3*H*,5*H*)-trione
性状：白色の結晶又は結晶性の粉末
構造式の覚え方：覚え方としては，まず核酸塩基の一つであるウラシルを思い出そう．ウラシル6位にカルボニル基を，5位にフェニル基とエチル基を書き加えるとフェノバルビタールになる．また，完成したフェノバルビタールの構造をよく見ると，部分構造として赤色で表した尿素構造があり，その両末端のアミノ基がアシル化された構造と見なすこともできる．この理由から，バルビツール系医薬品を**アシル尿素類**と呼ぶこともある．

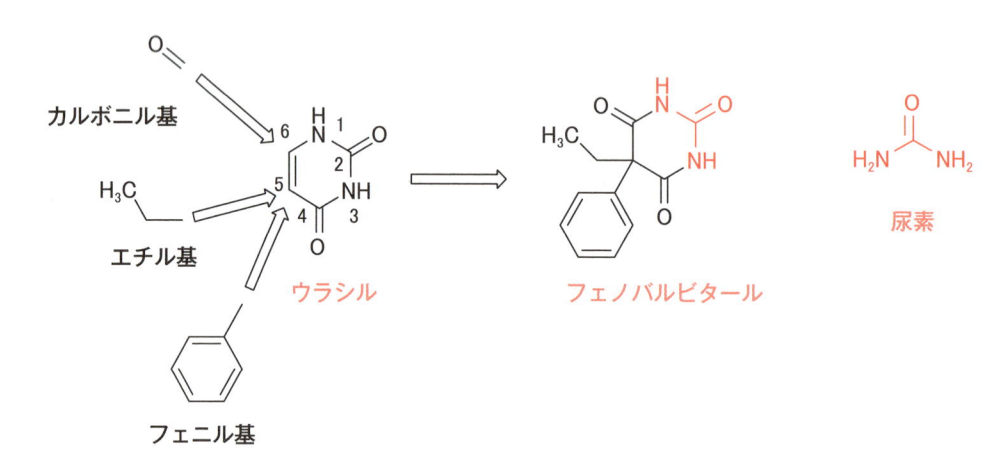

物性：LogP

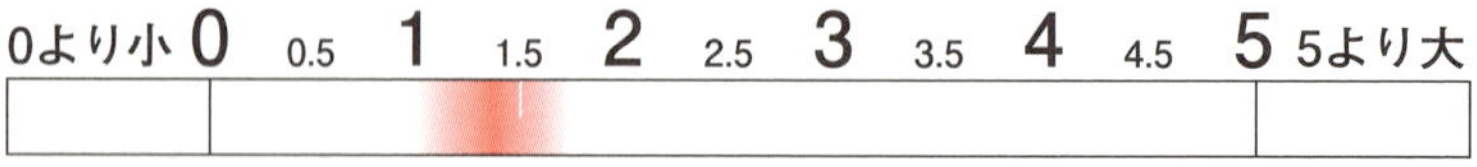

pKa_1 7.3, pKa_2 11.8（実測値）

N,N-ジメチルホルムアミドに極めて溶けやすく，エタノール又はアセトン又はピリジンに溶けやすく，アセトニトリルにはやや溶けにくく，ジエチルエーテルにやや溶けやすく，水に極めて溶けにくい．水酸化ナトリウム試液又はアンモニア試液に溶ける．本品の飽和水溶液のpHは5.0〜6.0である．

フェノバルビタールは，下記に示すようなケト-エノール互変異性があり，容易にプロトンを

放出し酸性を示すことから**バルビツール酸系医薬品**といわれ，名称に『酸』という名前が付されている．また，解離定数が二つあることにも注意しよう．

薬効：催眠鎮静薬，抗てんかん薬，自律神経発作，精神運動発作

解説：1) バルビツール酸系医薬品は，その構造により作用時間の違いによって，6時間以上の長時間型（フェノバルビタール），3〜6時間の中間型（アモバルビタール，セコバルビタール），3時間以内の短時間型（ペントバルビタール，シクロバルビタール），全身麻酔薬及び全身麻酔の導入薬として利用される超短時間型（チオペンタール，チアミラール）まで四つのカテゴリーに分類される．下図ではフェノバルビタールと異なっている部分を赤字で示しているので，まず，フェノバルビタールを理解し，それと異なる部分構造と名前を記憶しよう．

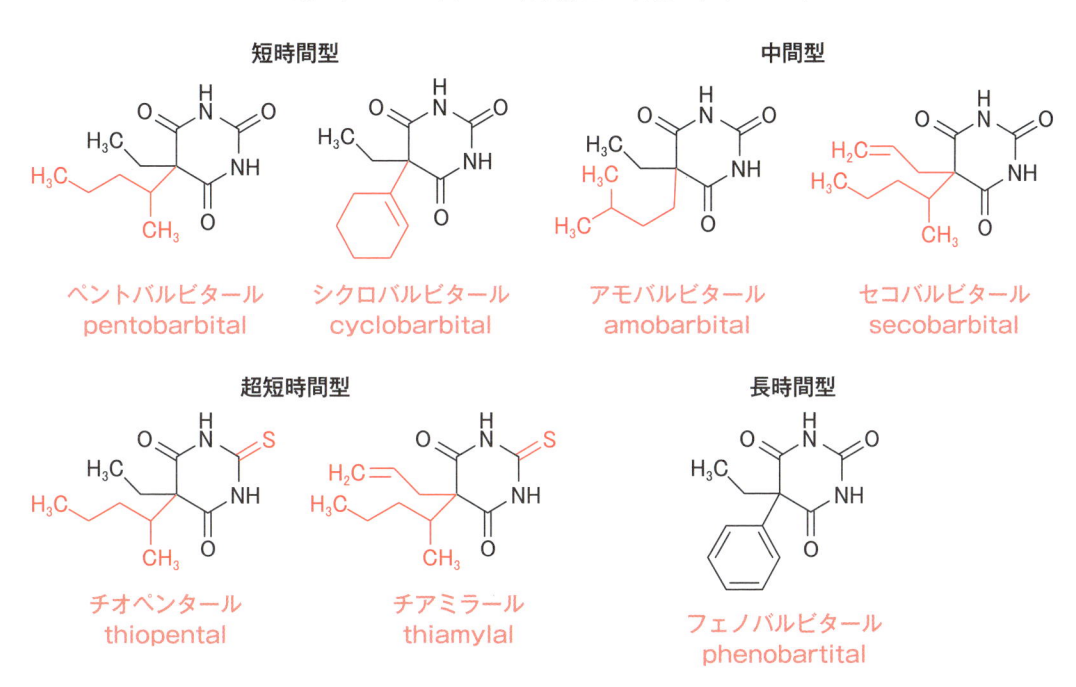

短時間型
ペントバルビタール pentobarbital
シクロバルビタール cyclobarbital

中間型
アモバルビタール amobarbital
セコバルビタール secobarbital

超短時間型
チオペンタール thiopental
チアミラール thiamylal

長時間型
フェノバルビタール phenobarbital

2) フェノバルビタールの調剤に関して，炭酸アルカリと混和すると湿潤することも，本薬品が酸性であることを考えると理解しやすい．また，ジギタリス製剤とは変色を起こす．

3) 催眠，鎮静作用はGABA$_A$受容体に内在するCl$^-$チャネルのバルビツール酸結合部位に結合して，Cl$^-$の細胞内流入を促進し，GABAによる抑制を増強することによる．この機序は同じ受

容体の BZD 結合部位に結合するベンゾジアゼピン系睡眠薬に類似している．

4)【代謝】25%以上が未変化体として腎臓から排泄される．残りは肝臓において，p-ヒドロキシフェノバルビタールとなり，不活性化され尿中に排泄される．

> **エピソード**
>
> **サリドマイドとフェノバルビタール**
>
> 　サリドマイドは，薬害事件で必ず出てくる医薬品である．発売当初，安全で副作用の少ない睡眠薬として売り出されたものの，その後，妊娠初期にサリドマイドを服用した女性からアザラシ肢症といわれる奇形児が生まれたことから発売中止に至った．しかしながら，最近多発性骨髄腫やハンセン病の皮膚症状を改善することなどから一部承認の道が開かれている．
>
> 　ところで，サリドマイドとバルビツール酸系医薬品の構造を見比べると，イミド（-CO-NH-CO-）構造を共通の部分構造として持っていることがわかる．サリドマイドのインタビューフォーム中に，バルビツール酸系医薬品との相互作用に注意することが記載されているが，併用により作用増強の可能性があることは，構造が類似していることからも説明できるのではないだろうか．
>
> **イミド構造**
>
> **フェノバルビタール**　　**サリドマイド**

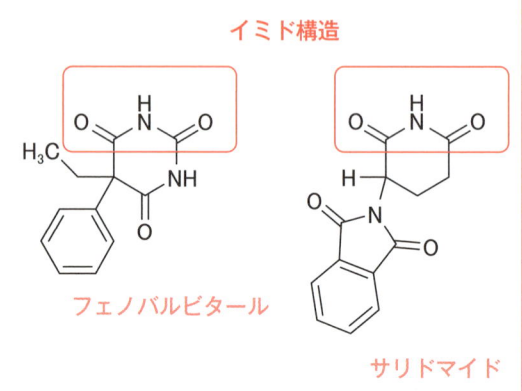

4-5-(b)　カルバマゼピン 局

英名：carbamazepine
IUPAC 名：5H-Dibenzo[b,f]azepine-5-carboxamide
性状：白色〜微黄白色粉末，においはなく，味は初めないが，後にわずかに苦い．
構造式の覚え方：イミプラミン塩酸塩の項でも述べたが，基本骨格は二つのベンゼン環とアゼピン（窒素を含む七員環の複素環骨格名称）が縮環した**ジベンゾアゼピン環**である．この窒素原子

にアミド基（カルバモイル基）を導入すると，**カルバマゼピン**となる．また，カルバマゼピンの構造を見ると，フェノバルビタールと同様に，分子中に**尿素構造**が隠されていることもわかるだろう（赤線で示した部分）．記憶する際に利用したい構造的特徴である．なおカルバマゼピンという名称は **carbam**oyl 基 + dibenzo**azepine** = carbamazapine からできている．

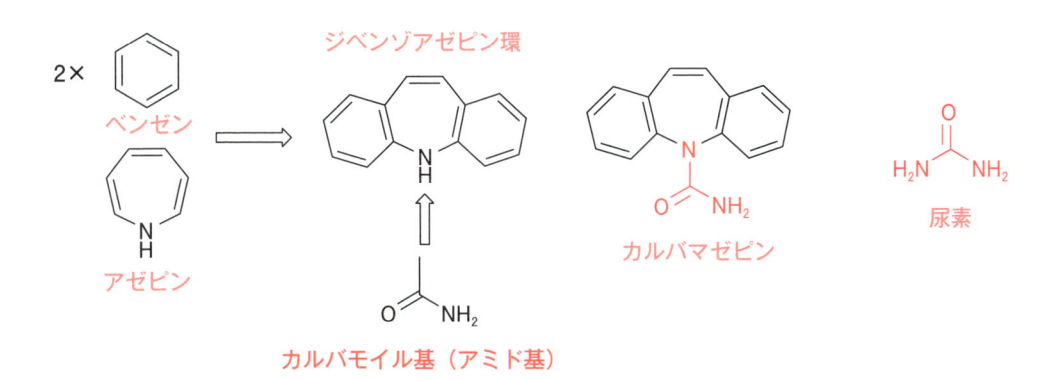

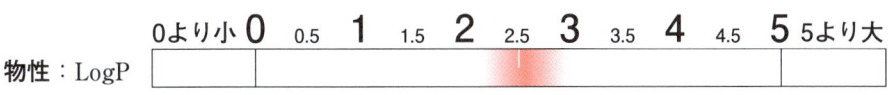

ジベンゾアゼピン環
2× ベンゼン
アゼピン
カルバモイル基（アミド基）
カルバマゼピン
尿素

物性：LogP　0より小　0　0.5　1　1.5　2　2.5　3　3.5　4　4.5　5　5より大

p*K*a 7.0（実測値）

クロロホルムに溶けやすく，エタノール又はアセトンにやや溶けにくく，水又はジエチルエーテルに極めて溶けにくい．

特徴的な確認試験：1）硝酸を加え，水浴上で3分間加熱するとき，液はだいだい赤色を呈する．
2）硫酸を加え，水浴上で3分間加熱するとき，液は黄色を呈し，緑色の蛍光を発する．
3）本品に紫外線を照射するとき，強い青色の蛍光を発する．

薬効：抗てんかん薬，抗躁薬，三叉神経痛，非麻薬性鎮痛薬

解説：1）この薬物は，てんかんの部分発作に対する第一選択薬であり，また，三環系構造を有する唯一のてんかん薬である．神経細胞の Na^+ チャネルを抑制することで，異常興奮の伝播を抑制し，てんかん発作の発生を阻止する．

2）【歴史】フェノバルビタールがてんかん薬として使用されるようになってから，フェノバルビタール構造をもとに誘導体の合成が行われた．その結果，次に示すような抗てんかん薬が開発されるに至った．例えば，フェノバルビタール中に存在する尿素構造のカルボニル基（C=O）をメチレン（CH_2）に置き換えたものが**プリミドン**である．一方，カルボニル基を除去し，六員環を五員環に環縮小した構造（**ヒダントイン構造**）とした**フェニトイン**が開発された．ところで，フェニトインとカルバマゼピンの構造を比較すると，二つのベンゼン環と尿素構造という共通構造を持っていることがわかる．

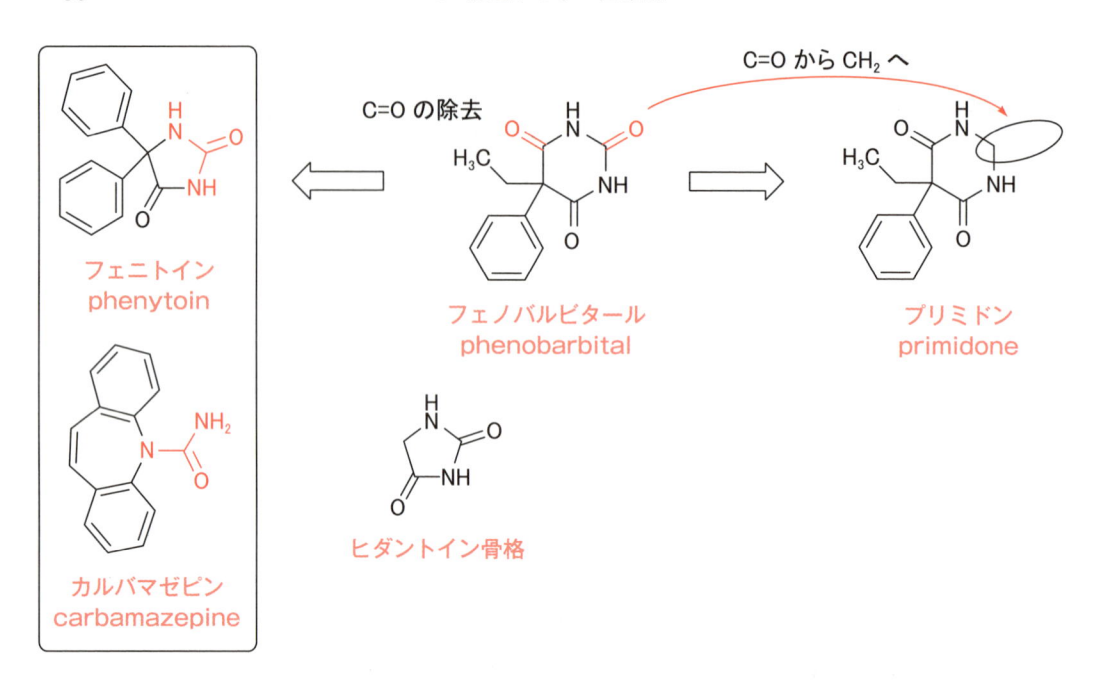

3)【代謝】肝臓において代謝される．主要な代謝反応としては，中央七員環部分のエポキシ化，ベンゼン環のヒドロキシ化などである．

4-6 筋弛緩薬

4-6-(a) スキサメトニウム塩化物水和物 局 毒

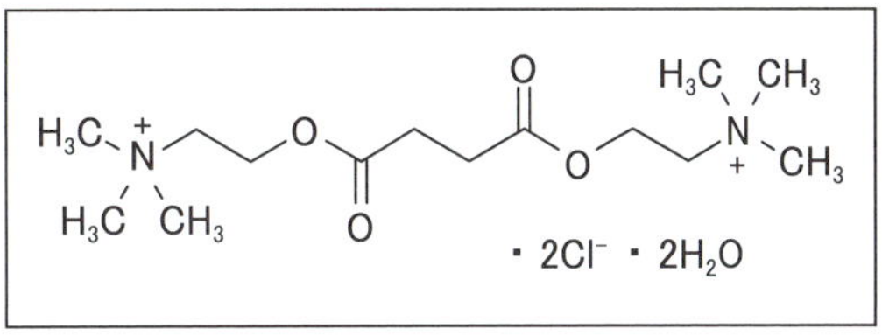

英名：suxamethonium chloride hydrate
別名：塩化スキサメトニウム，スキサメトニウム塩化物
IUPAC名：2,2′-Succinyldioxybis(*N,N,N*-trimethylethylaminium)dichloride dihydrate
性状：白色の結晶性粉末
構造式の覚え方：炭素4個のジカルボン酸である**コハク酸**（succinic acid）に**トリメチルエタノールアミン**（コリン）2分子をエステル結合させたものと記憶しよう．

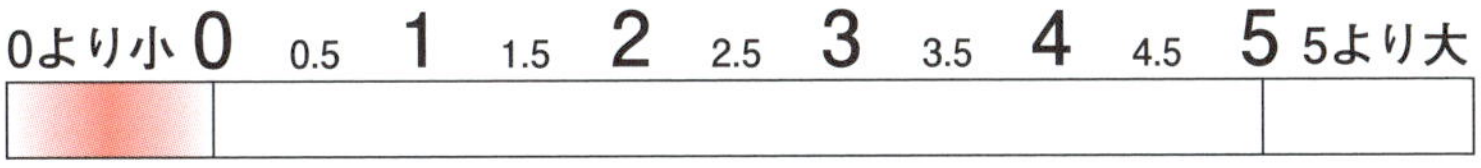

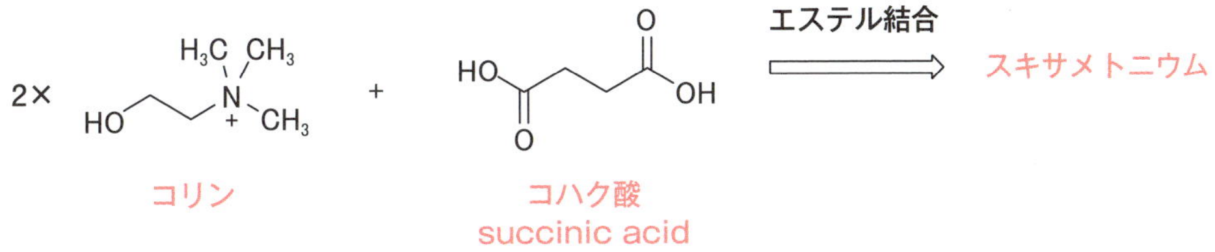

2 × コリン ＋ コハク酸 succinic acid →エステル結合→ スキサメトニウム

物性：LogP （0より小）

水，メタノール又は酢酸に溶けやすく，エタノールに溶けにくく，無水酢酸に極めて溶けにくく，ジエチルエーテルにほとんど溶けない．
水溶液は安定．ただし，エステル構造を有しているために，**アルカリ性にすると容易に加水分解反応を受ける**．主な加水分解生成物は，サクシニルモノコリンNa塩，コリン，コハク酸2Na塩である．

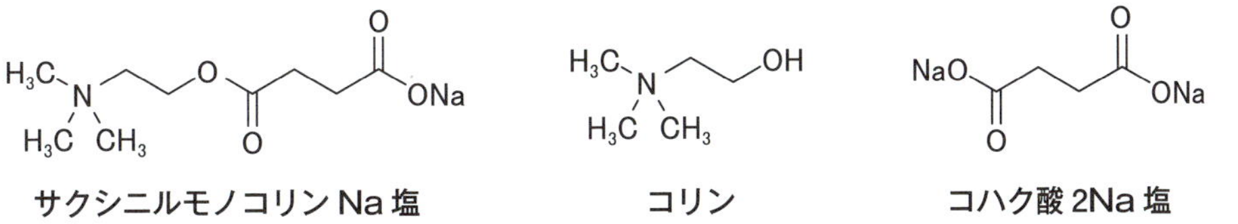

サクシニルモノコリンNa塩　　コリン　　コハク酸2Na塩

したがって，この性質を理解していると，インタビューフォームに記載されている『アルカリ性

の強いチオペンタールナトリウムなどと混合してはいけない』ことも容易に理解できるはずである．

薬効：末梢性筋弛緩（麻酔時の筋弛緩，気管挿入時・骨折脱臼整復時の筋弛緩，精神科における電気療法の際の筋弛緩など）

解説：1）**脱分極性筋遮断薬**である．南米の原住民が利用していた矢毒から植物アルカロイドとして単離された *d*-ツボクラリンの構造を参考にドラッグデザインされた．すなわち，*d*-ツボクラリン中の二つの窒素原子間の距離が活性発現に重要であるとの知見をもとに，天然物の構造単純化を行った結果，四級窒素原子間の炭素数が10個の時（**デカメトニウム**）に骨格筋弛緩作用の活性が最も高いことを見い出した．**スキサメトニウム**においても，炭素と酸素を含めた二つの窒素原子の距離は10個（14 Å）であり，デカメトニウムで得られた知見と一致する．

d-ツボクラリン
d-tubocurarine

デカメトニウム
decamethonium

スキサメトニウム
suxamethonium

2）【代謝】血中の血漿コリンエステラーゼにより速やかに加水分解される（分解生成物は物性の項参照）．毒性の強い分子であるため，ジエステル構造にすることで，持続時間を短くしている薬物である．

4-6-(b)　ダントロレンナトリウム水和物 局

英名：dantrolene sodium hydrate
別名：ダントロレンナトリウム
IUPAC名：Monosodium 3-[5-(4-nitrophenyl)furan-2-ylmethylene]amino-2,5-dioxo-1,3-imidazolidinate hemiheptahydrate

4-6 筋弛緩薬

性状：帯黄だいだい色～濃だいだい色の結晶性の粉末

構造式の覚え方：フラン環の2位及び5位に置換基導入した構造．2位にはアゾメチン（イミン）部とヒダントイン（イミダゾリン-2,4-ジオン）が，5位にはp-ニトロフェニル基が導入された構造と見なすことができる．

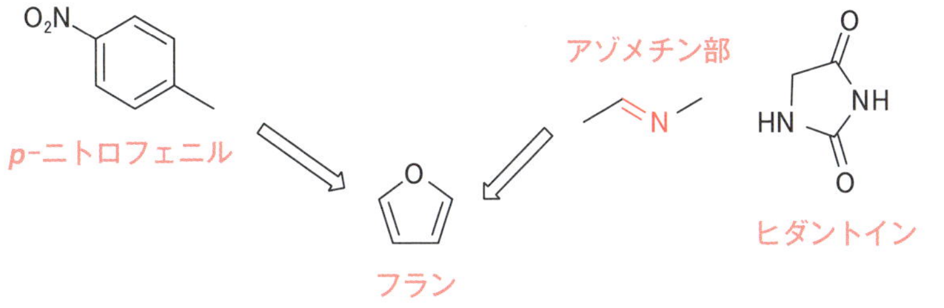

物性：LogP

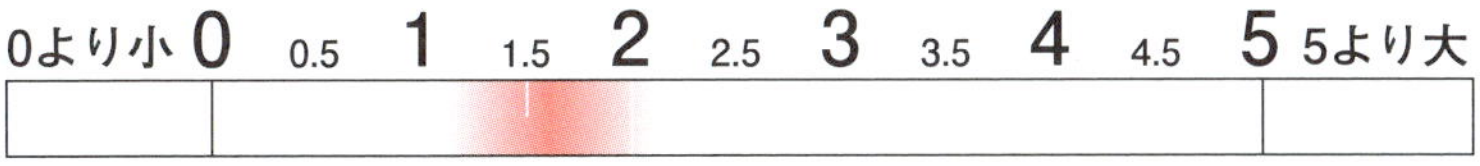

pKa 6.6（実測値）

プロピレングリコールにやや溶けやすく，メタノールにやや溶けにくく，エタノールに溶けにくく，水又は酢酸に極めて溶けにくく，アセトン，テトラヒドロフラン又はジエチルエーテルにほとんど溶けない．また，無水物は吸湿性が強く，相対湿度63％では3.5分子の水分を吸湿する．

薬効：末梢性筋弛緩薬，麻酔時における悪性高熱症，悪性症候群

解説：1) ダントロレンナトリウム水和物は末梢性の筋弛緩薬であり，細胞膜の興奮から筋小胞体のカルシウムイオン遊離にいたる興奮伝達を遮断すると考えられている．

2)【代謝】主な代謝産物は下記に示すようなものであり，ニトロ基の還元（**A**），ヒダントイン環の酸化（**B**），側鎖イミン部が加水分解され，更に生じたアルデヒドのカルボン酸への酸化である（**C**）．

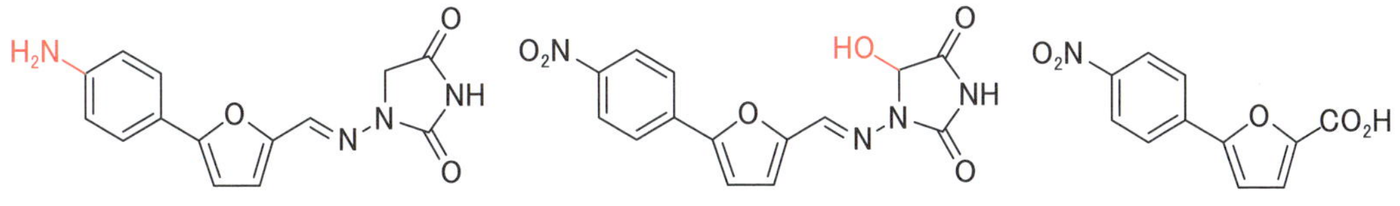

4-6-(c) パンクロニウム臭化物 局 毒

英名：pancuronium bromide
別名：臭化パンクロニウム
IUPAC 名：1,1′-(3α,17β-Diacetoxy-5α-androstan-2β,16β-diyl)bis(1-methyl-piperidinium) dibromide
性状：白色の結晶性粉末
構造式の覚え方：一見複雑そうな構造であるが，ステロイドの一種であるアンドロスタン骨格（2-7　ステロイド参照）を基本骨格とし，この 2 位と 16 位に N-メチルピペリジンを，3 位と 17 位にアセトキシ基を置換した構造と見ることができる．二つの四級アンモニウム塩を有している．

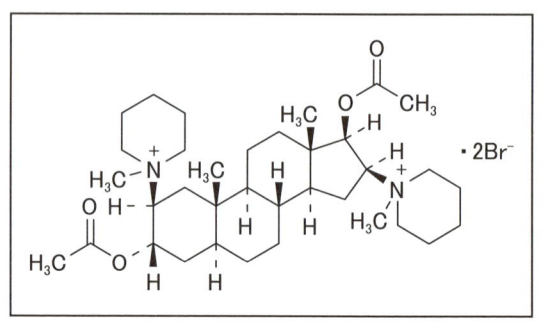

物性：LogP
pKa 8.9（実測値）

水に極めて溶けやすく，エタノール又は無水酢酸に溶けやすい．本品は吸湿性である．
静注用全身麻酔薬であるチオペンタール，チアミラールなどの塩基性薬剤と混合すると沈殿を生じるため，別々の投与経路で使用する．

薬効：末梢性筋弛緩薬
解説：1) アセチルコリンと受容体との結合を競合的に阻害する**競合的な筋遮断薬**である．本医薬品は窒素原子周辺の構造が混み合っているため，受容体と相互作用し，**アセチルコリンと受容体との結合を競合的に阻害**することで，筋遮断作用を示すとされている．
2) 構造を見ると，2 位と 17 位に置換しているピペリジン環窒素の距離は 11 Å であり（p.90 参照），デカメトニウムのそれに近い．また，3 位及び 17 位にアセトキシ基を有することから，分

子内に2分子のアセチルコリン部分構造があると見なすことができる.

3) ステロイド骨格を有する筋弛緩薬としては他に**臭化ベクロニウム**がある.

臭化ベクロニウム
vecuronium bromide

4) 本医薬品は *d*-ツボクラリンの5倍の作用を有し,作用時間は約60分で同程度である.

5)【代謝】肝臓で代謝され,主要な代謝反応は,3位と17位に存在するエステルの加水分解反応であり,対応する17βもしくは3αヒドロキシ体を生成する.

4-7 パーキンソン病/症候群治療薬

4-7-(a) アマンタジン塩酸塩 ⓘ

英名：amantadine hydrochloride
別名：塩酸アマンタジン
IUPAC名：Tricyclo[3.3.1.1^{3,7}]dec-1-ylamine monohydrochloride
性状：白色結晶性の粉末．においはなく，味は苦い．
構造式の覚え方：アダマンタン骨格にアミノ基を持つ脂肪族アミンの塩酸塩

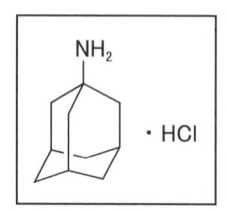

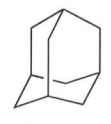

物性：LogP（1.5〜2.5付近）

pKa 10.3±0.2（アミノ基，滴定法）

ギ酸に極めて溶けやすく，水，メタノール又はエタノール(95)に溶けやすく，ジエチルエーテルにほとんど溶けない．

特徴的な確認試験：無水酢酸＋ピリジンで煮沸後，希塩酸酸性にして冷却，析出した結晶をろ取，水洗，乾燥し融点測定（147〜151℃），本品は170℃付近より昇華し始めるため，アセチル体の融点で確認する．

薬効：抗パーキンソン病薬，抗ウイルス薬（A型インフルエンザに有効），脳梗塞後遺症に伴う意欲・自発性低下の改善薬

解説：抗パーキンソン病薬としては，ドパミン作動性神経終末でのドパミン遊離促進や再取り込みの抑制により，ドパミン作動性神経を活性化する．抗ウイルス薬としては，感染初期にウイルスの脱殻段階を阻害することで，ウイルスのリボヌクレオプロテインの細胞核内への輸送を阻害する（4-34-(a) 参照）．

2)【歴史】ウイルス性疾患患者に投与したところ，意識障害などの精神活動に対して改善が見られたことから，抗パーキンソン病薬として使用されるようになった．

3)【関連化合物】
抗パーキンソン病薬

レボドパ
levodopa
(L-dopa)
(4-7-(c)レボドパ参照)

カルビドパ水和物
carbidopa
(4-7-(b)カルビドパ参照)

ブロモクリプチンメシル酸塩
bromocriptine mesilate

　パーキンソン病は中脳黒質のドパミン神経路の変質によるドパミン不足と，それによる線条体のアセチルコリン作用への抑制減少が原因で，振戦，筋固縮，無動・寡動，姿勢反応障害を起こす．したがって，ドパミン神経系を活性化するような治療法がとられる．(1) ドパミン前駆体のレボドパ（ドパミンのプロドラッグ，ドパミンは血液脳関門を通過できないため），(2) ドパミンアゴニスト（ブロモクリプチンなど），(3) ドパミン遊離促進（アマンタジン）が治療薬として使用される．

4-7-(b)　カルビドパ水和物 局

英名：carbidopa hydrate
別名：カルビドパ
IUPAC名：(2S)-2-(3,4-Dihydroxybenzyl)-2-hydrazinopropanoic acid monohydrate
性状：白色～帯黄白色粉末
構造式の覚え方：カテコールアミンの一種であるレボドパのα位にメチル基を持つメチルドパのアミノ基（-NH$_2$）をヒドラジノ基（-NHNH$_2$）に変換したヒドラジン誘導体である．

レボドパ
levodopa

メチルドパ
methyldopa

物性：LogP

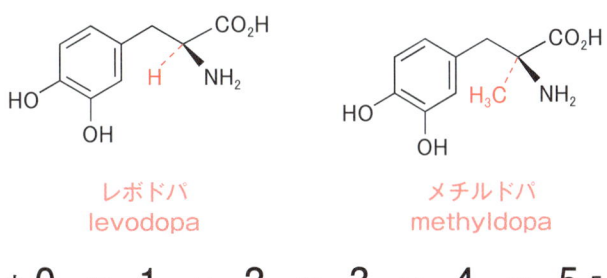

0より小　0　0.5　1　1.5　2　2.5　3　3.5　4　4.5　5　5より大

pK_{a1} 2.40（カルボキシ基），pK_{a2} 7.47（アミノ基，滴定法），pK_{a3} 9.95（水酸基，滴定法）

メタノールにやや溶けにくく，水に溶けにくく，エタノール(95)に極めて溶けにくく，ジエチルエーテルにはほとんど溶けない．

薬効：末梢性ドパ脱炭酸酵素阻害薬，パーキンソン病薬

解説：1) レボドパと併用する．レボドパの末梢での脱炭酸酵素による代謝が抑制されるので，レボドパが効率よく脳に移行し効果が高まり，レボドパの減量が可能となる．

レボドパ
アミノ酸であるのでトランスポーターにより
血液脳関門を通過して神経細胞に取り込まれる

脱炭酸酵素 →

ドパミン
血液脳関門を
通過できない

2)【歴史】レボドパ脱炭酸酵素阻害作用を有するので，レボドパとの併用により肝，腎など脳以外の部位におけるレボドパのドパミンへの脱炭酸代謝を阻害することにより，脳内へのレボドパ移行が高まり，脳内ドパミン量が増加する．このためレボドパを大量投与する必要がなくなり，副作用も軽減できる．

3) RとSの光学異性体が存在するが，S体のみに活性がある．

4)【関連化合物】エンタカポンはレボドパの末梢でのカテコール-O-メチル転移酵素（COMT）による代謝分解を防ぐため併用される．

セレギリンはモノアミン酸化酵素（MAO-B）による中枢でのドパミン代謝分解を防ぐためにパーキンソン病治療の補助薬として使用される．

COMT 阻害薬
エンタカポン
entacapone

MAO$_B$ 阻害薬
セレギリン
selegiline

4-7-(c) レボドパ 局

英名：levodopa
別名：L-ドパ
IUPAC名：3-Hydroxy-L-tyrosine
性状：白色又はわずかに灰色を帯びた白色の結晶又は結晶性粉末．においはない．
構造式の覚え方：アミノ酸のL-チロシンのベンゼン環3位にフェノール性OH基を有するカテコールアミンである．

物性：LogP 0より小

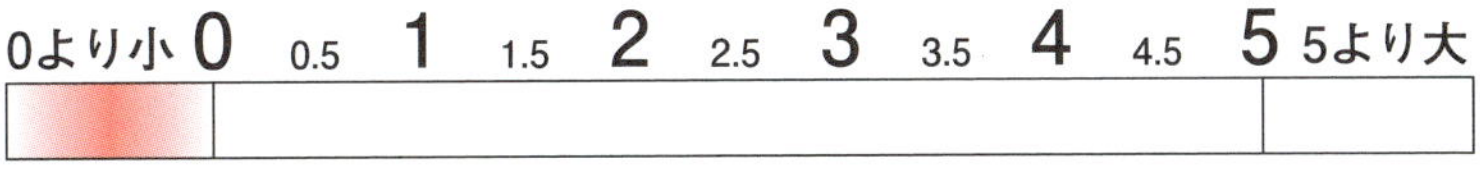

pKa₁ 2.1, pKa₂ 8.9, pKa₃ 9.9, pKa₄ 12.2

ギ酸に溶けやすく，水に溶けにくく，エタノールにほとんど溶けない．希塩酸に溶ける．

特徴的な確認試験：1) ニンヒドリン試薬と加熱により紫色を呈する（アミノ酸のニンヒドリン反応，2-1 アミノ酸参照）．

2) 4-アミノアンチピリン試液により赤色を呈する（インドフェノール縮合反応）．

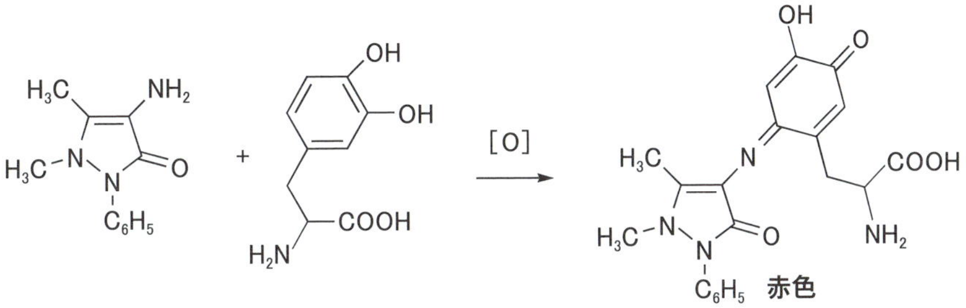

薬効：抗パーキンソン病薬

解説：1) パーキンソン病では脳内のドパミンが欠乏している．脳内のドパミンの量を高めればよいが，ドパミンそのものは血液脳関門を通過できないので，治療では，その前駆体であるレボドパを投与する．レボドパは血液脳関門を通過し脳内に入り，ドパミン作動神経に取り込まれて，ドパ脱炭酸酵素によりドパミンとなり神経終末から放出される．

2)【関連化合物】4-7-(b) カルビドパ水和物，4-7-(a) アマンタジン塩酸塩を参照

4-8 自律神経作用薬

4-8-(a) 注射用アセチルコリン塩化物 局

英名：acetylcholine chloride for injection
IUPAC名：2-Acetoxy-*N,N,N*-trimethylethylaminium chloride
性状：白色の結晶又は結晶性粉末
構造式の覚え方：コリンのアセチル化体

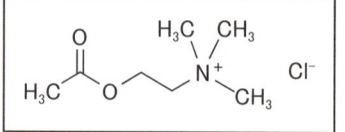

コリン
choline

物性：LogP （0より小）

水に極めて溶けやすく，エタノール（95）に溶けやすい．極めて吸湿性．
特徴的な確認試験：塩化物の定性反応
薬効：消化管機能促進薬
解説：1) **ムスカリン様作用**と**ニコチン様作用**を持つ**副交感神経作動薬**である．少量では末梢血管を拡張させ血圧降下させるムスカリン作用を持つ．大量では交感神経節刺激によりノルアドレナリンやアドレナリンの放出を促し血圧を上昇させるニコチン作用を持つ．経口投与では無効．皮下注，筋注で用いる．コリンエステラーゼにより速やかに分解されるので作用時間が短く，薬理作用が多様なので治療薬としては用途は限定され，麻酔後の腸管麻痺，消化管機能低下に見られる急性胃拡張や，円形脱毛症に用いられる．

ムスカリン
muscarine

ニコチン
nicotine

2)【歴史】アセチルコリンはコリンエステラーゼにより速やかに加水分解され失活するため，医薬品としてそのまま用いるには問題があった．そこで，アセチルコリンのトリメチルアンモニオ基のβ位にメチル基を導入してコリンエステラーゼの接近を妨害し，加水分解されにくくしたメタコリンや，アセチル基をカルバモイル基に変換してカルボニル炭素の分極を小さくしてコリンエステラーゼとの結合を弱め，加水分解されにくくした**カルバコール**が開発された．更に，こ

の二者の立体効果と電子効果を組み合わせた結果，より加水分解されにくい**ベタネコール**が登場した．

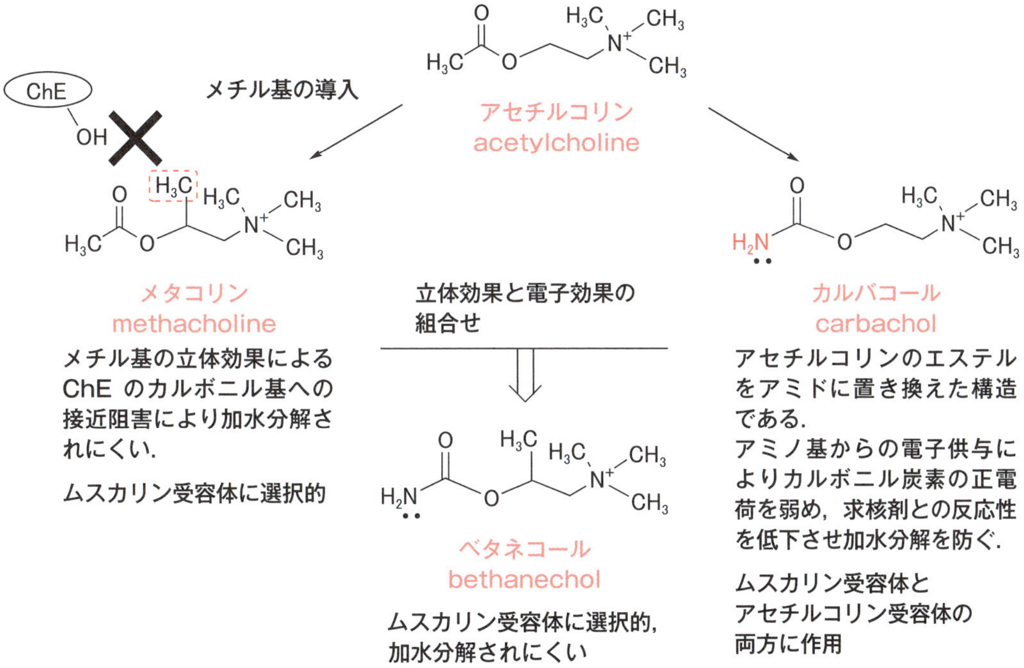

アセチルコリン
acetylcholine

メチル基の導入 →

メタコリン
methacholine

メチル基の立体効果によるChE のカルボニル基への接近阻害により加水分解されにくい．

ムスカリン受容体に選択的

立体効果と電子効果の組合せ ⇒

ベタネコール
bethanechol

ムスカリン受容体に選択的，加水分解されにくい

カルバコール
carbachol

アセチルコリンのエステルをアミドに置き換えた構造である．
アミノ基からの電子供与によりカルボニル炭素の正電荷を弱め，求核剤との反応性を低下させ加水分解を防ぐ．

ムスカリン受容体とアセチルコリン受容体の両方に作用

3）【関連化合物】　コリン作動薬

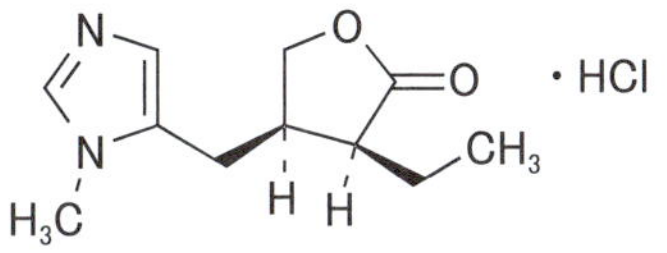

ピロカルピン塩酸塩
pilocarpine hydrochloride

4-8-(b)　アトロピン硫酸塩水和物 局 毒

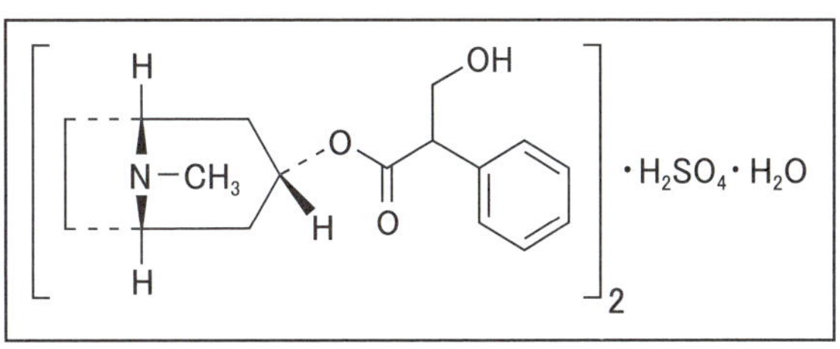

英名：atropine sulfate hydrate
別名：アトロピン硫酸塩，硫酸アトロピン
IUPAC 名：(1R,3r,5S)-8-Methyl-8-azabicyclo[3.2.1]oct-3-yl[(2RS)-3-hydroxy-2-phenyl]propanoate hemisulfate hemihydrate
性状：無色の結晶又は白色結晶性粉末．においはない．

構造式の覚え方：トロパン骨格を持つアルコールのトロピンとトロパ酸とのエステルである.

トロパン骨格　　　トロピン　　　トロパ酸

物性：LogP （0より小 0 ～ 5 5より大、1.5〜2付近）
　　pKa 9.8

水又は酢酸(100)に極めて溶けやすく，エタノール(95)に溶けやすく，ジエチルエーテルにほとんど溶けない．

特徴的な確認試験：1) 発煙硝酸を加え水浴上で蒸発乾固し，N,N-ジメチルホルムアミドに溶かし，テトラエチルアンモニウムヒドロキシド試液で赤色を呈する（発煙硝酸でベンゼン環のニトロ化，更にアルコール水酸基の硝酸エステル化，あるいは脱水による生成物が得られ，これらをテトラエチルアンモニウムヒドロキシド試液で発色させる．ビタリ反応は濃硝酸を用いるので，これはビタリ反応の変法である）．ビタリ法はトロパンアルカロイドの確認反応である．

4-ニトロアトロピン硝酸エステルの硝酸塩　　　4-ニトロアトロパミンの硝酸塩

2) テトラクロロ金(Ⅲ)酸試液で光沢を帯びない黄白色の沈殿を生じる（アトロピンの金複塩 $C_{17}H_{23}O_3 \cdot HAuCl_4$ の生成，光沢のない針状晶．ヒヨスチアミンの金複塩は黄金色で光沢のある小葉状晶）．

薬効：ムスカリン受容体遮断薬（抗コリン薬）

解説：アトロピン，スコポラミンはナス科植物から得られるベラドンナアルカロイドであり，両者とも副交感神経遮断作用を持つ．アトロピンは心臓，腸管，気管支においてムスカリン作用に拮抗し，スコポラミンは虹彩，毛様体，分泌腺において拮抗する．アトロピンは有機リン系農薬の中毒の治療に用いられる．

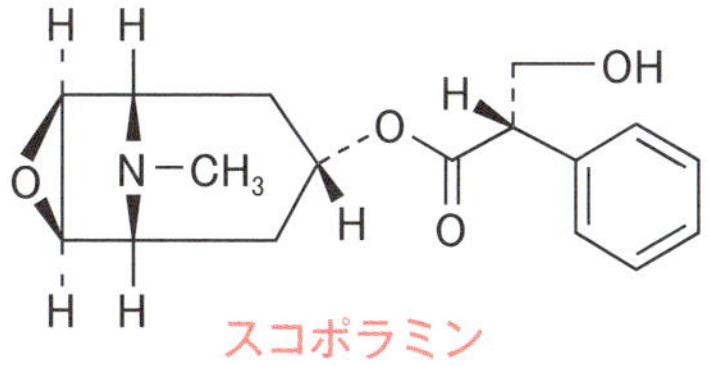

スコポラミン
scopolamine

3)【歴史】アトロピンはナス科植物のベラドンナの根より単離された．天然には *l*-ヒヨスチアミンとして存在するが，貯蔵中あるいは抽出時に容易にラセミ化し，そのラセミ体（*dl* 体）がアトロピンである．ベラドンナアルカロイドの作用は持続的で臓器選択性が低いことなどから，これらの問題を解決するために合成アトロピン薬が開発された．

4)【関連化合物】アトロピンと同様に副交感神経遮断作用を有する薬物．

1. アトロピン転換体（散瞳薬，気管支収縮薬，消化性潰瘍治療薬）

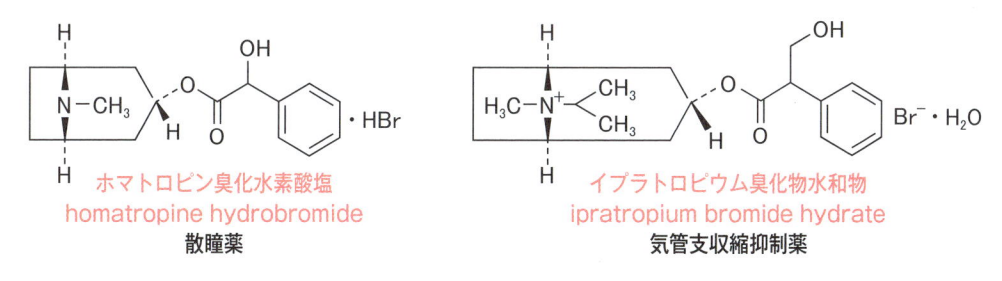

ホマトロピン臭化水素酸塩
homatropine hydrobromide
散瞳薬

イプラトロピウム臭化物水和物
ipratropium bromide hydrate
気管支収縮抑制薬

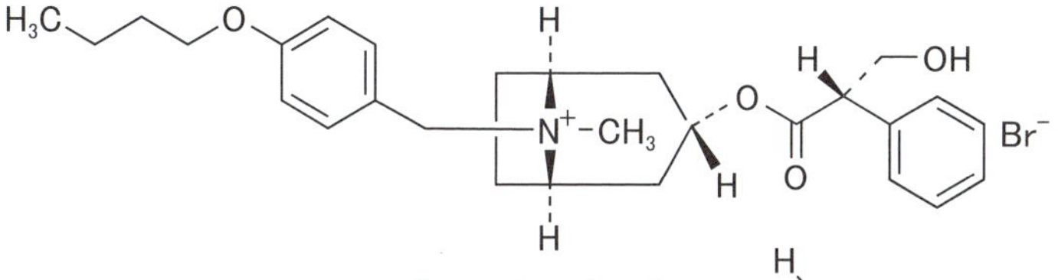

ブトロピウム臭化物
butropium bromide
消化性潰瘍治療薬

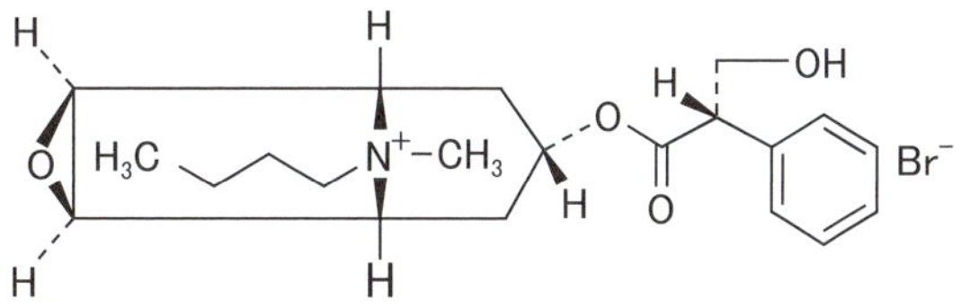

ブチルスコポラミン臭化物
scopolamine butylbromide
消化性潰瘍治療薬

2. アセチルコリン転換体（散瞳薬，過敏性腸症候群治療薬，消化性潰瘍治療薬）

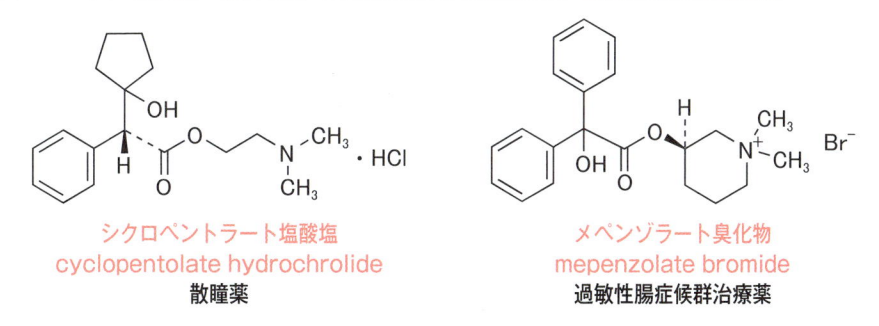

シクロペントラート塩酸塩
cyclopentolate hydrochrolide
散瞳薬

メペンゾラート臭化物
mepenzolate bromide
過敏性腸症候群治療薬

メチルベナクチジウム臭化物
methylbenactyzium bromide
消化性潰瘍治療薬

プロパンテリン臭化物
propantheline bromide
消化性潰瘍治療薬

3. その他転換体［非エステル型］（散瞳薬，消化性潰瘍治療薬，抗パーキンソン病薬）

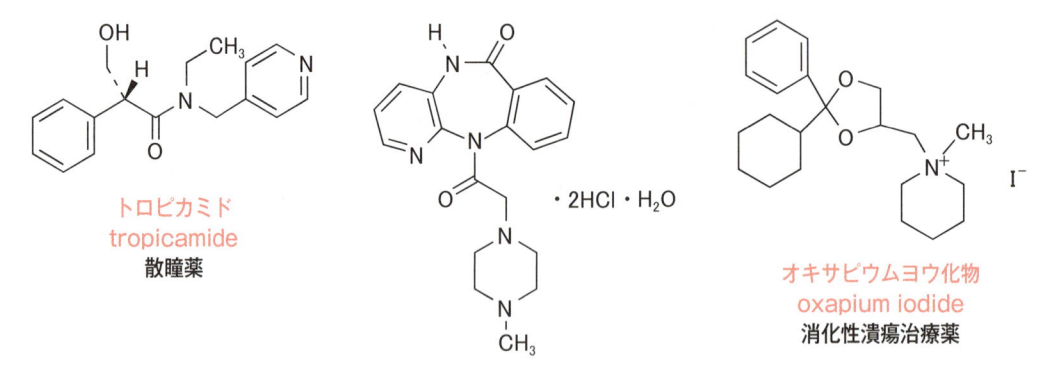

トロピカミド
tropicamide
散瞳薬

ピレンゼピン塩酸塩水和物
pirenzepine hydrochloride hydrate
・2HCl・H$_2$O
消化性潰瘍治療薬

オキサピウムヨウ化物
oxapium iodide
消化性潰瘍治療薬

トリヘキシフェニジル塩酸塩
trihexyphenidyl hydrochloride
抗パーキンソン病薬

ビペリデン塩酸塩
biperiden hydrochloride
抗パーキンソン病薬

＊パーキンソン病ではドパミンが減少しているため，相対的にアセチルコリン神経系が亢進状態となっている．コリン遮断薬は振戦を改善する．

4-8-(c)　エドロホニウム塩化物 🈀

英名：edrophonium chloride
別名：塩化エドロホニウム
IUPAC名：*N*-Ethyl-3-hydroxy-*N,N*-dimethylanilinium chloride

性状：白色の結晶又は結晶性粉末．においはない．
構造式の覚え方：3位にヒドロキシ基を持つアニリンの四級塩化物（*N*-エチル，*N,N*-ジメチル）．

物性：LogP

| 0より小 | 0 | 0.5 | 1 | 1.5 | 2 | 2.5 | 3 | 3.5 | 4 | 4.5 | 5 | 5より大 |

p*K*a 8.07（27℃）

水に極めて溶けやすく，エタノール(95)又は酢酸(100)に溶けやすく，無水酢酸又はジエチルエーテルにほとんど溶けない．

特徴的な確認試験：塩化鉄(Ⅲ)試液により淡赤紫色（フェノール性水酸基の確認）．

薬効：可逆的コリンエステラーゼ阻害，重症筋無力症診断薬

解説：1) 副交感神経節後線維終末部や神経筋接合部でアセチルコリンの増量を起こし，前者は副交感神経興奮作用，後者は骨格筋の収縮増強を起こす．臨床的には後者が利用され，重症筋無力症の診断に用いられる．

2)【歴史】アフリカ原産のカラバル豆から得られたアルカロイドのフィゾスチグミンが可逆的コリンエステラーゼ阻害作用を持つことが見出された．作用機序は，フィゾスチグミンのカルバモイル基がコリンエステラーゼのセリン残基をカルバミル化することによりコリンエステラーゼが失活する．カルバミル化されたセリン残基の加水分解は遅いのでコリンエステラーゼが再生されるには，時間を要する．フィゾスチグミンをモデルにして可逆的コリンエステラーゼ阻害薬が開発された．

コリンエテラーゼのアセチルコリンの加水分解機能と阻害剤剤の相互作用の違い

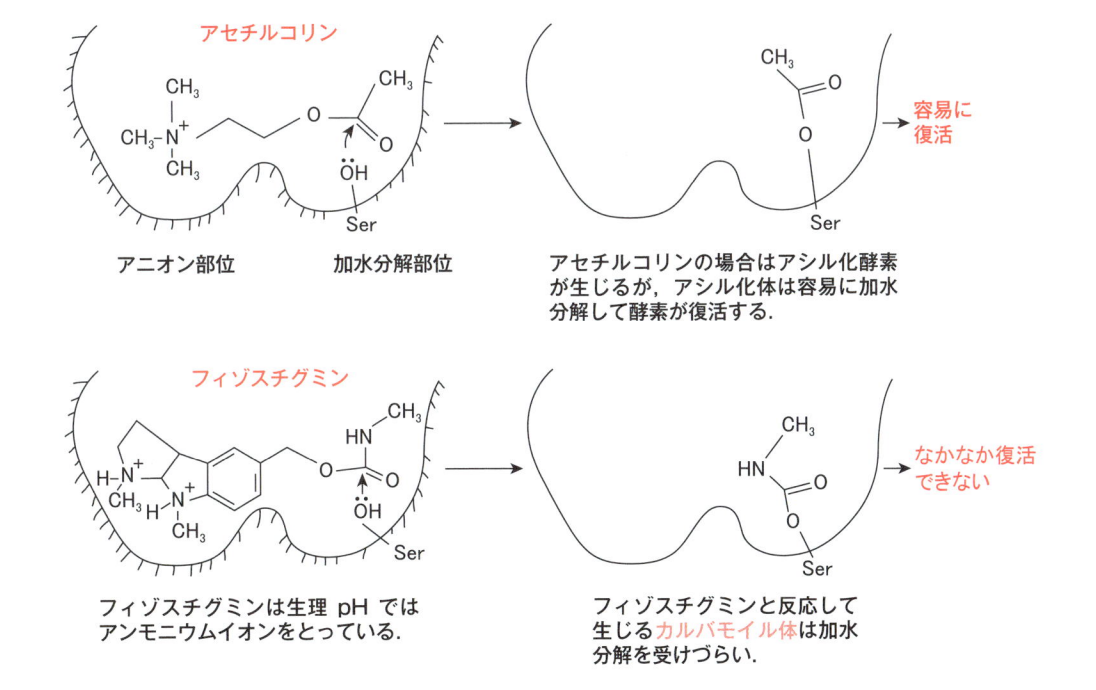

アセチルコリン

アニオン部位　　加水分解部位

アセチルコリンの場合はアシル化酵素が生じるが，アシル化体は容易に加水分解して酵素が復活する．

→ 容易に復活

フィゾスチグミン

フィゾスチグミンは生理 pH ではアンモニウムイオンをとっている．

フィゾスチグミンと反応して生じるカルバモイル体は加水分解を受けづらい．

→ なかなか復活できない

エドロホニウム

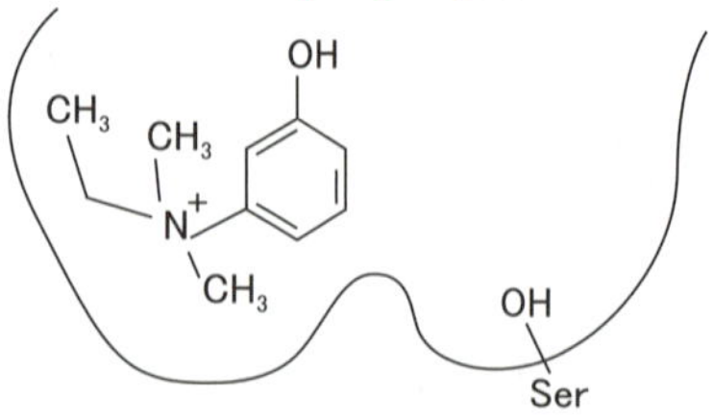

エドロホニウムのシビレエイのアセチルコリンエステラーゼとの複合体のX線結晶解析から，N⁺はトリプトファン残基との「π…カチオン」相互作用をしていることが判明している．

トリプトファン

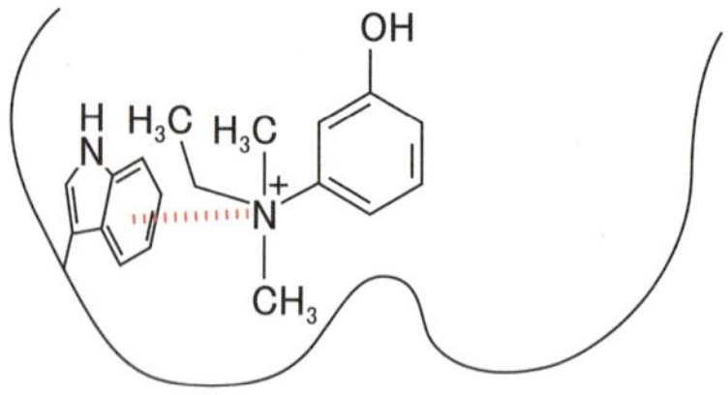

エドロホニウムの場合はアニオン部位に非共有結合で結合するだけなので，薬物濃度が下がれば容易に解離する．

3) フィゾスチグミンは第三級アミンなので血液脳関門を通過して中枢作用を示してしまう．関連化合物を含めて医薬品となる化合物はすべてアンモニウム塩である．

4)【関連化合物】4-8-(d) ジスチグミン臭化物を参照．

可逆的コリンエステラーゼ阻害薬

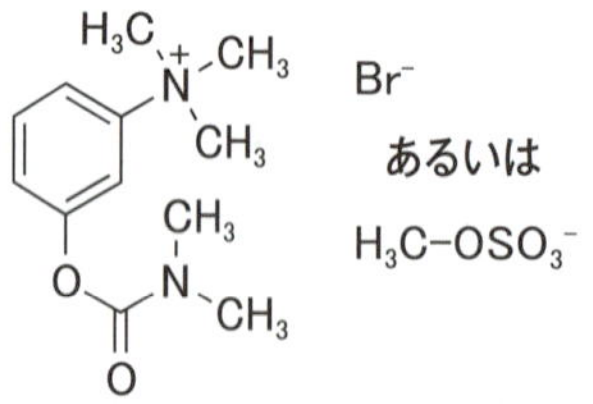

ネオスチグミン臭化物
neostigmine bromide
ネオスチグミンメチル硫酸塩
neostigmine methylsulfate

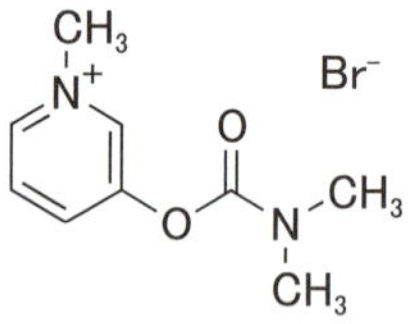

ピリドスチグミン臭化物
pyridostigmine bromide

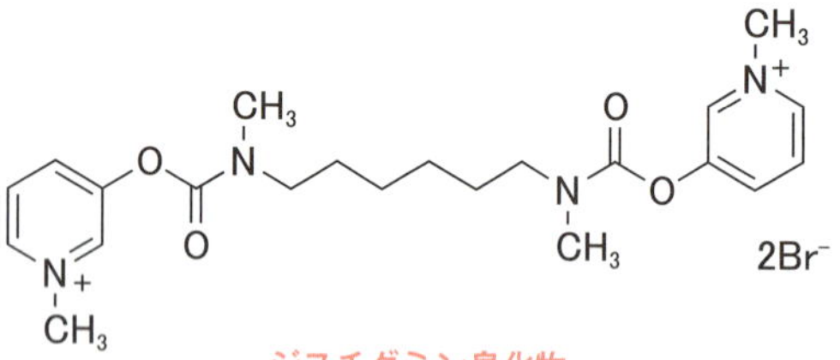

ジスチグミン臭化物
distigmine bromide

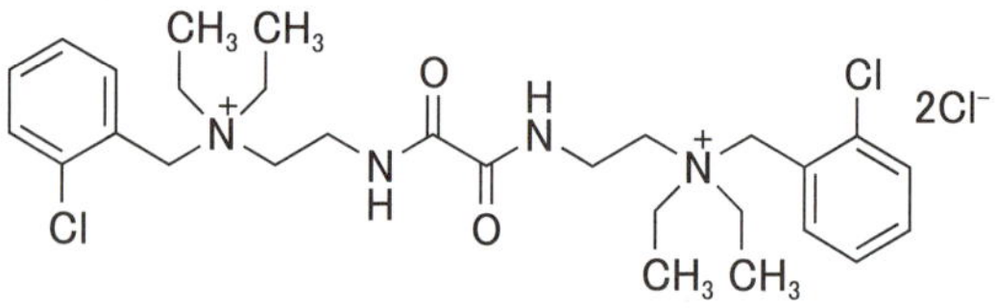

アンベノニウム塩化物
ambenonium chloride

4-8-(d) ジスチグミン臭化物 局 毒

英名：distigmine bromide
別名：臭化ジスチグミン
IUPAC名：3,3'-[Hexamethylenebis(methyliminocarbonyloxy)]bis(1-methylpyridinium)dibromide
性状：白色結晶性粉末
構造式の覚え方：1,6-ヘキサンジアミンのカルバミン酸エステル（$R_1R_2NCOOR_3 \times 2$）である．
物性：水に極めて溶けやすく，メタノール，エタノール(95)又は酢酸(100)に溶けやすく，無水酢酸に溶けにくい．
特徴的な確認試験：臭化物の定性反応
薬効：可逆的コリンエステラーゼ阻害薬，重症筋無力症治療薬，緑内障治療薬
解説：1) コリンエステラーゼを阻害すると副交感神経節後線維終末部や神経筋接合部でアセチルコリン増量が起こり，前者では副交感神経興奮作用，後者では骨格筋の収縮増強が起こる．臨床的には，前者は排尿困難の治療に利用され，後者は重症筋無力症の治療に利用される．イオン型アミンであるため，ジスチグミンは中枢系の作用は示さない．
2) 水に極めて溶けやすく，効果持続時間が長いのが特徴である．
3)【歴史】4-8-(c) エドロホニウム塩化物を参照．フィゾスチグミンをモデルに開発された可逆的コリンエステラーゼ阻害薬である．
4)【関連化合物】4-8-(c) エドロホニウム塩化物を参照．
　カルバモイル基がコリンエステラーゼのセリン残基をカルバミル化することによりコリンエステラーゼが失活する．カルバミル化されたセリン残基の加水分解には時間を要するが，セリン残基が復活してコリンエステラーゼが再生される．

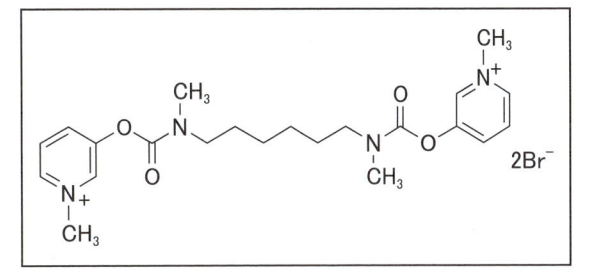

4-8-(e) トロピカミド 局

英名：tropicamide
IUPAC名：(2*RS*)-*N*-Ethyl-3-hydroxy-2-phenyl-*N*-(pyridin-4-ylmethyl)propanamide
性状：白色結晶性粉末．においはなく，味は苦い．
構造式の覚え方：トロパ酸（「アトロピン硫酸塩水和物」を参照）と二級アミンによるアミドである．

物性：LogP

```
0より小  0   0.5   1   1.5   2   2.5   3   3.5   4   4.5   5   5より大
```

エタノール(95)又はクロロホルムに溶けやすく，水又はジエチルエーテルに溶けにくく，石油エーテルにはほとんど溶けない．

特徴的な確認試験：1) バナジン酸アンモニウム（NH_4VO_3）の硫酸溶液（マンデリン試薬と呼ばれるアルカロイド検出試薬である）を加え加熱すると青紫色を呈する．

2) エタノールと水で溶かし，1-クロロ-2,4-ジニトロベンゼンを加え，水浴上で加熱し，冷後，水酸化ナトリウム溶液とエタノールを加えると赤紫色を呈する（**von Gerichten 反応**，ピリジン環の確認反応．ピリジン誘導体が 1-クロロ-2,4-ジニトロベンゼンと反応してピリジニウム塩を生成し，そのピリジン環が開裂して発色する）．von Gerichten 反応はピリジンの窒素原子がベンゼン環に求核反応する特殊な反応である．強い電子求引性を持つニトロ基と良好な脱離基であるハロゲン原子が共存する 2,4-ジニトロハロベンゼンという構造がこの特殊な反応を可能にしている．反応はニトロ基の共鳴効果によりベンゼン環がピリジン窒素からの電子を引き受けることにより生じる Meisenheimer 錯体中間体（求核付加物）とこの中間体からの塩素イオンの脱離による．反応全体としては求核置換反応ということになる．ピリジンの確認反応として有名である．

薬効：ムスカリン受容体遮断薬，散瞳薬

解説：アトロピンと同様に副交感神経興奮による反応を抑制する．眼科領域で臨床的に散瞳作用が利用されている．4-8-(b) アトロピン硫酸塩水和物の歴史や関連化合物を参照のこと．

4-8-(f) ナファゾリン塩酸塩 局

英名：naphazoline hydrochloride
別名：塩酸ナファゾリン
IUPAC 名：2-(Naphthalen-1-ylmethyl)-4,5-dihydro-1*H*-imidazole monohydrochloride

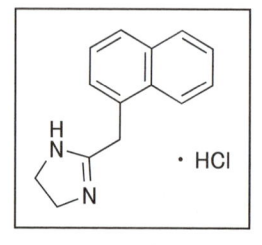

性状：白色結晶性粉末．においはなく，味は苦い．
構造式の覚え方：イミダゾリンの2位にナフチルメチル基を持つアミンである．

物性：LogP

| 0より小 | 0 | 0.5 | 1 | 1.5 | 2 | 2.5 | 3 | 3.5 | 4 | 4.5 | 5 | 5より大 |

水に極めて溶けやすく，エタノール(95)又は酢酸(100)にやや溶けやすく，無水酢酸に極めて溶けにくく，ジエチルエーテルにはほとんど溶けない．

確認試験：1）臭素試液を加えて煮沸すると濃紫色を呈する（呈色機構不明）．
2）水酸化ナトリウムを加えてジエチルエーテルで抽出し，抽出液に空気を送りながら蒸発乾固し，残留物を乾燥し融点を測定（遊離のナファゾリンの融点117～120℃）．
3）2）の残留物を希塩酸と水に溶かし，ライネッケ塩試液により赤紫色の結晶性沈殿（イミダゾリン基は有機塩基であるから，ライネッケ塩によって赤紫色の沈殿を生じる）．

薬効：鼻炎治療薬，表在性充血治療薬，局所性血管収縮薬

解説：1）アドレナリン受容体のうち，*α受容体*に対して*刺激作用*を現す．臨床的には，血管収縮作用を利用して鼻粘膜充血除去による鼻づまり解消の目的などに用いられる．

2）【歴史】2-ベンジル-2-イミダゾリン（トラゾリン）はα受容体拮抗薬（αアンタゴニスト）として知られていた．そこで，各種アリールメチルイミダゾリンが開発されたが，ベンジル基をナフチルメチル基に変換したナファゾリンはノルアドレナリンと同様に，血管平滑筋収縮と血圧上昇作用を持つことからαアゴニストとして作用することが明らかになった．また，イミダゾリン環とアリール基を繋ぐ

トラゾリン tolazoline　αアンタゴニスト
クロニジン clonidine　α₂アゴニスト

炭素を窒素に換えた*クロニジン*には血圧降下作用があることが見出された．更に詳細な研究の結果，アドレナリン受容体には血管平滑筋などに分布するα₁受容体と，中枢神経と交感神経末端に分布するα₂受容体の存在が明らかとなり，α₁，α₂受容体のそれぞれに選択性を持つ作動薬が開発された（4-17-(d) クロニジン参照）．

3)【関連化合物】局方では，ナファゾリンには塩酸塩と硝酸塩が収載されている．

4）ナファゾリンはアドレナリンと類似した構造を持っているが，COMT（4-7-(b) カルビドパ水和物解説参照）による代謝を受けないので作用が持続する．

α₁受容体作動薬

フェニレフリン塩酸塩
phenylephrine hydrochloride

エチレフリン塩酸塩
etilefrine hydrochloride

α₂受容体作動薬

チザニジン塩酸塩
tizanidine hydrochloride
中枢性筋弛緩薬

エピソード

ライネッケ塩：$NH_4[Cr(NH_3)_2(SCN)_4]\cdot H_2O$ は，塩基性物質と赤い色の不溶性の塩を形成する．ミコナゾール，ベラパミル，ピンドロールなどの確認反応に使用される有機酸であるピクリン酸（2,4,6-トリニトロフェノール）も塩基性物質と塩をつくる（黄色）．メタンフェタミン，クロルプロマジンなどの確認試験に利用されている．

4-8-(g)　ブナゾシン塩酸塩 局

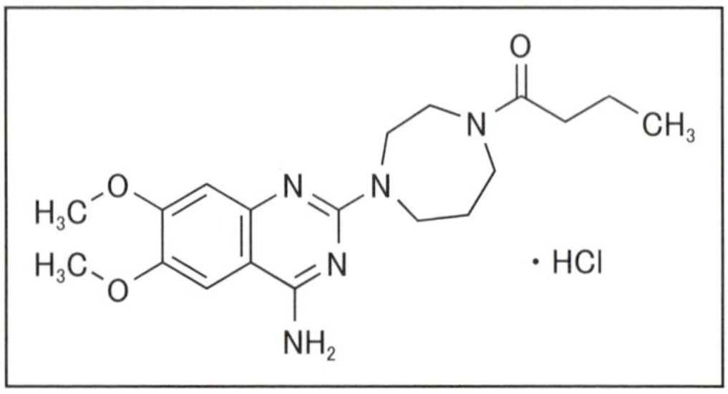

英名：bunazosin hydrochloride
別名：塩酸ブナゾシン
IUPAC 名：4-Amino-2-(4-butanoyl-1,4-diazepan-1-yl)-6,7-dimethoxyquinazoline monohydrochloride
性状：白色結晶性粉末
構造式の覚え方：キナゾリンを母核として1,4-ジアゼパンを持つ．

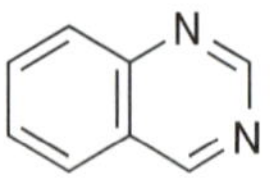

キナゾリン 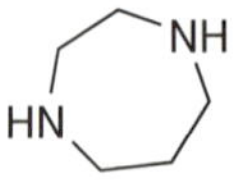　　　1,4-ジアゼパン

物性：LogP

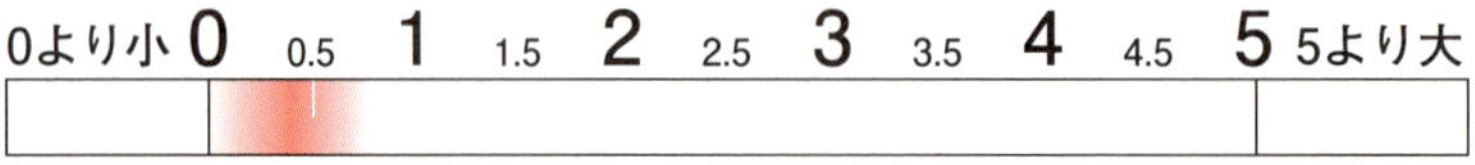

pKa 7.7（電位差滴定）

ギ酸に極めて溶けやすく，水又はメタノールに溶けにくく，エタノール（99.5）に極めて溶けにくく，ジエチルエーテルにはほとんど溶けない．

特徴的な確認試験：塩酸試液に溶かし，直火で加熱煮沸すると酪酸臭（アミドの酸加水分解）を発する．

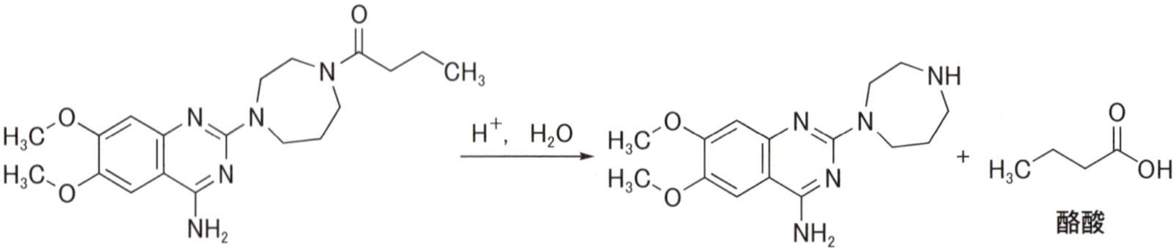

酪酸

薬効：抗高血圧症薬，降圧薬

解説：1) アドレナリン α_1 受容体の選択的遮断薬．血管平滑筋の α_1 受容体遮断作用による降圧作用．

2)【関連化合物】ナファゾリン塩酸塩で記載したように α 受容体には α_1 と α_2 の存在が明らかになると，それぞれに選択的なアンタゴニストの検索が行われ，プラゾシンをはじめとしたキナゾリン骨格を持つ誘導体が選択的に α_1 受容体を遮断することが明らかとなった．活性を持つためには構造上，キナゾリンと結合するアミンとしてピペラジンやアゼピン環が不可欠であった．また，構造上にウラシルとピペラジンを持つウラピジルも選択的に α_1 受容体を遮断することが明らかとなった．

更に α_1 受容体には α_{1A} 受容体（前立腺や尿道に分布）と，α_{1B} 受容体（血管系に分布）の2種類の存在が明らかとなり，前立腺肥大による排尿障害改善を目指して α_{1A} 受容体遮断薬としてアリールエチルアミン型のタムスロシンが開発された．

α_1 受容体遮断薬

ウラシル型

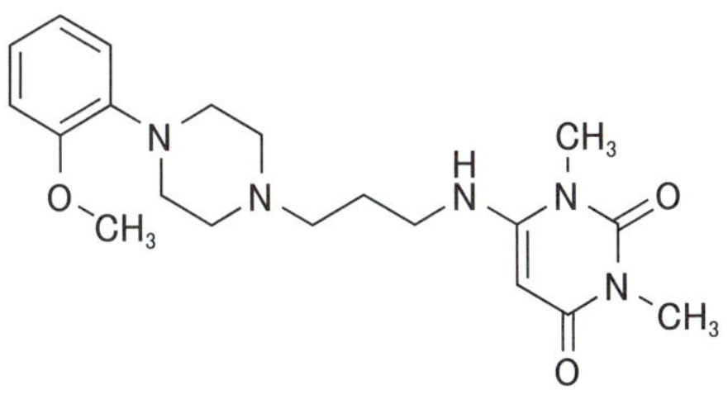

ウラピジル
urapidil

キナゾリン型

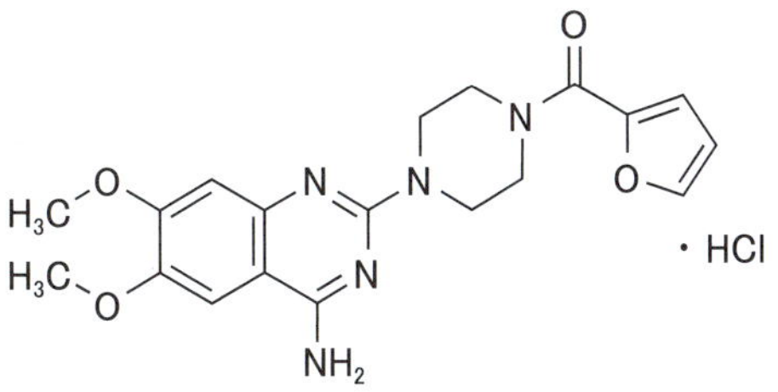

プラゾシン塩酸塩
prazosin hydrochloride

α_{1A} 受容体遮断薬

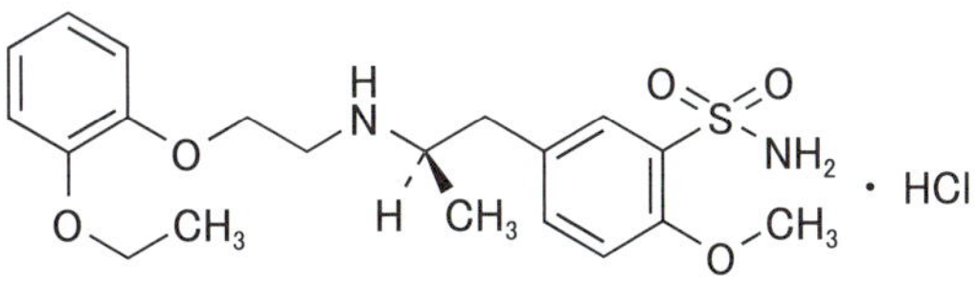

タムスロシン塩酸塩
tamsulosin hydrochloride

4-8-(h)　ベタネコール塩化物 局 毒

英名：bethanechol chloride
別名：塩化ベタネコール
IUPAC名：(2RS)-2-Carbamoyloxy-N,N,N-trimethylpropylaminium chloride
性状：無色又は白色結晶又は結晶性粉末
構造式の覚え方：トリメチルプロピルアンモニウムのプロピル基の2位にウレタン（カルバメート）構造（ROCONH$_2$）を持つカルバミン酸エステルである．

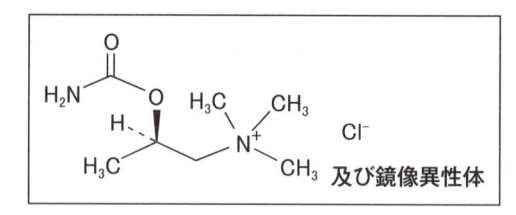

物性：LogP

水に極めて溶けやすく，酢酸(100)に溶けやすく，エタノール(99.5)にやや溶けにくい．
特徴的な確認試験：塩化コバルト(II)六水和物溶液とヘキサシアノ鉄(II)酸カリウム試液を加えると緑色を呈し，10分以内にほとんど退色．
薬効：消化管機能促進薬
解説：1) アセチルコリン類似の作用を示し，合成コリンエステルと呼ばれる．主として**ムスカリン受容体**を刺激するが，コリンエステラーゼによる加水分解を受けにくいので作用持続はアセチルコリンより長い，臨床的には，平滑筋収縮作用を利用して，腸管麻痺や排尿困難に用いられる．
2) 歴史や関連化合物は 4-8-(a) 注射用アセチルコリン塩化物を参照．
3) 消化管と膀胱に選択的に作用する．

4-9 アルツハイマー型認知症治療薬

4-9-(a) ドネペジル塩酸塩 局

英名：donepezil hydrochloride
別名：塩酸ドネペジル
IUCAP 名：(2RS)-2-[(1-Benzylpiperidin-4-yl)methyl]-5,6-dimethoxy-2,3-dihydro-1H-inden-1-one monohydrochloride
性状：白色結晶性粉末
構造式の覚え方：2-メチルインダノン（5,6-ジメトキシ）のメチル基にピペリジン（N-ベンジルピペリジン）を持つアミンである.

2-メチルインダノン（5,6-ジメトキシ）
2-methylindanone (5,6-dimethoxy)

ピペリジン（N-ベンジルピペリジン）
piperidine (N-benzylpiperidine)

物性：LogP
pKa 8.90
水にやや溶けやすく，エタノール(99.5)に溶けにくい.

薬効：認知症治療薬

解説：1) アルツハイマー型認知症治療薬．作用機序はアセチルコリンエステラーゼの可逆的阻害により，脳内アセチルコリン量を増加させ，アルツハイマー型認知症で認められる脳内コリン作動性神経系の機能低下を改善する．ただし，脳の変性過程そのものを抑制する作用はない．

2)【歴史】1907 年にドイツの神経病理学者 A. Alzheimer によって発見されたアルツハイマー病とは，記憶障害，見当識障害を伴う脳の病気である．近年になり，大脳皮質のアセチルコリン作動神経の減少，アセチルコリン合成酵素活性の減少，ニコチン性アセチルコリン受容体の減少が明らかとなった．そこで脳内のアセチルコリン作動神経の機能低下を改善する目的で中枢性コリンエステラーゼ阻害薬の開発が行われた．

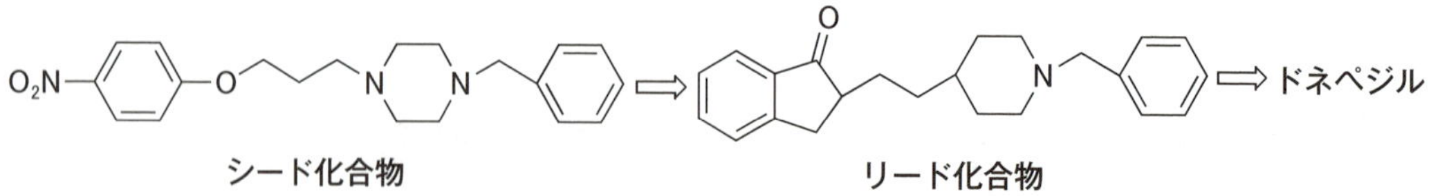

ドネペジルは，ランダムスクリーニングで弱いながらもアセチルコリンエステラーゼ阻害作用を持つシード化合物を探索し，更にリード化合物に導き，合成した各種誘導体の中から見出され，その活性はシード化合物の約 2000 倍であった．可逆的コリンエステラーゼ阻害作用を持つカルバミル化剤や非可逆的コリンエステラーゼ阻害作用を持つリン酸化剤とは異なる構造であり，アルツハイマー病で低下した脳内アセチルコリン量を増加させ，神経伝達を活性化して知的機能を改善する．特徴的には，末梢性コリンエステラーゼ阻害作用をほとんど示さず，選択的に中枢性の阻害作用を示すことである．

3)【関連化合物】現在，日本ではアルツハイマー病症状改善薬としてドネペジル以外に，ガランタミン，リバスチグミン及びグルタミン酸 NMDA 受容体拮抗薬のメマンチン塩酸塩が用いられている．

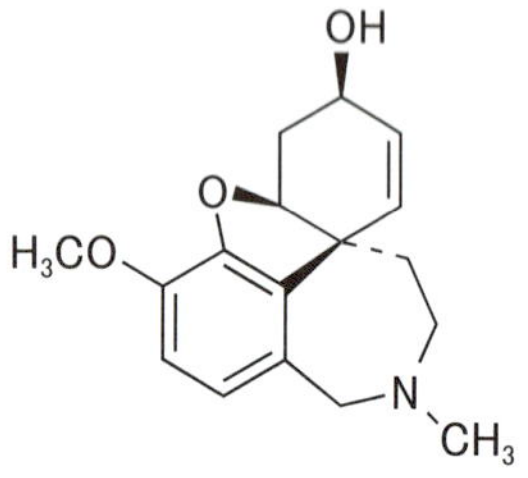

ガランタミン
galantamine

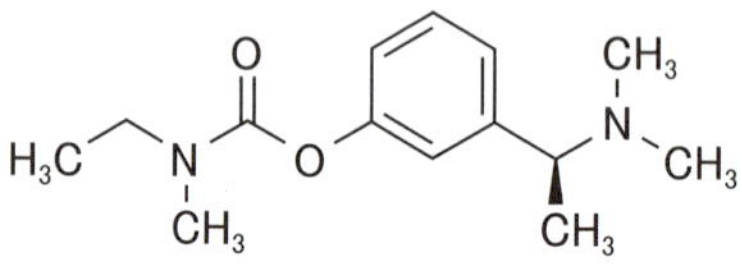

リバスチグミン
rivastigmine

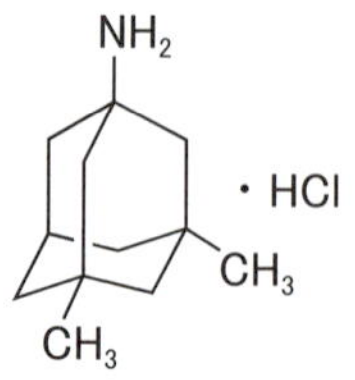

メマンチン塩酸塩
memantine hydrochloride

4-10 抗アレルギー薬

4-10-(a) クロモグリク酸ナトリウム 局

英名：sodium cromoglicate
IUPAC 名：Disodium 5,5′-(2-hydroxytrimethylenedioxy)bis(4-oxo-4H-1-benzopyran-2-carboxylate)
性状：白色粉末，においはなく，わずかに苦い．
構造式の覚え方：2分子のクロモンが1分子のグリセリンと5位でエーテル結合をし，クロモン骨格上の2位にカルボン酸のナトリウム塩が置換している．

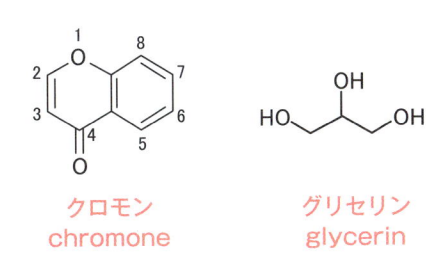

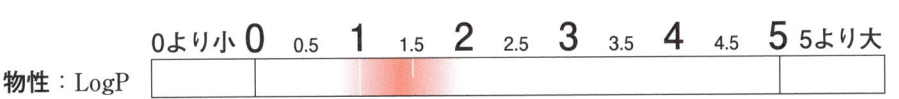

クロモン
chromone

グリセリン
glycerin

物性：LogP
pKa 約 2.2

本品は水に溶けやすく，エタノールには極めて溶けにくい．

特徴的な確認試験：本品に水酸化ナトリウム試液を加え煮沸すると黄色を呈し，冷後，ジアゾベンゼンスルホン酸を加えると，暗赤色を呈する（アルカリ処理により生じたフェノール性化合物とのジアゾカップリング反応）．

薬効：抗アレルギー薬，気管支喘息治療薬，アレルギー性鼻炎，アレルギー性結膜炎，食物アレルギーに基づくアトピー性皮膚炎

解説：1) クロモグリク酸ナトリウムは，IgE を介した抗原抗体反応（Ⅰ型アレルギー）に伴う肥満細胞からのヒスタミンやロイコトリエン C_4 や D_4 などのケミカルメディエーターの遊離を抑制する抗アレルギー薬である．なおヒスタミン H_1 受容体への競合的拮抗作用は持たない．気管支拡張作用はないため，気管支喘息の予防薬として用いられる．

4 構造から学ぶ医薬品

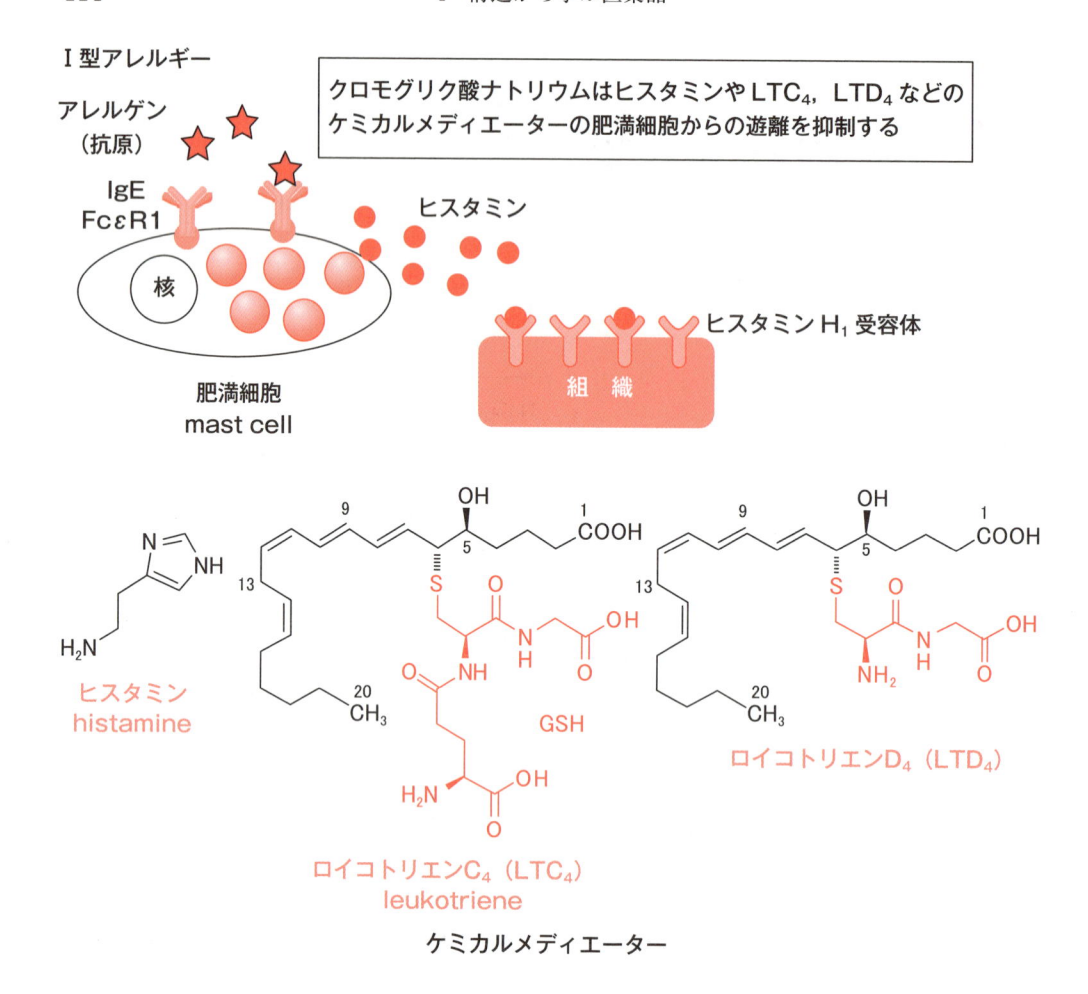

I型アレルギー

クロモグリク酸ナトリウムはヒスタミンやLTC$_4$、LTD$_4$などのケミカルメディエーターの肥満細胞からの遊離を抑制する

ヒスタミン H$_1$ 受容体

肥満細胞 mast cell

ヒスタミン histamine

ロイコトリエンC$_4$ (LTC$_4$) leukotriene

ロイコトリエンD$_4$ (LTD$_4$)

ケミカルメディエーター

2) その他のケミカルメディエーター遊離抑制薬としては**トラニラスト**がある．

トラニラスト tranilast

3) 経腸吸収されないため，吸入薬として使用されている．
4) クロモグリク酸ナトリウムの薬剤名として「インタール」が有名である．この名前はinterfere allergyよりIntalと命名された．トラニラストの薬剤名として「リザベン」が有名である．

4-10-(b) ケトチフェンフマル酸塩 局 毒

英名：ketotifen fumarate
IUPAC 名：4-(1-Methylpiperidin-4-ylidene)-4*H*-benzo[4,5]cyclohepta[1,2-*b*]thiophen-10(9*H*)-one monofumarate
別名：フマル酸ケトチフェン
性状：白色〜淡黄白色粉末
構造式の覚え方：チオフェンに七員環ケトンが縮環し，このケトンにベンゼン環が縮環している．更に *N*-メチルピペリジンがその4位でシクロヘプタノン4位と結合した構造をとる．

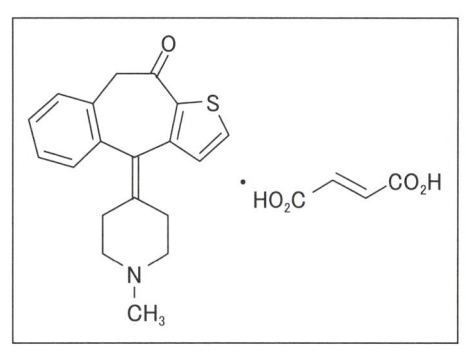

シクロヘプタノン
cycloheptanone

チオフェン
thiophene

N-メチルピペリジン
N-methylpiperidine

物性：LogP

本品はメタノール又は酢酸にやや溶けにくく，水又はエタノールに溶けにくい．
薬効：抗アレルギー薬，気管支喘息，アレルギー性鼻炎，蕁麻疹，湿疹・皮膚炎，皮膚瘙痒症
解説：1) ケトチフェンフマル酸塩は，IgE を介した抗原抗体反応に伴う肥満細胞からのヒスタミンやロイコトリエン C_4 や D_4 などのケミカルメディエーターの遊離を抑制するとともにヒスタミン H_1 受容体においてヒスタミンと競合的拮抗作用を持つ抗アレルギー薬である．また抗 PAF（platelet-activating factor, 血小板活性化因子）作用を持つことが知られている．中枢神経系に作用するため，眠気などの副作用が強い．気管支喘息の予防薬として用いられるが，急性効果は期待できない．

血小板活性化因子 PAF（platelet-activating factor）

2) 中枢内においてヒスタミン H_1 受容体は覚醒促進などの作用を持つ．このためヒスタミン H_1 受容体遮断薬が中枢に移行すると，眠気や鎮静といった副作用を示す．図に示した薬物は血液脳関門の移行性が低減されており，そのため眠気や鎮静といった副作用が少ない．

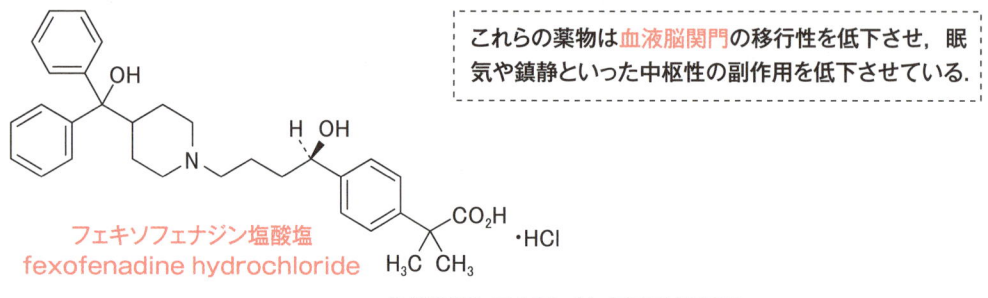

アゼラスチン塩酸塩
azelastine hydrochloride

メキタジン
mequitazine

エバスチン
ebastine

フェキソフェナジン塩酸塩
fexofenadine hydrochloride

これらの薬物は血液脳関門の移行性を低下させ，眠気や鎮静といった中枢性の副作用を低下させている．

非鎮静性ヒスタミン H_1 受容体遮断薬

3)【代謝】ケトチフェンの血中及び尿中における主代謝産物はグルクロン酸抱合体であり，脱メチル化体及び N-酸化体もわずかに見られる．
4) 薬剤名としてザジテンが有名である．

4-10-(c) クロルフェニラミンマレイン酸塩 ㊐

英名：chlorpheniramine maleate
IUPAC 名：(3*RS*)-3-(4-Chlorophenyl)-*N,N*-dimethyl-3-pyridin-2-ylpropylamine monomaleate
別名：マレイン酸クロルフェニラミン
性状：白色の微細な結晶，においはなく，苦い．
構造式の覚え方：ピリジンと4-クロロフェニル基が*N,N*-ジメチルプロピルアミンの3位に置換した構造をしている．

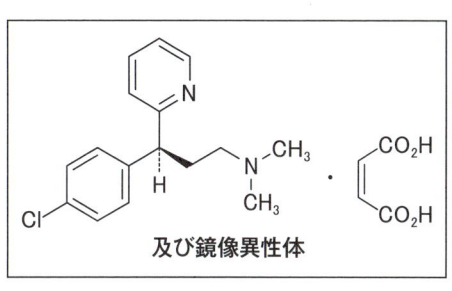

ピリジン
pyridine

4-クロロフェニル
4-chlorophenyl

N,N-ジメチルプロピルアミン
N,N-dimethylpropylamine

物性：LogP

本品は酢酸に極めて溶けやすく，水又はメタノールに溶けやすい．
薬効：抗アレルギー薬，アレルギー性鼻炎，じん麻疹，くしゃみ，鼻汁，血管運動性鼻炎
解説：1) クロルフェニラミンマレイン酸塩は，ヒスタミン H_1 受容体においてヒスタミンと競合的拮抗作用を持つ抗アレルギー薬である．ヒスタミン遊離抑制作用はない．H_1 受容体を介するアレルギー性反応（毛細血管の拡張と透過性の亢進，気管支平滑筋の収縮）を抑制する．
2) クロルフェニラミンの *d* 体（*S* 体）のみの製品（主な薬剤名：ポララミン）もあり，*dl* 体（ラセミ体）に対して約2倍の効力を持つ．
3) 中枢神経系に作用するため，眠気などの副作用が強い．抗コリン作用を持つために，口渇，眼内圧亢進作用がある．このため，緑内障，前立腺肥大等の下部尿路の閉塞性疾患を持つ患者への投与は禁忌である．

4-10-(d) ジフェンヒドラミン塩酸塩 ㊁

英名：diphenhydramine hydrochloride
IUPAC名：2-(Diphenylmethoxy)-*N,N*-dimethylethylamine monohydrochloride
別名：塩酸ジフェンヒドラミン
性状：白色の結晶性粉末，においはなく，苦く，舌を麻痺させる．
構造式の覚え方：二つ（di，ジ）のフェニル基を持つジフェニルメチル基が*N,N*-ジメチルエタノールアミンとエーテル結合した構造をしている．
物性：LogP

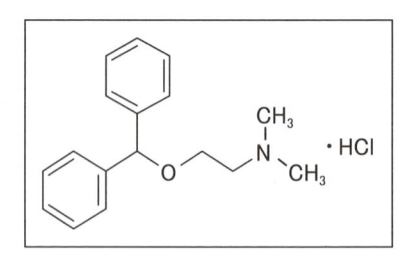

0より小 0　0.5　1　1.5　2　2.5　3　3.5　4　4.5　5　5より大

本品はメタノール又は酢酸に極めて溶けやすく，水又はエタノールに溶けやすい．
薬効：抗アレルギー薬，アレルギー性鼻炎，蕁麻疹，血管運動性鼻炎，動揺病（乗り物酔い）
解説：1）ジフェンヒドラミンはヒスタミン H_1 受容体においてヒスタミンと競合的拮抗作用を持つ抗アレルギー薬であり，ヒスタミン遊離抑制作用を持つ．H_1 受容体を介するアレルギー性反応（毛細血管の拡張と透過性の亢進，気管支平滑筋の収縮）を抑制する．

2）中枢神経系に作用するため，眠気などの副作用が強い．この副作用を逆に利用して，ジフェンヒドラミンは睡眠改善薬の一般用医薬品（OTC）ドリエルとして使われている．抗コリン作用を持つために，気道分泌を抑制し，口渇，眼内圧亢進作用がある．このため，緑内障，前立腺肥大等の下部尿路の閉塞性疾患を持つ患者への投与は禁忌である．パクリタキセル注射液に含まれる溶解剤ポリオキシエチレンヒマシ油（クレモホール EL）による重篤な過敏症状の発現を防止するために，前投薬としてリン酸デキサメタゾンナトリウム注射液とジフェンヒドラミン塩酸塩錠が用いられる．

3）H_1 受容体拮抗薬に共通する構造として，ジフェニル構造とアミンの存在があげられる．このようなファーマコフォアを有する代表的な第一世代 H_1 受容体拮抗薬として塩酸ジフェンヒドラミンやマレイン酸クロルフェニラミン以外に以下のものがあげられる．

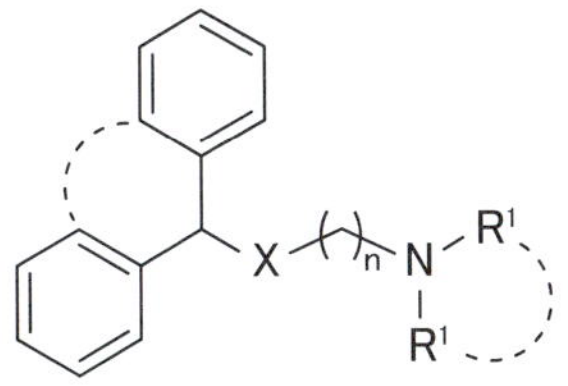

4-10 抗アレルギー薬

n = 2 or 3
X = N or O

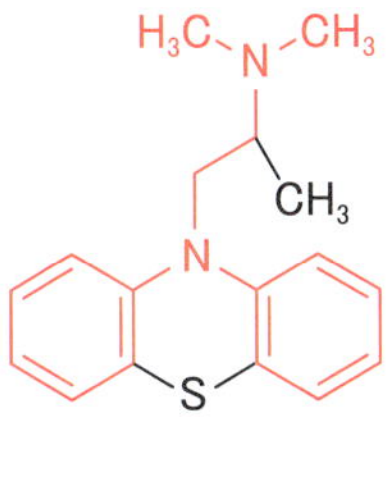

プロメタジン
promethazine

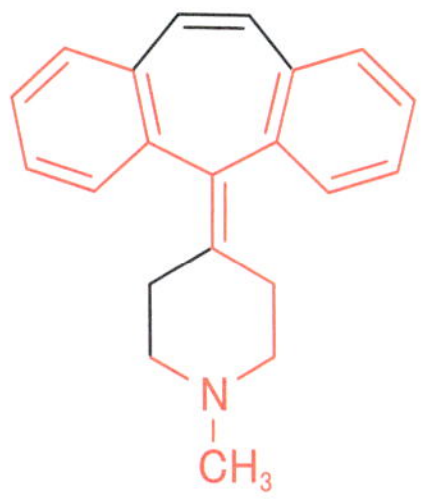

シプロヘプタジン
cyproheptadine

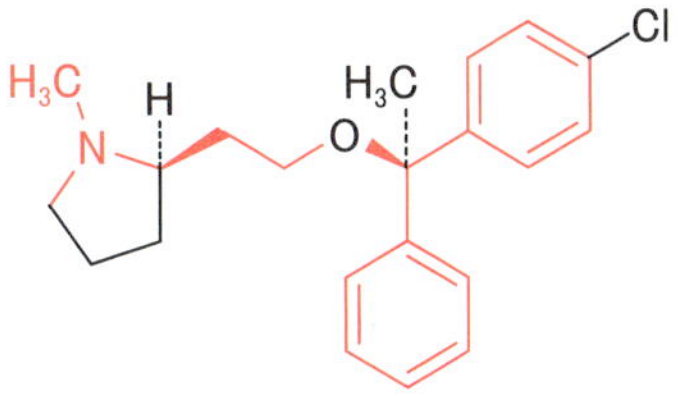

クレマスチン
clemastine

その他の代表的な第一世代 H₁ 受容体遮断薬

エピソード
抗アレルギー薬から誕生した抗うつ薬

1960 年代にジフェンヒドラミンが神経伝達物質のセロトニンの再取り込みを阻害することが発見され，この発見をきっかけに抗うつ薬として使われる選択的セロトニン再取り込み阻害薬（SSRI）フルオキセチン（薬剤名：プロザック，日本未承認）の発見につながった．構造が似ていることがわかるだろうか．ちなみに，日本で承認されている SSRI は**フルボキサミン**マレイン酸塩，**パロキセチン**塩酸塩水和物，**セルトラリン**塩酸塩，**エスシタロプラム**シュウ酸塩である（p.83，エピソード参照）．

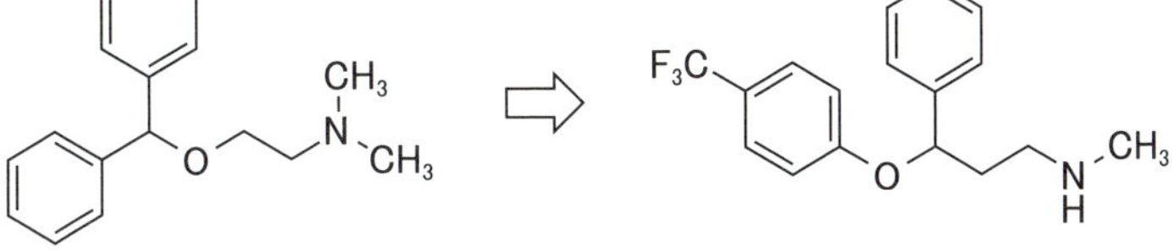

ジフェンヒドラミン
diphenhydramine

フルオキセチン
fluoxetine

4-11 強心薬

4-11-(a) ジゴキシン 局 毒

英名：digoxin
IUPAC名：3β-[2,6-Dideoxy-β-D-*ribo*-hexopyranosyl-(1→4)-2,6-dideoxy-β-D-*ribo*-hexopyranosyl-(1→4)-2,6-dideoxy-β-D-*ribo*-hexopyranosyloxy]-12β,14-dihydroxy-5β,14β-card-20(22)-enolide
性状：無色～白色の結晶又は白色の結晶性の粉末である．
構造式の覚え方：アグリコンとしてのステロイド骨格にデオキシ糖（ジギトキソース）が三つ結合したステロイドの配糖体構造である．ジギトキソースは2位と6位にヒドロキシ基を持たないので，グルコースなど普通の糖に比べて極性が低い．よって配糖体であるが水に溶けにくい．ジゴキシン（digoxin）という名前は，その基原植物のケジギタリス（*Digitalis lanata*）と，ジゴキシン自身が猛毒（toxin）であることに由来する．

ジゴキシン ⟹ ジギトキソース ×3 ＋ ステロイド

物性：LogP
旋光度 $[\alpha]_D^{20}$：＋10.0 ～ ＋13.0°

ピリジンに溶けやすく，エタノール(95)に溶けにくく，酢酸(100)に極めて溶けにくく，水にほとんど溶けない．本化合物は，光学活性体である．

特徴的な確認試験：「本品 1 mg を内径約 10 mm の小試験管にとり，塩化鉄(Ⅲ)六水和物の酢酸(100)溶液（1→10000）1 mL に溶かし，硫酸 1 mL を穏やかに加えて二層とするとき，境界面に赤みを帯びない褐色の輪帯を生じ，その界面に近い上層部は紫色を経て緑色となり，次に全酢酸層は濃青色を経て緑色となる．」

これはケラー-キリアニ反応 **Keller-Kiliani 反応**といい，2-デオキシ糖の呈色反応である．すなわち酸によって加水分解したジギトキソースにより呈色する．また，同時にステロイドが硫酸によっても呈色している．

薬効：強心薬

解説：1) **強心配糖体**に分類される．ジゴキシンが Na^+, K^+-ATPase（Na ポンプ）の α サブユニットの細胞外領域の特異的部位に結合することにより，細胞膜を通過する Na^+ と K^+ の能動輸送を選択的に抑制する．その結果，心筋収縮力増強作用，徐脈作用，抗不整脈作用，また，二次的な作用として腎での Na^+ の再吸収抑制による利尿作用などを有するとされている．

2) 関連医薬品として，ジギトキシンとメチルジゴキシンがある．

ジギトキシン digitoxin

メチルジゴキシン metildigoxin

3) ジゴキシンはジギトキシンと同じ糖鎖を持ち，ステロイド環の 12 位にヒドロキシ基が一つ多いだけであり，わずかに極性が高い．この極性の違いが下表の各項目の差の原因となる．

	腸管吸収率	アルブミン結合率	生物学的半減期	極性の比較
ジゴキシン	60〜85%	20〜25%	1.5 日	高い
ジギトキシン	100%	90〜97%	8〜9 日	低い

4) ジゴキシンは毒薬であり，鍵をかけて貯蔵する必要があるが，ジゴキシン錠（錠剤）になると劇薬となり，鍵をかけて貯蔵する必要がない．

4-11-(b)　アドレナリン 局 毒

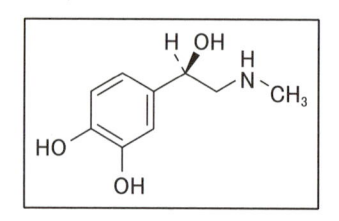

英名：adrenaline
別名：エピネフリン
IUPAC名：4-[(1R)-1-Hydroxy-2-(methylamino)ethyl]benzene-1,2-diol
性状：白色～灰白色の結晶性の粉末である．空気又は光によって徐々に褐色となる．
構造式の覚え方：アドレナリンやノルアドレナリンはカテコールアミンの1種なので，カテコール環とアミノ基がエチル基を介して結合している．これはL-チロシンから生合成されるからである．下記のL-チロシンの構造をみれば，ベンゼン環とアミノ基の間に炭素が二つあることがわかる．アドレナリンで忘れやすいのは，ヒドロキシ基とメチル基である（ノルアドレナリンではヒドロキシ基）．特にヒドロキシ基の絶対配置は(R)体であることを覚えておく（アドレナリンなのでアール）．なお，アドレナリンはエピネフリン，ノルアドレナリンはノルエピネフリンとも呼ばれるので，必ず覚えておこう．

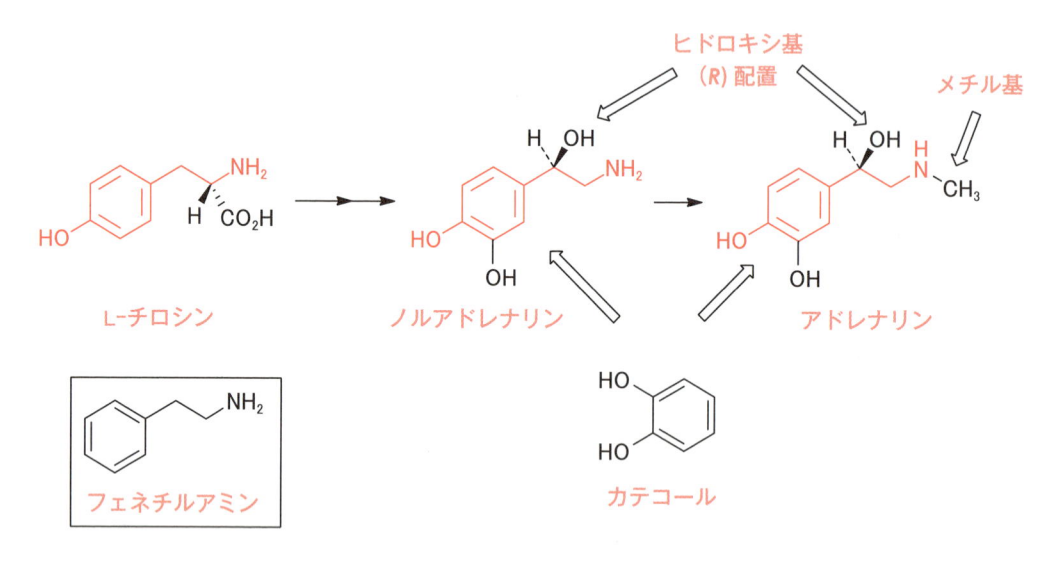

物性：LogP
旋光度 $[\alpha]_D^{20}$：$-50.0 \sim -53.5°$ 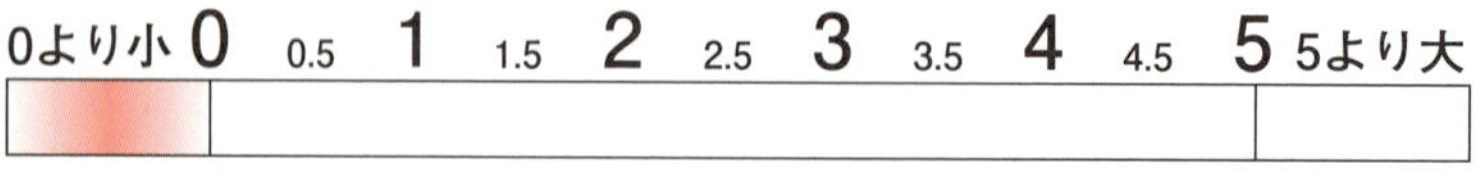

ギ酸又は酢酸(100)に溶けやすく，水に極めて溶けにくく，メタノール又はエタノール(99.5)に

ほとんど溶けない．希塩酸に溶ける．本化合物は，光学活性体である．

特徴的な確認試験：16局からアドレナリンの化学的確認試験はなくなったが，㊁アドレナリン液及び㊁アドレナリン注射液には残っている．

「本品 1 mL に水 4 mL 及び塩化鉄（Ⅲ）試液 1 滴を加えるとき，液は濃緑色を経て，徐々に赤色に変わる．」

アドレナリンのカテコール基が Fe^{3+} とキレートを形成することによる呈色である．

薬効：昇圧薬，気管支拡張薬，全身用止血薬，緑内障治療薬，局所性血管収縮薬，副腎髄質ホルモン

解説：1)【名称の由来】高峰譲吉が牛の副腎からアドレナリンを発見した．アドレナリン（adrenaline）は形容詞の"副腎の"（adrenal）＋接尾辞（ine）が由来である．

2) 生体内では，副腎髄質から放出されるホルモンとして，また中枢神経系の化学伝達物質として働く．α 及び β の両アドレナリン受容体に作用し，血管収縮作用（$α_1$ 作用），瞳孔散大作用（$α_1$ 作用），心臓興奮作用（$β_1$ 作用）あるいは気管支拡張作用（$β_2$ 作用）などの交感神経興奮様作用を示す．

3) アドレナリン及びノルアドレナリンは血管脳関門を通過しないので，医薬品として使用された場合中枢作用を示さない．

4) 関連医薬品として，ノルアドレナリン及びイソプレナリン（イソプロテレノール）がある．

ノルアドレナリン
noradrenaline

イソプレナリン
isoprenaline

アドレナリン関連化合物の窒素上の置換基の立体障害は，受容体の選択性に大きく影響する．窒素上の置換基が小さな水素原子であるノルアドレナリンは，交感神経支配下の血管平滑筋を収縮するなど α 受容体に選択的に作用する．一方，窒素上の置換基の立体障害が大きなイソプロピル基であるイソプレナリンは，心臓興奮作用や気管支拡張作用などの β 受容体に選択的に作用する．アドレナリンの窒素上の置換基はメチル基であり水素とイソプロピル基の中間の大きさであり，α 及び β 両受容体の作用を有する（p.161 参照）．

$α ≫ β$　　　　　　$α$ and $β$　　　　　　$α ≪ β$

ノルアドレナリン　　　アドレナリン　　　イソプレナリン

5）アドレナリンは毒薬であり，鍵をかけて貯蔵する必要があるが，アドレナリン製剤（アドレナリン注射液）になると劇薬となり，鍵をかけて貯蔵する必要がない．ただし，左旋性アドレナリンとして 0.1 %以下を含有する外用剤，坐剤及び吸入剤は（アドレナリン液），劇薬から除かれる．

4-11-(c)　ドパミン塩酸塩 局 毒

英名：dopamine hydrochloride
別名：塩酸ドパミン
IUPAC 名：4-(2-Aminoethyl)benzene-1,2-diol monohydrochloride
性状：白色の結晶又は結晶性の粉末
構造式の覚え方：ドパミンはカテコールアミンの 1 種なので，カテコール環とアミノ基がエチル基を介して結合している．アドレナリンと同様に L-チロシンから生合成されるので，ベンゼン環とアミノ基の間に炭素が二つある．ドパミン（dopamine）は L-dopa（levodopa）+ amine の合成語．L-dopa は L-<u>d</u>ihydr<u>o</u>xy<u>p</u>henyl<u>a</u>lanine の下線部の頭文字をつなげたもの．ドパミン，ノルアドレナリン及びアドレナリンの構造の違いに気を付けよう．

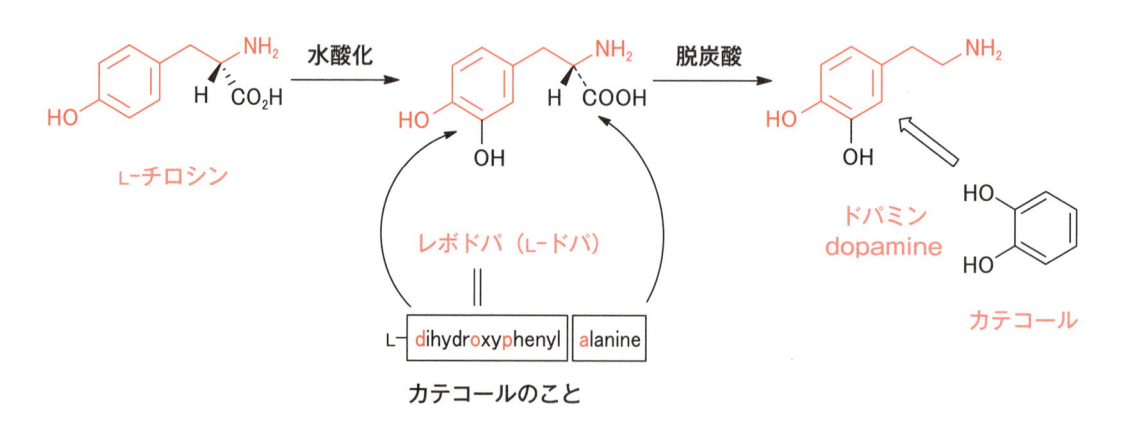

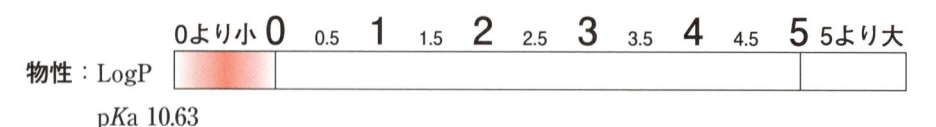

物性：LogP
pKa 10.63

本品 1.0 g を水 50 mL に溶かした液の pH は 4.0 ～ 5.5（弱酸性）である．
ドパミン塩酸塩は，強酸（塩酸）と弱塩基（ドパミン，アミンなので）の塩．よって水に溶かすと弱酸性を示す．
インタビューフォームには，調製時"pH 8.0 以上になると着色することがあるので，重曹

（NaHCO₃）のようなアルカリ性薬剤と混合しないこと"と記載がある．これは塩基性条件下遊離したドパミン自身（塩ではない）が酸化されやすく変色も早いためである．

薬効：強心薬，昇圧薬

解説：1) 末梢性に投与されたドパミンは血液脳関門を通過できず，末梢作用のみを示す．低用量のドパミンは，血管平滑筋にある D₁ ドパミン受容体に直接働き，細胞内 cAMP 量を増加させ，血管拡張を起こす．特に，上腸間膜及び腎での血流量を増やし，更に糸球体ろ過を増大させて，Na⁺ 利尿を起こす．少し高用量のドパミンは，主として交感神経終末からのノルアドレナリン遊離を介する間接作用により，心収縮力，心拍出量を増加させる．高用量のドパミンは，血管の α₁ 受容体を刺激し，血圧を上昇させる．

2) 中枢ドパミン神経系は情動及び自発運動の調節において重要な役割を果たしており，パーキンソン病は黒質の変性によるドパミン不足が原因の一つとなる．よって，外部より中枢にドパミンを供給する必要がある．関連医薬品として，レボドパ及びブロモクリプチンがある．それらの構造内にドパミン骨格又は類似骨格が存在する（図の赤色部分）．

レボドパ（L-ドパ）
levodopa（L-dopa）

ブロモクリプチンメシル酸塩
bromocriptine mesilate

レボドパは水溶性であるが，アミノ酸なのでアミノ酸トランスポーターを介して血液脳関門を通過し，中枢内でドパミンに変換される．また，ブロモクリプチンメシル酸塩は黒質・線条体系のドパミン D₂ 受容体を直接刺激して抗パーキンソン作用を示す．

3) ドパミン塩酸塩は毒薬であり，鍵をかけて貯蔵する必要があるが，ドパミン塩酸塩製剤（ドパミン塩酸塩注射液）になると劇薬となり，鍵をかけて貯蔵する必要がない．

> **エピソード**
>
> **特徴的な確認試験における塩化物の定性反応**
>
> 　局方では塩化物の定性反応として，以下のものを記している．1)「塩化物の溶液に硫酸及び過マンガン酸カリウムを加えて加熱するとき，塩素ガスを発し，このガスは潤したヨウ化カリウムデンプン紙を青変する」とある．この反応は，まず，塩化物イオンが過マンガン酸カリウムにより酸化され，塩素ガスを発生し（$2Cl^- \longrightarrow Cl_2 + 2e^-$），次に，発生した塩素ガスはヨウ化物イオン（ヨウ化カリウムなどで）を酸化し，ヨウ素へ変換するとヨウ素デンプン反応が起こり青変する（$Cl_2 + 2I^- \longrightarrow 2Cl^- + I_2$）．2)「塩化物の溶液に硝酸銀試液を加えると，白色の沈殿を生じる．沈殿を分取し，この一部に希硝酸を加えても溶けない．また，他の一部に過剰のアンモニア試液を加えるとき，溶ける．」すなわち，塩化物イオンは銀イオンと反応して，不溶性の塩化銀を生じるわけである．いずれも，高校の化学の教科書に記載されている反応である．覚えているかな？

4-11-(d)　ドブタミン塩酸塩 局

英名：dobutamine hydrochloride
別名：塩酸ドブタミン
IUPAC名：4-{2-[(1*RS*)-3-(4-Hydroxyphenyl)-1-methylpropylamino]ethyl}benzene-1,2-diol monohydrochloride
性状：白色～ごくうすいだいだい色の結晶性の粉末又は粒

及び鏡像異性体

構造式の覚え方：ドブタミンはドパミンと非常によく似た局方名なので，構造式もドパミンと似ている．ブタはブタン，つまりブチル基のことで，ドブタミンはドパミンと比べブチル基が窒素上に置換されている．注意する点は，2-ブチル基であることと，2-ブチル基の4位にフェノール基が存在することである．

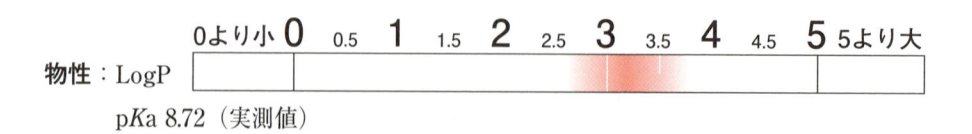

この部分はドパミン

物性：LogP
pKa 8.72（実測値）

本品 1.0 g を水 100 mL に溶かした液の pH は 4.0 〜 5.5（弱酸性）である.
メタノールに溶けやすく，水又はエタノール(95)にやや溶けにくく，ジエチルエーテルにほとんど溶けない.
ドブタミン塩酸塩は，強酸（塩酸）と弱塩基（ドブタミン，アミンなので）の塩．よって水に溶かすと弱酸性を示す.
本品はラセミ体なので旋光性を示さない.

薬効：強心薬

解説：1）ドブタミンは心筋の β_1 受容体に直接作用して心筋収縮力を増強する．心拍数増加作用，不整脈出現，末梢血管に対する作用は，他のカテコールアミン（ドパミン，ノルエピネフリン，イソプレナリン）より軽度である.

2）窒素上にかさ高い置換基を有するイソプレナリン（イソプロテレノール）は β 選択性を示し，気管支拡張作用や強心作用を示す（4-11-(c) アドレナリン参照）．更に窒素上の置換基の研究から，β 受容体には心臓に関わる β_1 受容体と気管支に関わる β_2 受容体のサブタイプが存在することがわかった．関連医薬品として，サルブタモール（β_2 作動薬）(p.161) がある.

窒素上の置換基をイソプロピル基から t-ブチル基に変換すると，気管支拡張作用の β_2 作用が強くなる．一方，アリールプロピル基に変換すると，強心作用の β_1 作用が強くなる．すべての β 作動薬がこれに従うわけではないが，窒素上の置換基の違いが β 作動性に影響を与えることは重要である．

4-12 狭心症治療薬

4-12-(a) ジピリダモール 局

英名：dipyridamole
IUPAC 名：2,2′,2″,2‴-{[4,8-Di(piperidin-1-yl)pyrimido[5,4-*d*]pyrimidine-2,6-diyl]dinitrilo}tetraethanol
性状：黄色の結晶又は結晶性の粉末で，においはなく，味はわずかに苦い．

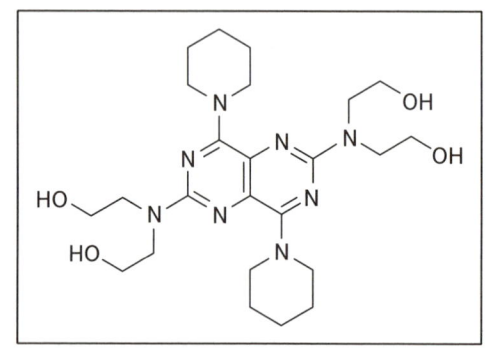

構造式の覚え方：ジピリダモールは対称構造なので，その半分を覚えればよい．重要な複素環として，ピリミジンとピペリジンを含んでいる．更に，アミノアルコール（アミン＋アルコール）を有する．

ジピリダモール（dipyridamole）は，**di**（二つの）＋**py**rimidine（ピリミジン）＋piper**id**ine（ピペリジン）＋**am**ino（アミノ）＋**ol**（アルコール）＋e となっており，構成部分構造が名前に含まれている．

物性：LogP

pKa₁：6.30, pKa₂ 0.8（実測値）

クロロホルムに溶けやすく，メタノール又はエタノール（99.5）にやや溶けにくく，水又はジエチルエーテルにほとんど溶けない．

薬効：狭心症・虚血性心疾患治療薬
解説：1) ジピリダモールの冠血管拡張作用は，血液中のアデノシンの赤血球，血管壁への再取り込みを抑制し，血液中アデノシン濃度を上昇させることによる．
2) ジピリダモールの構造中には，ピリミジン，ピペリジン，アミンなど塩基性官能基を含んでいるため，その水溶液は塩基性を示す．脂溶性があり，中性領域ではほとんど溶けないので，注射剤では溶解度を高めるため添加物として塩酸などを加え，pH 2.5〜3.0 にする．
3) 【薬理】1) 狭心症，心筋梗塞，その他の虚血性心疾患，うっ血性心不全，2) 抗血小板作用による血栓・塞栓の抑制作用，3) 尿たん白減少作用．

4-12-(b) ニトログリセリン錠 局 毒

英名：nitroglycerin tablets
IUPAC名：1,2,3-Propanetriol 1,2,3-trinitrate
性状：常温で無色澄明の粘稠性の液体で，味は甘く灼熱感があり，衝撃により爆発する．
構造式の覚え方：ニトログリセリンは硝酸とグリセリンのトリエステルである．硝酸や塩酸は無機酸であり，カルボン酸のような有機酸と区別される．しかし，塩酸はエステルにならないが，硝酸はカルボン酸と同じくエステルに変換される．それぞれの構造式を比べてみよう．硝酸とカルボン酸の構造が類似していることがわかる．よって，硝酸はカルボン酸と同様にアルコールと反応しエステルに変換されるのに加え，逆反応により加水分解も受ける．なお，硝酸の構造式をカッコ内のように二つの二重結合を用いて書くと，窒素原子の周りが10個の電子になりオクテットを満たさないので不適切である．よって，窒素原子と酸素原子上に電荷を持たせ，極限構造式で書く必要がある．なお，硫酸やリン酸などでも同様なエステルをつくる．

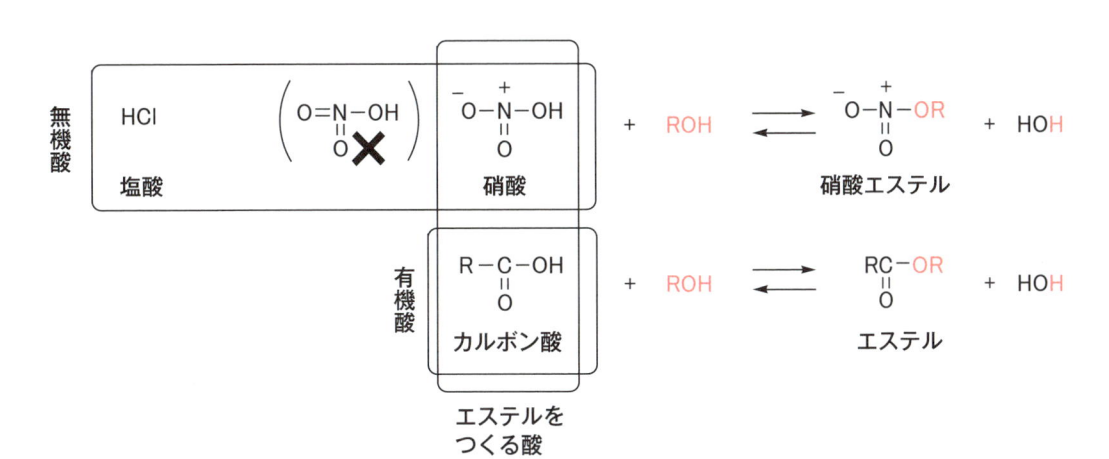

この観点からもう一度ニトログリセリンを見ると，グリセリン（トリアルコール）の硝酸エステルであることがよくわかる．

$$3 \left(\begin{array}{c} \text{O-N-OH} \\ \text{O} \end{array} \right) + \begin{array}{c} \text{CH}_2\text{OH} \\ \text{CHOH} \\ \text{CH}_2\text{OH} \end{array} \xrightarrow{-3\text{HOH}} \begin{array}{c} \text{O-N-OCH}_2 \\ \text{O-N-OCH} \\ \text{O-N-OCH}_2 \end{array} \equiv \begin{array}{c} \text{CH}_2\text{ONO}_2 \\ \text{CHONO}_2 \\ \text{CH}_2\text{ONO}_2 \end{array}$$

硝酸　　　　グリセリン　　　　　　　　　　　　　　　　　　ニトログリセリン

物性：LogP　（0より小〜5より大のスケール上，1〜1.5付近に着色）

メタノール，酢酸エチル，無水酢酸，ベンゼン，トルエン，キシレン，フェノール，ピリジンまたはクロロホルムに極めて溶けやすい．また，エタノール又は植物油に溶けやすい．n-ヘキサン，シクロヘキサン又はリグロインに溶けにくく，水に極めて溶けにくい．

特徴的な確認試験：「本品を粉末とし，表示量に従いニトログリセリン（$C_3H_5N_3O_9$）6 mg に対応する量をとり，ジエチルエーテル 12 mL を加え，よく振り混ぜた後，ろ過し，ろ液を試料溶液とする．試料溶液 5 mL をとり，ジエチルエーテルを蒸発させ，残留物に水酸化ナトリウム試液 5 滴を加え，小さい炎の上で加熱し，約 0.1 mL に濃縮する．冷後，残留物に硫酸水素カリウム 0.02 g を加えて加熱するとき，アクロレインのにおいを発する．」

ニトログリセリンは水酸化ナトリウムを用いてグリセリンに加水分解された後，硫酸水素カリウム（酸性）と処理をすると 1 回目の脱水反応によりエノールとなり，続くケト-エノール互変異性よりアルデヒドに変換され，2 回目の脱水反応からアクロレインを生じる．アクロレインは強い刺激性の臭気を有しており，その匂いで判定する．

$$\begin{array}{c} \text{CH}_2\text{ONO}_2 \\ \text{CHONO}_2 \\ \text{CH}_2\text{ONO}_2 \end{array} \xrightarrow{\text{NaOH}} \left(\begin{array}{c} \text{CH}_2\text{OH} \\ \text{CHOH} \\ \text{CH}_2\text{OH} \end{array} \right) \xrightarrow[\text{脱水}]{\text{KHSO}_4} \begin{array}{c} \text{CHOH} \\ \text{CH} \\ \text{CH}_2\text{OH} \end{array} \xrightarrow{\text{ケト-エノール互変異性}} \begin{array}{c} \text{HC=O} \\ \text{CH}_2 \\ \text{CH}_2\text{OH} \end{array} \xrightarrow[\text{脱水}]{\text{KHSO}_4} \begin{array}{c} \text{HC=O} \\ \text{CH} \\ \text{CH}_2 \end{array}$$

　　　　　　　　　　　　　　　　　　　　　　　　　　エノール　　　　　　　　　　　　　　　　　　　　アクロレイン

薬効：狭心症・虚血性心疾患治療薬

解説：1）ニトログリセリンの細胞レベルにおける血管平滑筋弛緩の作用機序は必ずしも明確ではないが，仮説として生体内の SH 基により亜硝酸イオン（NO_2^-）に還元された後，酸化窒素（NO）に変化し，グアニル酸シクラーゼを活性化すると考えられている．活性化されたグアニル酸シクラーゼは cGMP の生成を促進し，その結果，cGMP 依存性のたん白質リン酸化酵素（G

-kinase）の活性化が起こり，細胞外への Ca^{2+} 排出や筋小胞体への Ca^{2+} の取り込み促進が起こり，細胞内の遊離 Ca^{2+} 濃度が低下することで，血管平滑筋が弛緩すると考えられている．

2）関連医薬品として，硝酸イソソルビドとニコランジルがある．いずれも硝酸エステル構造を有しており，ニトログリセリン同様構造中より NO を放出し血管平滑筋を弛緩させる．

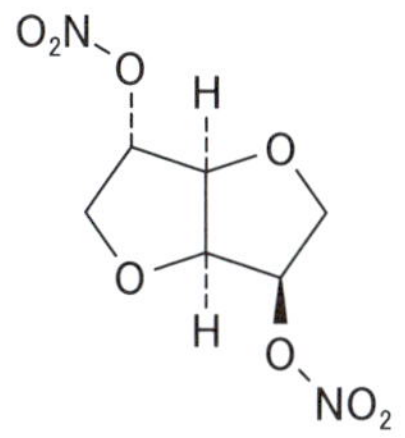

硝酸イソソルビド
isosorbide dinitrate

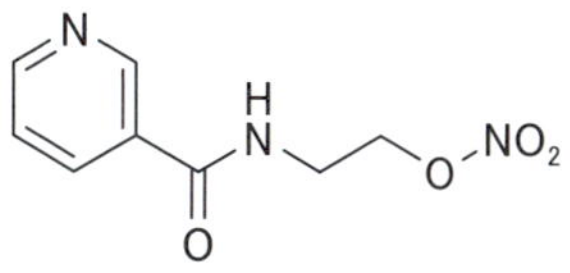

ニコランジル
nicorandil

3）医薬品に含まれるニトログリセリンは極めて微量で，爆発の心配は全くない．

4）ニトログリセリン錠は毒薬であり，鍵をかけて貯蔵する必要があるが，1錠中 0.3 mg 以下を含有するものは劇薬となり，鍵をかけて貯蔵する必要がない．なお，2%以下を含有する軟膏及び 1 枚中 27 mg 以下を含有する貼付剤，1 噴霧中 0.3 mg 以下を含有するエアゾール剤，1 錠中 2.5 mg 以下を含有する徐放性口腔貼付剤も劇薬である．

4-13　カルシウム拮抗薬

4-13-(a)　アムロジピンベシル酸塩 局 毒

英名：amlodipine besilate
別名：ベシル酸アムロジピン
IUPAC名：3-Ethyl 5-methyl (4*RS*)-2-[(2-aminoethoxy)methyl]-4-(2-chlorophenyl)-6-methyl-1,4-dihydropyridine-3,5-dicarboxylate monobenzenesulfonate
性状：白色～帯黄白色の結晶性の粉末

構造式の覚え方：一般名の語尾が「〜ジピン」である医薬品は，カルシウムチャネルブロッカー（遮断薬）として高血圧や心筋梗塞の治療に用いられる．基本骨格に1,4-**ジ**ヒドロ**ピリジン**骨格があることに由来する．アムロジピンもジヒドロピリジン環を持つ遮断薬である．

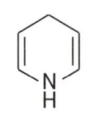

1,4-ジヒドロピリジン

物性：LogP
pKa 8.85（アミノ基，滴定法）

本品はメタノールに溶けやすく，エタノール（99.5）にやや溶けにくく，水に溶けにくい．本品のメタノール溶液（1→100）は旋光性を示さない．融点：約198℃（分解）

薬効：降圧薬，狭心症治療薬

解説：1) DHP（ジヒドロピリジン）系遮断薬は心機能抑制がなく，血管平滑筋の弛緩，末梢血管抵抗軽減による血圧低下作用がある．これと対照的に，同じくカルシウムチャネルを遮断する**ベラパミル**や**ジルチアゼム**などは，心臓にも影響し，心拍数低下，収縮力低下をまねく．DHP系遮断薬は心筋が反応するよりも浅い電位変化のみを阻害すると考えられている．

DHP系化合物である**ニフェジピン**は降圧，冠動脈拡張作用が強いが作用時間が短く，降圧薬

としては適していない．**アムロジピン**は長時間作用型で血管選択的である．

2）降圧薬としては，(i) β遮断薬，(ii) レニン-アンギオテンシン系阻害薬（ARB, ACE 阻害剤，レニン阻害剤），(iii) 利尿薬，そして (iv) カルシウムチャネル遮断薬がある．それぞれ，(i) 気管支拡張，(ii) 臓器保護効果，(iii) 心肥大防止，などの特徴がある．カルシウムチャネル遮断薬は (iv) 冠動脈平滑筋を弛緩するので狭心症の予防効果，不整脈抑制効果がある．複数の降圧薬を併用するとき，カルシウムチャネル遮断薬がもっとも併用されることが多い．

3）カルシウムチャネルは細胞の表面に発現している大きな分子であり，膜電位に変動して開き，細胞内へ細胞外から Ca^{2+} を流入させる．膜電位依存型カルシウムチャネルにはL, T, N, P/Q, R などの型があるが，L 型が心筋，血管平滑筋に発現しており，カルシウムチャネル遮断薬はL 型のチャネルの Ca^{2+} の流入を阻害する．カルシウムチャネル拮抗薬には，**アムロジピン，ベラパミル，ジルチアゼム**など，骨格の異なる遮断薬がある．これらの構造には共通点がないことからも明らかなように，それぞれチャネルの異なる部位に結合する．それぞれの生理学的，薬理学的な効果も異なっている．

4）**ニフェジピン**はニトロベンゼン部分があることから黄色い粉末である．一方アムロジピンはクロロベンゼンなので白色の粉末である．

4-13-(b) ジルチアゼム塩酸塩 局

英名：diltiazem hydrochloride
別名：塩酸ジルチアゼム
IUPAC名：(2*S*, 3*S*)-5-[2-(Dimethylamino)ethyl]-2-(4-methoxyphenyl)-4-oxo-2,3,4,5-tetrahydro-1,5-benzothiazepin-3-yl acetate monohydrochloride
性状：白色の結晶又は結晶性の粉末．においはない．
構造式の覚え方：ベンゾ**チアゼ**ピン骨格を持つ（ベンゾジアゼピンと混同しないように）．

ベンゾチアゼピン骨格　　ベンゾジアゼピン骨格

物性：LogP
pKa 7.7

本品はギ酸に極めて溶けやすく，水，メタノール又はクロロホルムに溶けやすく，アセトニトリルにやや溶けにくく，無水酢酸又はエタノール(99.5)に溶けにくく，ジエチルエーテルにほとんど溶けない．

薬効：抗不整脈薬，狭心症・虚血性心疾患治療薬，抗高血圧薬

解説：1）DHP ジヒドロピリジン系遮断薬（アムロジピン）やベラパミルと同じくカルシウムチャネルの阻害剤で，細胞へのカルシウムイオンの流入を遮断する．

2）降圧薬とカルシウムチャネルの関係については，4-13-(a) アムロジピンベシル酸塩を参照のこと．

3）L型カルシウムチャネル遮断薬である．フェニルアルキルアミン系の遮断薬（ベラパミル）と同じく血管平滑筋弛緩作用による血圧低下に加え心臓機能の抑制作用もある．

4）ジルチアゼムは脂肪族第三級アミンを持ち，塩基性が高い．(4-13-(c) ベラパミル塩酸塩構造式の覚え方も参照のこと)．

5）塩酸酸性でチオシアン酸アンモニウム・硝酸コバルト(Ⅱ)試液およびクロロホルムを加えよく混ぜるとジルチアゼムとコバルトの間の錯体形成によりクロロホルム層は青色になる．

4-13-(c)　ベラパミル塩酸塩 局

英名：verapamil hydrochloride

別名：塩酸イプロベラトリル，塩酸ベラパミル

IUPAC名：(2RS)-5-[(3,4-Dimethoxyphenethyl)methylamino]-2-(3,4-dimethoxyphenyl)-2-(1-methylethyl)pentanenitrile monohydrochloride

性状：白色の結晶性の粉末．においはない．

構造式の覚え方：カルシウムチャネル遮断薬にはジヒドロピリジン系，ジルチアゼム，そしてベラパミルの三つの異なる構造がある．それぞれ作用部位も異なるので，構造が異なるのはむしろ当然だろう．ジヒドロピリジン系化合物は他に視覚的に似ている医薬品がないので簡単に認識できる．ジルチアゼムはベンゾジアゼピン系化合物と環構造が視覚的に似て見えるものの，それぞれの命名がジルチアゼム（チア＝硫黄，アゼ＝窒素）とジアゼピン（ジ＝2，アゼ＝窒素）なので区別できる（4-13-(b) 参照）．ベラパミルはどうだろうか？例えば，タムスロシン（α_1遮断薬：利尿剤）と似て見えるかもしれない．タムスロシンはフェネチルアミンというモチーフがあるのでアドレナリン関連の医薬品と認識できるが，ベラパミルには塩基性の高い三級アミンが

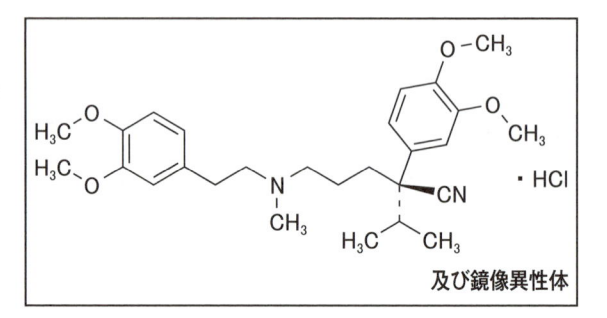

存在し，その周辺のアルキル鎖には置換基が少ないという特徴がある．これはジルチアゼムにも共通する特徴である．非常にそっけない特徴であるが，カルシウムチャネルは細胞膜に存在することから，これらのアミン周辺のアルキル基は膜への結合に重要であり，更にアミン部分はチャネル遮断薬の膜部分と相互作用すると考えられている．

ベラパミル

タムスロシン
tamsulosin

α_1 遮断薬：ナファゾリンの解説も参照せよ

物性：LogP （3～4の範囲）

pKa 8.89（液-液分配法）

メタノール，酢酸(100)又はクロロホルムに溶けやすく，エタノール(95)又は無水酢酸にやや溶けやすく，水にやや溶けにくく，ジエチルエーテルにほとんど溶けない．

特徴的な確認試験：ベラパミル塩酸塩の水溶液（1→50）2 mL にライネッケ塩試液5滴を加えるとき，淡赤色の沈殿を生じる．ライネッケ塩 $NH_4[Cr(NH_3)_2(SCN)_4]\cdot H_2O$ はアミン類と塩を形成し，赤～赤紫の沈殿を生じる．四級アンモニウム塩，イミダゾール，ピリジンなども反応するものがある．

薬効：抗不整脈薬，狭心症・虚血性心疾患治療薬，抗高血圧薬

解説：1) ベラパミルは血管拡張だけでなく，心臓にも影響があり心拍数低下，収縮力低下がある．ジルチアゼムも同様である．ベラパミルは抗不整脈薬として用いられる．これらと対照的に，同じくカルシウムチャネルを遮断する DHP（ジヒドロピリジン）系遮断薬は心機能抑制がなく，血管平滑筋の弛緩，末梢血管抵抗軽減による血圧低下作用を示す．

2) ベラパミルの IUPAC 命名は基本的なルールを身に付けるのに好適である．主骨格はシアノ基（ニトリル）を含む最も長いアルキル鎖である．よってペンタンニトリルが末尾にくる（ただし，塩の表す hydrochloride は更にこの後に続く）．5位には二つ置換基がついたアミン．2位にも置換基が二つ存在する．

4-14　β遮断薬

4-14-(a)　アテノロール 局

英名：atenolol
IUPAC 名：2-(4-{(2RS)-2-Hydroxy-3-[(1-methylethyl)amino]propyloxy}phenyl)acetamide
性状：白色～微黄色の結晶性の粉末
構造式の覚え方：プロプラノロールから派生したβ遮断薬は，アリールオキシプロパノールアミン構造（図中赤線）を有している．アミノ基上の置換基は基本的にイソプロピル基かt-ブチル基である．アテノロールはアリール基がベンゼン環，窒素上の置換基はイソプロピル基であり，更にベンゼン環のパラ位に極性基のアセトアミド基が結合している．

名称は，そのβ遮断作用から**a**ngina（狭心症）+ hyper**ten**sion（高血圧）+ propran**olol**（プロプラノロール関連化合物）から成り立っている．なお，ololはβ遮断薬のステムである．

物性：LogP
pKa 9.75（実測値）

メタノール又は酢酸(100)に溶けやすく，エタノール(99.5)にやや溶けやすく，水に溶けにくい．Log P の値からもわかるように，アテノロールは親水性医薬品である．本品はラセミ体なので旋光性を示さない．

薬効：抗不整脈，狭心症・虚血性心疾患治療薬，抗高血圧薬
解説：1) 交感神経β受容体において，カテコールアミンと競合的に拮抗し，β受容体遮断作用を示すことによって抗狭心症作用，抗不整脈作用を発揮するものと考えられる．
2) アテノロールは選択的β₁受容体拮抗薬である．非選択的β受容体拮抗薬のプロプラノロール

からの改良として，アリールオキシプロパノールアミン構造中のアリール環をベンゼン環とし，その4位にアミド，エーテル，エステルなどを導入することで選択的 β_1 受容体拮抗薬が開発された．関連化合物として，ベンゼン環4位にエーテル基を有するビソプロロールフマル酸塩がある．

エーテル基　ビソプロロールフマル酸塩
bisoprolol fumarate

3) 親水性医薬品なので血管脳関門を通過しにくく，中枢性の副作用が少ない．

4-14-(b) カルテオロール塩酸塩 局

英名：carteolol hydrochloride
IUPAC名：5-[(2RS)-3-(1,1-Dimethylethyl)amino-2-hydroxypropyloxy]-3,4-dihydroquinolin-2(1H)-one monohydrochloride
性状：白色の結晶又は結晶性の粉末

構造式の覚え方：4-14-(a) アテノロールの項で述べたように，初期の β 遮断薬はアリールオキシプロパノールアミン構造（図中赤線）を有している．カルテオロールはアミノ基上の置換基が t-ブチル基である．また非選択的 β 遮断薬は二環性アリール基を持つことが多く，カルテオロールは3,4-ジヒドロカルボスチリル骨格（ベンゼン環＋六員環ラクタム）を有している．語尾はオロール（olol）であり，プロプラノロールに関係する β 遮断薬であることがわかる．

3,4-ジヒドロカルボスチリル　⇒　オキシ　アミン　t-ブチル基　アリール　プロパノール

物性：LogP 0より小 0 0.5 1 1.5 2 2.5 3 3.5 4 4.5 5 5より大

pKa 約 9.74（実測値）

本品 1.0 g を水 100 mL に溶かした液の pH は 5.0 〜 6.0（弱酸性）である．本品の水溶液（1→20）は旋光性を示さない．

水にやや溶けやすく，メタノールにやや溶けにくく，エタノール(95)又は酢酸(100)に極めて溶けにくく，ジエチルエーテルにほとんど溶けない．カルテオロール塩酸塩は，強酸（塩酸）と弱塩基（カルテオロール，アミンなので）の塩．よって水に溶かすと弱酸性を示す．ClogP の値からもわかるように，カルテオロール塩酸塩は**親水性医薬品**である．

薬効：抗不整脈，狭心症・虚血性心疾患治療薬，抗高血圧薬，緑内障治療薬

解説：1) 非選択的な β 遮断薬．β 遮断作用はプロプラノロールより 3 〜 6 倍強く，持続性である．
2) カルテオロールをはじめ，プロプラノロールに代表される非選択的な β 遮断薬のアリール基は，ナフタレン，インドールなど二環性のものが多い．関連化合物として，アリール基にナフタレン環を有するプロプラノロール塩酸塩とインドール環を有するピンドロールがある．構造の類似性（アリールオキシプロパノールアミン構造）に着目しよう．

プロプラノロール塩酸塩
propranolol hydrochloride

ピンドロール
pindolol

4-14-(c) ラベタロール塩酸塩

英名：labetalol hydrochloride
別名：塩酸ラベタロール
IUPAC 名：2-Hydroxy-5-{(1RS)-1-hydroxy-2-[(1RS)-1-methyl-3-phenylpropylamino]ethyl} benzamide monohydrochloride 及び 2-Hydroxy-5-{(1RS)-1-hydroxy-2-[(1SR)-1-methyl-3-phenylpropylamino]ethyl} benzamide monohydrochloride
性状：白色の結晶性の粉末
構造式の覚え方：ラベタロールはその語尾のオロール（olol）から β 遮断薬であることがわかるが，その構造はアリールオキシプロパノールアミ

ン構造ではなくアリールエタノールアミン構造（図中赤線）である．これは $α_1, β$ 受容体遮断薬の特徴的な構造であり，また窒素原子上にベンゼン環を含む置換基（フェニルブチル基）を有している．アドレナリン由来の $β$ 作動薬と構造的特徴が類似しているので注意が必要である．

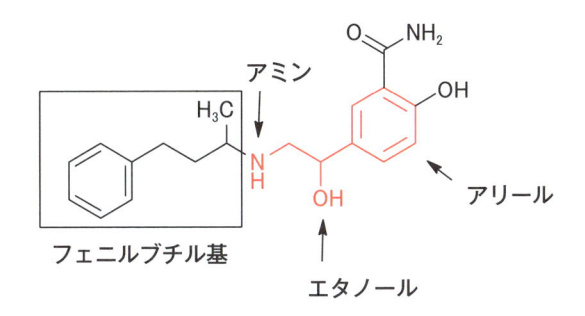

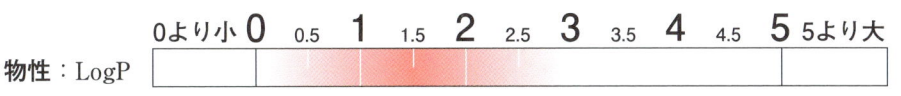

物性：LogP

pKa 7.57（実測値）

本品 0.5 g を水 50 mL に溶かした液の pH は 4.0 ～ 5.0（弱酸性）である．

メタノールに溶けやすく，水又はエタノール(99.5)にやや溶けにくい．0.05 mol/L 硫酸試液に溶ける．ラベタロール塩酸塩は，強酸（塩酸）と弱塩基（ラベタロール，アミンなので）の塩．よって水に溶かすと弱酸性を示す．本品は 2 種のジアステレオマー混合物のラセミ体なので旋光性を示さない．

薬効：抗高血圧薬，本態性高血圧症，褐色細胞腫による高血圧症

解説：1) $β$ 受容体遮断作用だけでなく，$α_1$ 受容体遮断作用も併せ持つ．$β_1$ 遮断作用に基づく心機能抑制効果と $α_1$ 遮断による末梢血管拡張作用の相加効果で効果的に血圧を下げることができる．

2) ラベタロールは二つの不斉炭素を持つので，四つの立体異性体が存在する（R, R ; R, S ; S, S ; S, R）．特に R, R 体と S, R 体に作用があるが，臨床的にはラセミ体で使用される．

3) ラベタロール（labetalol）はその $α, β$ 受容体遮断作用より，**la** (**al**pha アルファの倒置) + **beta**（ベータ）+ **lol**（$β$ 遮断）から成り立っている．

4) 関連化合物として，$α_1, β$ 受容体遮断薬のアモスラロール塩酸塩がある．特徴的なアリールエタノールアミン構造（図中赤線）と窒素上にベンゼン環を含む置換基を有しており，ラベタロールと類似した構造となっている．

アモスラロール塩酸塩
amosulalol hydrocloride

4-15 抗不整脈薬

4-15-(a) アミオダロン塩酸塩 局 毒

英名：amiodarone hydrochloride
別名：塩酸アミオダロン
IUPAC名：(2-Butylbenzofuran-3-yl)
{4-[2-(diethylamino)ethoxy]-3,5-
diiodophenyl} methanone monohydrochloride
性状：白色～微黄白色の結晶性の粉末

構造式の覚え方：上の構造式を見ると，中心のジヨードベンゼンからアミノエチルオキシ基（OCH$_2$CH$_2$N）とその反対側にカルボニル基をはさんでベンゾフランが結合していて少々覚えにくい．そこで，痛風治療薬のベンズブロマロン（benz**brom**arone, **brom** = bromo = 臭素）を思い出してほしい．ベンズブロマロンの臭素をヨウ素に置換した医薬品をベンズヨーダロン（benz**iod**arone, iod = iodo = ヨウ素）という．

ベンズブロマロン
benzbromarone

ベンズヨーダロン
benziodarone

アミオダロンとベンズヨーダロンの構造は非常によく似ている．つまり，ベンズヨーダロンのフェノール性ヒドロキシ基に三級のアルキルアミンを伸長し，ベンゾフラン上のエチル基をブチル基に変えるとアミオダロンになると覚えよう．同時に複素環のベンゾフラン環も重要である．アミオダロン（amiodarone）は，**ami**no（アミノ基）+ **iodo**（ヨウ素基）+ benzbrom**arone**（ベンズブロマロン）から成り立っている．

4-15 抗不整脈薬

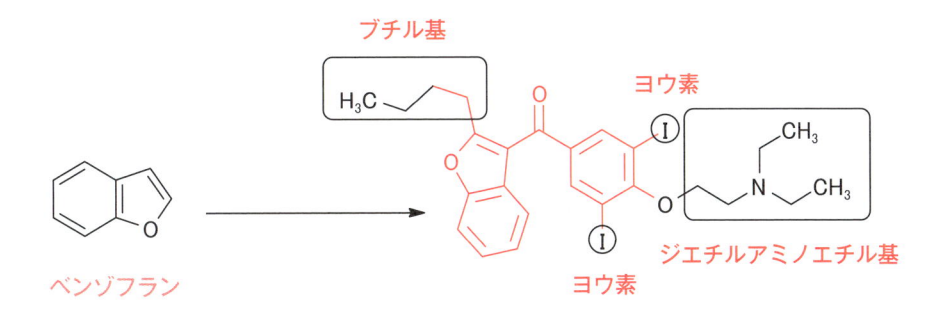

ブチル基
ヨウ素
ジエチルアミノエチル基
ベンゾフラン

物性：LogP（0より小 ~ 5より大、4.5〜5付近）

pKa 8.97（実測値）

本品 1.0 g に新たに煮沸して冷却した水 20 mL を加え，80℃ に加温して溶かし，冷却した液のpH は 3.2 〜 3.8 である．

本品は 80℃ の水に極めて溶けやすく，ジクロロメタンに溶けやすく，メタノールにやや溶けやすく，エタノール(95)にやや溶けにくく，水に極めて溶けにくい．

アミオダロン塩酸塩は，強酸（塩酸）と弱塩基（アミオダロン，アミンなので）の塩．よって水に溶かすと弱酸性を示す．

4-11-(d) ドブタミン塩酸塩を参照．

薬効：抗不整脈薬

解説：1) Vaughan Williams 分類のⅢ群に属する不整脈治療剤である．主な作用機序は心筋の K^+ チャネル遮断作用であるが，Na^+ チャネル，Ca^{2+} チャネル遮断作用及び抗アドレナリン作用を併せ持つことが知られている．

2) 関連化合物としてその他のⅢ群に属する K^+ チャネル遮断薬に，ソタロール及びニフェカラントがある．いずれも局方未記載品であるが，国試には出題されている．また，ソタロールは日本薬局方新規収載候補品目の一つである．

3) 生命の危険がある心室頻拍・心室細動あるいは肥大型心筋症に伴う心房細動の再発性不整脈で他の抗不整脈薬が無効か使用できない場合に用いる．

ソタロール塩酸塩
sotalol hydrochloride

ニフェカラント塩酸塩
nifekalant hydrochloride

4-15-(b)　キニジン硫酸塩水和物 🏛

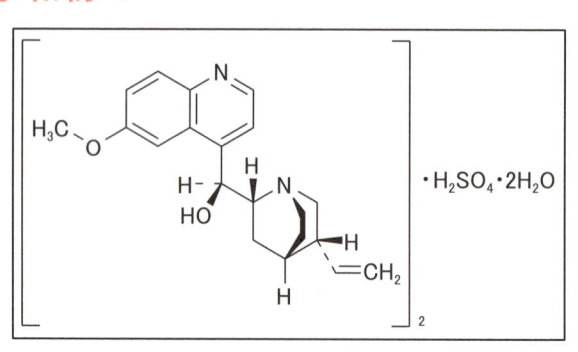

英名：quinidine sulfate hydrate
別名：キニジン硫酸塩，硫酸キニジン
IUPAC名：(8*R*,9*S*)-6′-Methoxycinchonan-9-ol hemisulfate monohydrate
性状：白色の結晶で，においはなく，味は極めて苦い．
構造式の覚え方：キニジンはキノリン環とキヌクリジン環の2種の複素環及び複数の不斉中心が特徴的である．キノリン環とキヌクリジン環の構造は重要なので覚えよう．メタノールの炭素原子に，キノリン環とキヌクリジン環がそれぞれ結合したものがキニジンの主骨格である（図中赤色）．更に，キノリン環にはメトキシ基，キヌクリジン環にはビニル基が結合している．芳香環（キノリン環）とキヌクリジン環上の窒素原子との間は炭素原子2個で連結されており，アミノ酸由来の生体アミン（アドレナリンやヒスタミンなど）の基本骨格とよく似ている．不斉中心は五つある．通常窒素原子上に不斉中心はないが，キヌクリジン環のように骨格が固定されると窒素原子の反転が抑えられ不斉中心が出現する．

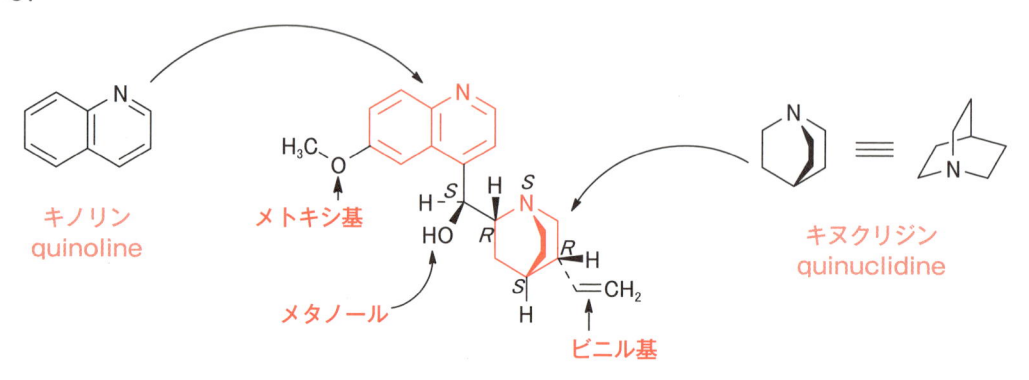

物性：LogP

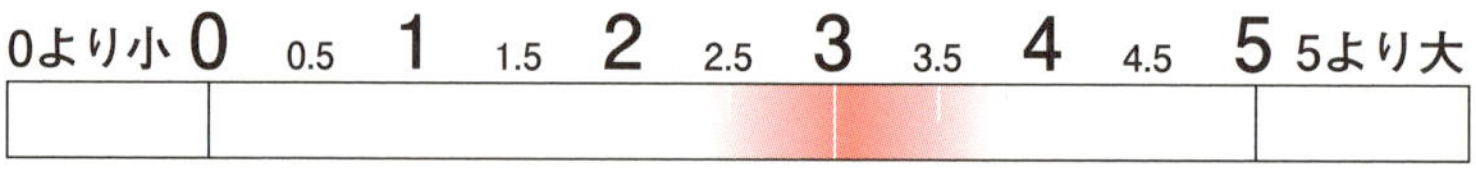

本品 1.0 g を新たに煮沸して冷却した水 100 mL に溶かした液の pH は 6.0 ～ 7.0 である．
本品はエタノール(95)又は熱湯に溶けやすく，水にやや溶けにくく，ジエチルエーテルにほとんど溶けない．また，本品の乾燥物はクロロホルムに溶けやすい．
本化合物は，光学活性体である．旋光度 $[\alpha]_D^{20}$：+275 ～ +287°
特徴的な確認試験：1)「本品の水溶液（1 → 1000）5 mL に臭素試液 1 ～ 2 滴及びアンモニア試液 1 mL を加えるとき，液は緑色を呈する．」

タレイオキン反応と呼ばれ，キノリン環にヒドロキシ基あるいはメトキシ基を持つ化合物の呈色に用いる．キナアルカロイド（キニーネ塩酸塩やキニジン硫酸塩水和物）の確認試験法である．

2)「本品 0.4 g に水 20 mL 及び希塩酸 1 mL を加えて溶かした液は，硫酸塩の定性反応を呈する．」本化合物は硫酸塩であり，その溶液に，塩化バリウム試液や酢酸鉛(Ⅱ)試液を加えると，不溶性の硫酸バリウムや硫酸鉛を生ずる．

薬効：抗不整脈薬

解説：1) ① 期外収縮（上室性，心室性），発作性頻拍（上室性，心室性），新鮮心房細動，発作性心房細動の予防，陳旧性心房細動，心房粗動，② 電気ショック療法との併用及びその後の洞調律の維持，③ 急性心筋梗塞時における心室性不整脈の予防に使用される．
2) Vaughan Williams 分類のⅠa 群に属する不整脈治療剤である．Na$^+$ チャネルを遮断し，細胞内への Na$^+$ の流入を抑制することにより，刺激伝導を遅延させる．また，K$^+$ チャネルに対する遮断作用もあり，活動電位持続時間と有効不応期を延長する．これらの作用により，異所性自動能に基づく上室性及び心室性不整脈の発生が抑制される．
3) キニジン（quinidine）はキナ類（chinchona）の樹皮から採取されることから，スペイン語の樹皮（quina）に由来する．
4) キニジンの 8 位と 9 位の配置が異なる立体異性体が抗マラリア薬のキニーネである．すなわちキニジンとキニーネはジアステレオマーである．

キニジン
qunidine
抗不整脈薬

キニーネ
quinine
抗マラリア薬

5) キニジンは**右旋性**（＋の旋光度）であるが，キニーネは**左旋性**（−の旋光度）である．

4-15-(c)　メキシレチン塩酸塩 局

英名：mexiletine hydrochloride
別名：塩酸メキシレチン
IUPAC名：(1*RS*)-2-(2,6-Dimethylphenoxy)-1-methylethylamine monohydrochloride
性状：白色の粉末

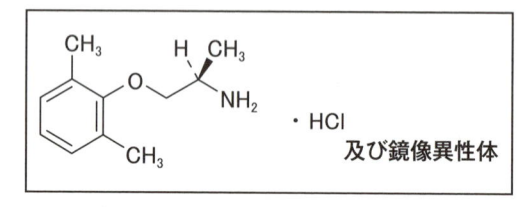

構造式の覚え方：メキシレチンはリドカイン（4-15-(d) の項参照）と構造がよく似ている．ベンゼン環とアミンが三原子のリンカー（-O-C-C-）で連結されている．また，ベンゼン環も両オルト位にメチル基を有している．異なる点は，メキシレチンはアミンが1級アミンであること，及びリンカーがエーテル結合（-O-CH₂-CH(CH₃)-）であることである．メキシレチン（mexiletine）はその旧化学名の 1-<u>me</u>thyl-2-(2,6-<u>xyl(xil)</u>yloxy)<u>et</u>hylam<u>ine</u>（IUPAC名の順序違い）の下線部をつなぎ合わせたものである．

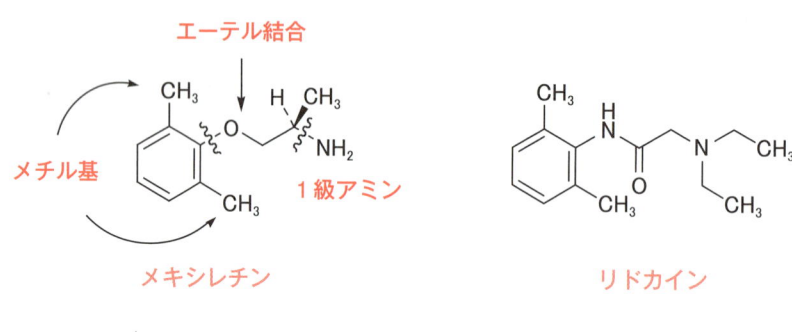

物性：LogP
pKa 9.06（実測値）

本品 1.0 g を水 10 mL に溶かした液の pH は 3.8 ～ 5.8（弱酸性）である．
水又はエタノール(95)に溶けやすく，アセトニトリルに溶けにくく，ジエチルエーテルにほとんど溶けない．
メキシレチン塩酸塩は，強酸（塩酸）と弱塩基（メキシレチン，アミンなので）の塩．よって水に溶かすと弱酸性を示す．
本品はラセミ体なので旋光性を示さない．

薬効：非麻薬性鎮痛薬，抗不整脈薬

解説：1) 頻脈性不整脈（心室性），糖尿病性神経障害に伴う自覚症状（自発痛，しびれ感）の改善に使用する．
2) Vaughan Williams 分類のⅠb群に属する不整脈治療剤である．心筋細胞膜活動電位の第0相

最大立ち上がり速度（V_max）を抑制し，不整脈の原因となるリエントリーを消失させる．

3）神経細胞膜のNaチャネルを遮断し，傷害された小径有髄線維と無髄線維の再生過程における異常発火を抑制し，鎮痛効果を発現する．

4）消化管からの吸収は良好で肝初回通過効果をほとんど受けず，経口投与で作用を発揮する．

4-15-(d)　リドカイン 局

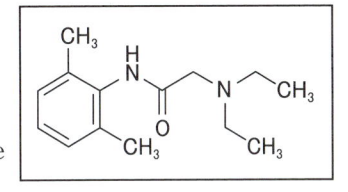

英名：lidocaine
IUPAC名：2-Diethylamino-*N*-(2,6-dimethylphenyl)acetamide
性状：白色～微黄色の結晶又は結晶性の粉末
構造式の覚え方：ナトリウムチャネル遮断作用による局所麻酔薬や，更に抗不整脈薬の作用を併せ持つ医薬品の基本構造は，ベンゼン誘導体と三級アミンが，アミド構造を含むリンカー（中間鎖）で連結された形になっている．リンカーは直鎖で三原子又は四原子である．

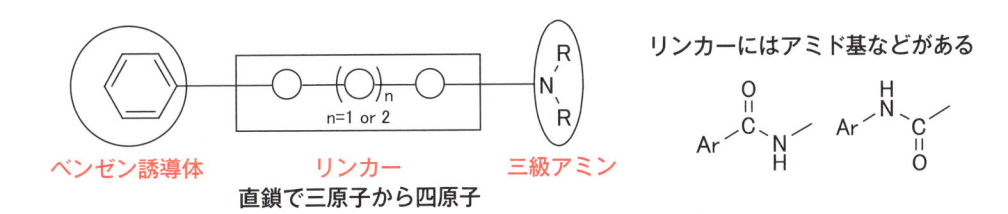

ベンゼン誘導体　リンカー　三級アミン
直鎖で三原子から四原子

リンカーにはアミド基などがある

リドカインはベンゼン環とジエチルアミンの間に三原子のリンカーがある．ベンゼン環には両オルト位にメチル基が存在し，リンカーにはアセトアニリド由来のアミド結合を有する．リドカイン（lidocaine）は，acetan**ilide**（アセトアニリド）＋**c**o**caine**（局所麻酔薬がコカイン由来なので）から成り立っている．

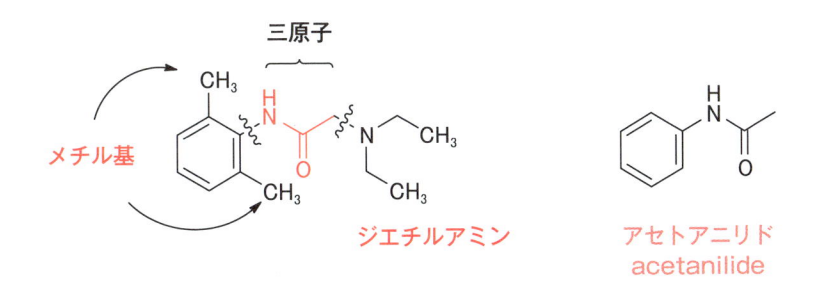

メチル基　三原子　ジエチルアミン　アセトアニリド acetanilide

物性：LogP
0より小　0　0.5　1　1.5　2　2.5　3　3.5　4　4.5　5　5より大

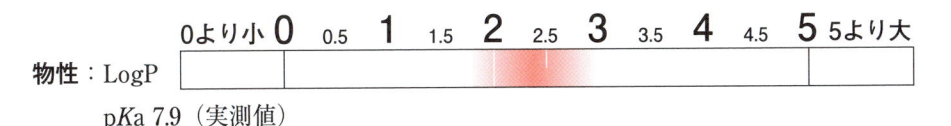

p*K*a 7.9（実測値）

本品はメタノール又はエタノール(95)に極めて溶けやすく，酢酸(100)又はジエチルエーテルに溶けやすく，水にほとんど溶けない．本品は，希塩酸に溶ける．

リドカインはアミンなので塩基性物質である．注射剤として用いる場合，水溶性にするために塩酸塩とする．

薬効：局所麻酔薬，抗不整脈薬

解説：1) Vaughan Williams 分類のⅠb群に属する不整脈治療剤である．心筋細胞の Na^+ チャネル機能を抑制することで，活動電位の立ち上がり速度の減少，心房・心室の伝導性低下・ナトリウムチャネル不活性化回復遅延を来し，相対不応期を延長させる．

2) 神経膜のナトリウムチャネルをブロックし，神経における活動電位の伝導を可逆的に抑制し，知覚神経及び運動神経を遮断することで局所麻酔作用を示す．

3) 植物塩基グラミン（gramine）の合成類縁体イソグラミン（isogramine）に局所麻酔作用があることが発見され，さらに改良を重ねてリドカインが完成した．イソグラミンの構造がリドカインと類似していることに気が付くだろうか．

イソグラミン
isogramine

4) リドカインの作用は，アミド結合の安定性が重要である．ベンゼン環オルト位のジメチル基の立体障害によって，アミド結合の生体内での加水分解が抑制させる．また，メチル基は電子供与基であるから，電子的効果によってもアミド結合が強化される．

5) ナトリウムチャネル遮断作用を持つ抗不整脈薬で局所麻酔作用を併せ持つ関連医薬品として，プロカインアミド塩酸塩がある．プロカインアミドはプロカインから改良された医薬品であるので，アミド構造の向きがリドカインとは逆である．

プロカインアミド塩酸塩
procainamide hydrochloride

4-16 利尿薬

4-16-(a) アセタゾラミド 局

英名：acetazolamide
別名：アセタゾールアミド
IUPAC名：*N*-(5-Sulfamoyl-1,3,4-thiadiazol-2-yl)acetamide
性状：白色〜微黄白色の結晶性の粉末．においはなく，味はわずかに苦い．
構造式の覚え方：チアジアゾール環（1,3,4-thiadiazole）を持つ．これにアセチルアミドとスルホンアミドが置換している．

物性：LogP（0より小）
pKa 7.2

エタノール(95)に溶けにくく，水に極めて溶けにくく，ジエチルエーテルにほとんど溶けない．
融点：約255℃（分解）．

特徴的な確認試験：1) 本品0.1gに水酸化ナトリウム試液5mLを加え，次に塩酸ヒドロキシアンモニウム0.1g及び硫酸銅(Ⅱ)五水和物0.05gを水10mLに溶かした液5mLを加えるとき，液は淡黄色を呈し，更に5分間加熱するとき，この呈色は徐々に濃くなる．アセタゾラミドはCu(Ⅰ)と錯体を作る．ヒドロキシアミンはCu(Ⅱ)を還元すると考えられている．

2) 本品0.02gに希塩酸2mLを加えて10分間煮沸し，冷後，水8mLを加えた液は芳香族第一アミンの定性反応（津田試薬などによるジアゾカップリング反応）を呈する．アミドが加水分解されて生じたアミンを検出している．

3) 本品0.2gに粒状の亜鉛0.5g及び薄めた塩酸（1→2）5mLを加えるとき，発生するガスは潤した酢酸鉛(Ⅱ)紙を黒変する．酸性の還元的条件下にチアゾール環ならびにスルホンアミドが分解され，発生したH_2Sが鉛と反応するためである．

薬効：抗てんかん薬，鎮暈鎮吐薬，利尿薬，緑内障治療薬

解説：1) アセタゾラミドはCA（carbonic anhydrase, 炭酸脱水素酵素）を強く阻害する．アセタゾラミドの薬理作用はこのCAの阻害で説明されている．CAは

$$CO_2 + H_2O \rightleftharpoons H^+ + HCO_3^-$$

の平衡反応を触媒する酵素で，二酸化炭素（気体である！）と水から，重炭酸イオンとH^+を発生させることにより，生体体液のH^+イオンの濃度（pH）の調整を行っている．逆反応は体液中

のプロトンと重炭酸イオンを二酸化炭素（呼気として排泄可能）と水に分解する，つまり酸を消し去る役割を意味している．

　尿細管細胞における Na^+ の再吸収は，原尿中の Na^+ と尿細管細胞中の H^+ を交換することでなされる．つまり Na^+ を回収するためには H^+ の調達が必要である．CA の阻害は H^+ の供給を断つので Na^+ イオンの尿への移行量が増える．その結果尿中の水の排泄も増え，利尿作用と降圧作用を示す．尿はアルカリ性になる．対応して血液は酸性（アシドーシス）になる．

2) チアジアゾール環（1,3,4-thiadiazole）は 6π 系であり芳香族性を持っている．この環の窒素はともに孤立電子対を持っているので弱い塩基性を持つ．

3) スルホンアミド（$-SO_2NH_2$）の特徴として，1) 弱い酸性を持つ，2) 一般に医薬品の水溶性を増す，3) 化学的に安定である．

4) 弱い塩基性（チアジアゾール環のN）と弱い酸性（スルホンアミド）の部分構造を持ち合わせている．

5) スルホンアミドはカルボン酸のバイオアイソスター（生物学的等価体）と知られている．CA は金属酵素であり，活性中心に Zn^{2+} を持っている．この亜鉛に配位しながら，二酸化炭素は重炭酸イオンへ変換される．アセタゾラミドはスルホンアミドのNを亜鉛に配位させて酵素を阻害する．

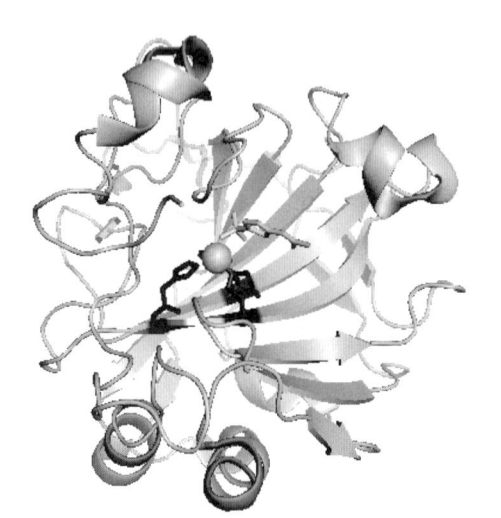

CA に結合したアセタゾラミド
中央の球が亜鉛イオンである．

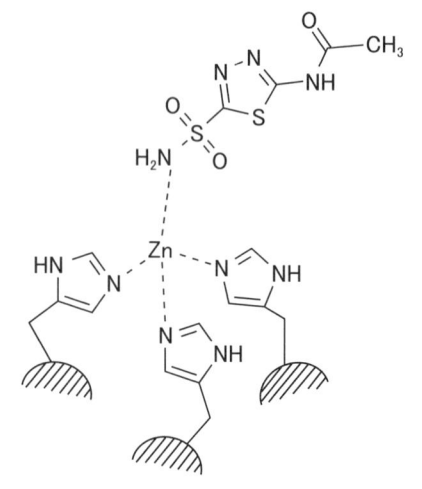

酵素の中心の三つのヒスチジンに配位した亜鉛に結合している．

4-16-(b) フロセミド 局

英名：furosemide
IUPAC名：4-Chloro-2-[(furan-2-ylmethyl)amino]-5-sulfamoylbenzoic acid
性状：白色の結晶又は結晶性の粉末
構造式の覚え方：フラン環とスルホンアミドを持っている．*p*-アミノベンゼンスルホン酸（スルファミン）のアミノ基にメチレン基を介してフラン環が2位で結合した構造で，更にカルボキシ基とクロルがベンゼン環上に置換している．アゾセミドではフロセミドのカルボン酸がその生物学的等価体であるテトラゾール環になり，更にフラン環はチオフェン環で置き換えられている．

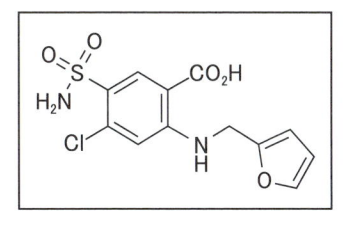

アゾセミド
azosemide
長時間作用型

物性：LogP

0より小 0　0.5　1　1.5　2　2.5　3　3.5　4　4.5　5　5より大

N,*N*-ジメチルホルムアミドに溶けやすく，メタノールにやや溶けやすく，エタノール(99.5)にやや溶けにくく，アセトニトリル又は酢酸(100)に溶けにくく，水にほとんど溶けない．希水酸化ナトリウム試液に溶ける．光によって徐々に着色する．融点：約205℃（分解）．

特徴的な確認試験：本品25 mgをメタノール10 mLに溶かし，この液1 mLに2 mol/L塩酸試液10 mLを加え，還流冷却器を付けて水浴上で15分間加熱した後，冷却し，水酸化ナトリウム試液18 mLを加えて弱酸性とした液は芳香族第一アミンの定性反応を呈する．ただし，液は赤色～赤紫色を呈する．

　塩酸により加水分解されて生じたアントラニル酸誘導体が芳香族第一級アミンの定性反応を行うからである（4-16-(a) アセタゾラミド参照）．

薬効：抗高血圧薬，利尿薬
解説1)【薬効作用】ヘンレのループ（尿細管がヘアピン型に折り返す構造）の後半（上行脚）に存在する$Na^+/K^+/2Cl^-$共輸送系を阻害する．Na^+とCl^-の両方の再吸収を抑制し，強力な利尿作用を示す．血圧降下作用は小さい．チアジド系利尿剤（4-16-(d) トリクロルメチアジト参照）よりも腎臓の血流量を減少させず，糸球体濾過量も減少させないので腎臓障害の患者にも使われる．利尿薬の第一選択薬とされている．

2) ヘンレループの Na$^+$/K$^+$/2Cl$^-$ 共輸送系を同様に阻害するトラセミドは構造的には異なっており，アルドステロン受容体を阻害する機能もある．そのためトラセミドは他のループ利尿薬よりも低 K$^+$ 血症を起こしづらい．

トラセミド
torasemide

3) フロセミドは尿量を短時間で減少させる．そのため，注射剤として急性期心不全に用いられる．急激な尿量減少は腎臓を刺激し，レニン-アンギオテンシン系の亢進を引き起こすため，心不全防止を目的とした利尿薬としては，アゾセミド，トラセミドが臨床ではよく使われる．

4-16-(c) スピロノラクトン 局

英名：spironolactone
IUPAC 名：7α-Acetylsulfanyl-3-oxo-17α-pregn-4-ene-21,17-carbolactone
性状：白色～淡黄褐色の微細な粉末
構造式の覚え方：一つの正四面体型炭素を共有して二つの環が結合しているものをスピロ環という．二つの環は直交した関係にある．ラクトンは環状のエステルである．スピロノラクトンのラクトン環はカルボン酸と γ 位の水酸基がエステル化したので γ-ラクトンである．

スピロノラクトンのラクトンを開環した構造に対応する薬物としてカンレノ酸がある．カンレノ酸もスピロノラクトンと同じく，利尿作用がある．

カンレノ酸カリウム
potassium canrenoate

4-16 利尿薬

物性：LogP

| 0より小 | 0 | 0.5 | 1 | 1.5 | 2 | 2.5 | 3 | 3.5 | 4 | 4.5 | 5 | 5より大 |

クロロホルムに溶けやすく，エタノール(95)にやや溶けやすく，メタノールに溶けにくく，水にほとんど溶けない．融点：198～207℃．

薬効：抗高血圧薬，利尿薬

解説：1) MR（鉱質コルチコイド受容体）にアルドステロンが結合すると尿細管の管腔側に Na^+ チャネル，血管側では Na^+, K^+-ATPase が発現する．その結果，血液側に Na^+ を回収し，代わりに K^+ を排出する．MR の過剰活性化は高 Na^+ 血症/低 K^+ 血症とそれに伴う水分貯留による高血圧，心不全などにつながる．スピロノラクトンなどのアルドステロン拮抗利尿薬は，血中 K^+ 濃度を保持する特徴がある．また，臓器保護作用があることも知られている．利尿薬としてはループ利尿薬などよりも弱いが，高血圧，うっ血性心不全に用いられる．

2) アルドステロンとスピロノラクトンの構造を比べると D 環 17 位の立体化学が異なり，そのため受容体には結合するがアゴニストにはならない．アルドステロンはヘミアセタール構造を持ち，その開環構造と平衡にある．

アルドステロン
aldosterone
鉱質コルチコイド
抗利尿作用

ヘミアセタール型

3) 鉱質コルチコイドと非常に構造的に類似しているのが，糖質コルチコイドである．ここでも D 環に結合したケトール構造が特徴的である．下記に代表的な糖質コルチコイドであるヒドロコルチゾンの構造式を示す．糖質コルチコイドは強い抗炎症作用を持つ．

4) **エプレレノン**もスピロノラクトンと類似した構造を持つ利尿薬であるが，スピロノラクトンの副作用である女性化乳房などの女性ホルモン関連の副作用は少ない．

ヒドロコルチゾン
hydrocortisone
糖質コルチコイド
抗炎症作用

エプレレノン
eplerenone

4-16-(d) トリクロルメチアジド 局

英名：trichlormethiazide
IUPAC名：(3*RS*)-6-Chloro-3-dichloromethyl-3,4-dihydro-2*H*-1,2,4-benzothiadiazine-7-sulfonamide-1,1-dioxide
性状：白色の粉末

構造式の覚え方：ベンゾチアジアジンを基本骨格とする利尿薬は**チアジド系利尿薬**と呼ばれる．本品については塩素が三つ，うち二つはジクロロメチル基としてベンゾチアジアジン環に付加している．また，二つのスルホンアミド構造を持っている．構造上チアジド系薬物ではないが，メフルシドもチアジド系薬物と同様の薬理作用を持ち，歴史的にはチアジド系利尿薬と呼ばれる．クロロベンゼン環の2，4位に二つのスルホンアミドをも持つと考えると共通点が見えてくる（正確には4-クロロベンゼン-1,3-ジスルホンアミドを持つ）．

ベンゾチアジアジン
2*H*-benzo[e][1,2,4]thiadiazine

ヒドロクロロチアジド
hydrochlorothiazide

メフルシド
mefruside
非チアジド系利尿薬

物性：LogP
pKa 8.6

N,N-ジメチルホルムアミド又はアセトンに溶けやすく，アセトニトリル又はエタノール（95）に溶けにくく，水にほとんど溶けない．本品のアセトン溶液（1→50）は旋光性を示さない．スルホンアミドなので弱い酸性がある．融点：約270℃（分解）

薬効：抗高血圧薬，利尿薬

解説：1) チアジド系利尿薬は良好な経口吸収性を持つ．スルホンアミド構造を持つが炭酸脱水酵素阻害活性は弱い（4-16-(a) アセタゾラミド参照）．尿量を増やし（利尿），血圧を低下させ，心臓の負担を軽減する効果がある．チアジド系利尿薬による体液量の減少効果から，主として降圧薬として処方される．

2) 降圧薬と利尿薬の間の関係は血圧と体液水分量の関係である．体液量の増加は心臓への負担を増すので，心不全などを引き起こす．ループ利尿薬（**フロセミド**），K$^+$保持性利尿薬（**スピロ**

ノラクトン），チアジド系利尿薬（トリクロルメチアジド）は，それぞれメカニズムは異なるが，腎尿細管で Na^+ の再吸収を抑える（尿から Na^+ を再吸収すると血液中へ水分も戻ってくる）ことで静脈血の量を低下させる．

3) トリクロルメチアジドは，遠位尿細管で Na^+/Cl^- 共輸送を抑制する．遠位尿細管では Na^+ と K^+ の交換系もあるが，尿側の Na^+ が高くなるため，K^+ も失われるので，低カリウム血症には気をつけるべきである（注意：生体内の Na^+ と K^+ の濃度は細胞外液と細胞内液では大きく逆転している．血液の K^+ 濃度はそもそも低い濃度でかつ狭い範囲に維持されている）．低カリウムはインスリンの分泌を抑制するのでチアジド系利尿薬と糖尿病治療の組合せには注意が必要である．

4) 心不全については，軽度（自覚症状なし）では（i）ACE 阻害剤（カプトプリル）/ARB（カンデサルタン），（ii）β 遮断薬（ラベタロール）が用いられるが，自覚症状がある場合の治療には利尿薬（ループ利尿薬，チアジド系利尿薬，抗アルドステロン系利尿薬）が用いられる．

4-17 降圧薬

4-17-(a) カンデサルタン シレキセチル 局

英名：candesartan cilexetil
IUPAC名：(1RS)-1-(Cyclohexyloxycarbonyloxy)ethyl 2-ethoxy-1-{[2′-(1H-tetrazol-5-yl)biphenyl-4-yl]methyl}-1H-benzo[d]imidazole-7-carboxylate
性状：白色の結晶又は結晶性の粉末
構造式の覚え方：ARB（アンギオテンシン受容体拮抗薬，angiotensin II receptor blocker）の開発は，AII（アンギオテンシンII）の類縁構造を起点にして開始された（1960年代）が，一般的にペプチドあるいはペプチド類似化合物は経口投与に適していないことが多く，非ペプチド構造の拮抗薬が望まれていた．イミダゾール酢酸誘導体（1970年なかば）にAT1（AII受容体）の結合を阻害する活性が見いだされ，これが機になり，初めての経口投与可能な薬物としてロサルタン（1989年）が開発された．経口投与が可能になった決め手となったのは，ビフェニルテトラゾールである．イミダゾール環上にはヒドロキシメチルないしカルボン酸がある点も共通しており，これらがARBのファーマコフォアと考えられている．またイミダゾール環を持たないバルサルタンの場合でも，アミド結合に関与するカルボニル酸素はイミダゾール環窒素と空間的に同じ位置にあり，この部分も受容体との相互作用（水素結合）に関与すると考えられる．

物性：LogP

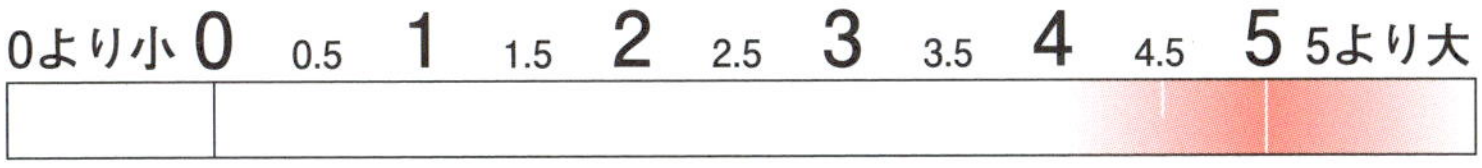

```
0より小 0  0.5  1  1.5  2  2.5  3  3.5  4  4.5  5  5より大
```

酢酸(100)にやや溶けやすく，メタノールにやや溶けにくく，エタノール(99.5)に溶けにくく，水にほとんど溶けない．本品のメタノール溶液（1→100）は旋光性を示さない．

薬効：抗高血圧薬，心不全薬

解説：1) AⅡは血管平滑筋を収縮させ強力な血圧上昇作用を示す．一方，副腎皮質にも作用してアルドステロンを分泌させ，腎臓でのNa^+再吸収を促進する（結果として体液量の増加となり血圧が上がる）．さらに脳下垂体に作用してバソプレシン分泌をさせ，水分再吸収を促す．血管平滑筋収縮とあいまって水分再吸収による体液容量増加はともに強力に血圧の上昇を招く．更にAⅡは細胞の増殖も促進する活性があり，組織リモデリングにも関わっている．

　最近の研究ではR-A系（レニン-アンギオテンシン系）は全身循環とは独立に組織単位でも存在することが判明している．組織R-A系は局所R-A系とも呼ばれ，例えば心臓細胞の肥大や線維芽細胞増殖による組織再構築（リモデリング：一般的に形態が本来の姿とは異なる状態になることが多い）などを引き起こす．長期的な高血圧の継続は慢性的なR-A系の刺激となって，血管壁の肥厚（例：動脈硬化）や組織線維化（例：腎硬化）をもたらすと考えられている．R-A系を抑制するACE阻害薬やARB（アンギオテンシンⅡ受容体拮抗薬）は，単純に血圧を抑制するだけでなく，心血管系組織の保護作用がある点が特徴であり，治療薬としての強みとなっている．

2) カンデサルタンは組織のAT1（タイプⅠ型　AⅡ受容体）に結合しAⅡの作用を抑制する．同様な薬物には，バルサルタンやオルメサルタンがある．

3) テトラゾール環は酸性で，カルボン酸の生物学的等価体である．テルミサルタンはカルボン酸を有している．なお，テルミサルタンはPPAR-γ活性化作用も有する（4-27-(c) ピオグリタゾン塩酸塩参照）．

4) カンデサルタン シレキセチルとオルメサルタン メドキソミルは，どちらもカルボン酸がエステル化（カンデサルタンはジエステル化）されたプロドラッグであり，生体内で速やかにエステル部が加水分解されて，生理活性発現に重要なファーマコフォアであるカルボン酸が生じる．プロドラッグ化により経口吸収性，持続性ともに優れた薬物になった．

5) ARBにはACE阻害剤の副作用であるキニン系への影響（空咳）が少ないことから，高血圧の治療ではCa^{2+}チャネル遮断薬とともによく処方される．

6) AT1はAⅡが結合しなくても，物理的刺激（例えば血管壁へのひっぱり力など）で活性化を受けることがあり，このことが病態と関連する例も多い．ARBはこのような信号伝達も遮断できる（インバースドアゴニスト）．この点もACE阻害剤にはない治療上有用な作用である．

156   4 構造から学ぶ医薬品

テルミサルタン
telmisartan

オルメサルタン メドキソミル
olmesartan medoxomil

4-17-(b) カプトプリル 局

英名：captopril

IUPAC名：(2S)-1-[(2S)-2-Methyl-3-sulfanylpropanoyl]pyrrolidine-2-carboxylic acid

性状：白色の結晶又は結晶性の粉末

構造式の覚え方：SH 基のことを化学分野では**チオール基**というが，**メルカプト基**と呼ばれることも多い．SDS 電気泳動でたん白質の SS（ジスルフィド結合）を還元する試薬としてメルカプトエタノール（$CH_2(OH)-CH_2SH$）や抗がん剤のメルカプトプリンなどは -SH 基を持っている．カプトプリルはメル**カプト**基を持った**プロ**リン誘導体である．

物性：LogP

メタノールに極めて溶けやすく，エタノール（99.5）に溶けやすく，水にやや溶けやすい．

薬効：抗高血圧薬

解説：1）アンギオテンシンⅠ（AⅠ）の C 末端の二残基を切り取り AⅡ（アンギオテンシンⅡ）に変換する加水分解酵素（ペプチダーゼ）であるアンギオテンシン変換酵素（ACE）を阻害する．AⅡの産生を阻害することにより，血圧降下や臓器保護作用を持つ．**カプトプリル**はプロリンを基本骨格に持っていることから想像できるように，ACE の基質ミミック（疑似）化合物である．ACE の加水分解触媒中心である亜鉛イオンに SH 基を配位させることでカプトプリルはより強く ACE に結合し，その酵素活性を阻害する．

2）カプトプリルはチオール基を持っているので還元性がある．

3）SH 基は生体たん白質と酸化的に S-S（ジスルフィド）結合を形成するため，さまざまな副作用の原因になる．

4）ACE はメタロプロテアーゼであり，AⅠ以外にもブラジキニンを基質として分解する．よっ

4-17 降圧薬

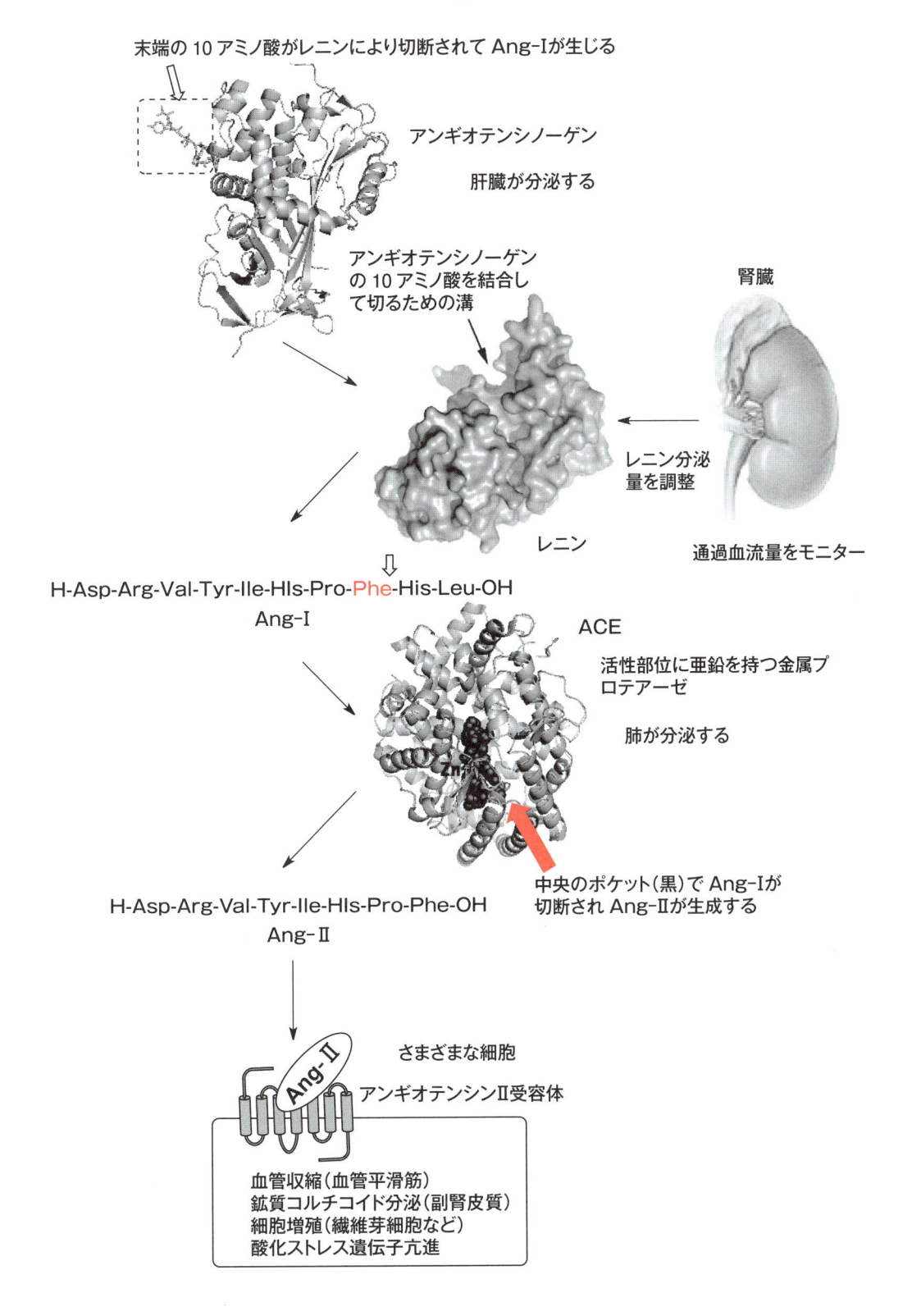

末端の10アミノ酸がレニンにより切断されて Ang-I が生じる

アンギオテンシノーゲン

肝臓が分泌する

アンギオテンシノーゲンの10アミノ酸を結合して切るための溝

腎臓

レニン分泌量を調整

レニン

通過血流量をモニター

H-Asp-Arg-Val-Tyr-Ile-His-Pro-Phe-His-Leu-OH
Ang-I

ACE

活性部位に亜鉛を持つ金属プロテアーゼ

肺が分泌する

中央のポケット(黒)で Ang-I が切断され Ang-II が生成する

H-Asp-Arg-Val-Tyr-Ile-His-Pro-Phe-OH
Ang-II

さまざまな細胞
アンギオテンシンII受容体

血管収縮（血管平滑筋）
鉱質コルチコイド分泌（副腎皮質）
細胞増殖（繊維芽細胞など）
酸化ストレス遺伝子亢進

てACEを阻害することは，ブラジキニンの血中濃度が高まる（ブラジキニン系の増強）ため，副作用として空咳がでることがある．

5) AIは肝臓が産生するたん白質アンギオテンシノーゲン（452残基）のN末端がプロテアーゼ（レニン）により代謝されて生じる．腎臓は自身の血流量をモニターしており，血流量減少を検知するとレニンを分泌する．アンギオテンシノーゲンは血中に豊富にあるので，血中AⅡの濃度は腎臓によるレニンの分泌によって制御されている．

4-17-(c) エナラプリルマレイン酸塩 局

英名：enalapril maleate
別名：マレイン酸エナラプリル
IUPAC名：(2S)-1{(2S)-2-[(1S)-1-Ethoxycarbonyl-3-phenylpropylamino]propanoyl} pyrrolidine-2-carboxylic acid monomaleate
性状：白色の結晶又は結晶性の粉末
構造式の覚え方：アンギオテンシン変換酵素（ACE）阻害剤はペプチドに似せたペプチドミメティックスである．ペプチドのC末端に当たる部分はプロリンが基本骨格である．ACEを阻害するためには，活性部位の亜鉛に配位結合し，結合力を向上させる部分構造が必要である．カプトプリルではメルカプト基であったが，エナラプリルではカルボキシ基が利用される．実際には，この配位子となるカルボキシ基がエチルエステルとなっているプロドラッグである．生体での活性本体はエナラプリラトである．またフェニル基が採用されているが，このフェニル基はACEの本来の基質であるフェニルアラニンを模したものである．

物性：LogP

| 0より小 | 0 | 0.5 | 1 | 1.5 | 2 | 2.5 | 3 | 3.5 | 4 | 4.5 | 5 | 5より大 |

メタノールに溶けやすく，水又はエタノール(99.5)にやや溶けにくく，アセトニトリルに溶けにくい．融点：約145℃（分解）．

特徴的な確認試験：「エナラプリルマレイン酸塩」の確認試験では，塩酸酸性でエーテルで抽出して，エナラプリルと分離したマレイン酸の二重結合を検出する試験がある．本品20 mgに1 mol/L塩酸試液5 mLを加えて振り混ぜた後，ジエチルエーテル5 mLを加えて5分間振り混ぜる．上層3 mLをとり，水浴上でジエチルエーテルを留去して得た残留物に水5 mLを加えて振り混ぜた後，過マンガン酸カリウム試液1滴を加えるとき，試液の赤色は直ちに消える．

薬効：抗高血圧薬，心不全治療薬

解説：1) カプトプリルと同じくACE（アンギオテンシン変換酵素）の阻害剤である．AⅡ産生阻害により，血圧降下や臓器保護作用を持つ．副作用の空咳もカプトプリルと同様である．

2) カプトプリルと異なり，チオール基がないため，たん白質との反応性が低く副作用が少ない．

3) 活性本体であるエナラプリラトはカルボキシ基を二つ持つため，経口では効果が発揮されない．そこで，カルボキシ基をエステル化したプロドラッグのエナラプリルが開発された．

4) 高血圧患者では，腎機能障害を併せ持ったり，高齢で腎機能が低下していることがある．カプトプリルやエナラプリラトはその薬物動態において腎臓排泄型のプロファイルを持っているため，薬物排泄が遅い場合，血中濃度の制御が難しいことがある．テモカプリルはプロリン部分の環構造を変え，チオフェン環を導入し，脂溶性を上げることで，胆汁排泄型になっている．

テモカプリル
temocapril

4-17-(d) クロニジン塩酸塩 局

英名：clonidine hydrochloride
別名：塩酸クロニジン
IUPAC名：2-(2,6-Dichlorophenylimino)imidazolidine

monohydrochloride

性状：白色の結晶又は結晶性の粉末

構造式の覚え方：塩化（クロロ）フェニル基が置換した環状グアニジン．アドレナリンと構造の類似性が感じづらいかもしれないが，Ph-N-C-N（アミン）という構造モチーフを持つ α_2 受容体作動薬である（4-17-(e) プラゾシン（α_1 遮断薬）参照）．

物性：LogP

0より小 0　0.5　1　1.5　2　2.5　3　3.5　4　4.5　5　5より大

メタノールに溶けやすく，水又はエタノール(95)にやや溶けやすく，酢酸(100)に溶けにくく，無水酢酸又はジエチルエーテルにほとんど溶けない．

特徴的な確認試験：三級アミンを検出する試薬であるドラーゲンドルフ試薬によりだいだい色の沈殿を生じる．

薬効：抗高血圧薬

解説：1) アゴニストとして中枢のアドレナリン α_2 受容体を刺激する（アミン構造を持たないので，血液脳関門を越えることができる）．中枢の α_2 受容体刺激により，交感神経からのアドレナリン放出に抑制がかかるため，末梢での降圧作用を示す．また，α_2 受容体はアドレナリン作用性神経節のシナプスにも存在し，刺激されると交感神経興奮があってもアドレナリンの分泌が抑えられる．中枢性降圧薬として位置付けられるがこのように末梢性作用もある．

2) グアニジノ基が環状構造に取り込まれた特徴的な構造であり，イミダゾール誘導体という見方も可能である．グアニジノ基は中心の sp^2 炭素とその炭素に結合した三つの窒素から成り立ち，互変異性構造式が書ける．またプロトンを捕捉した構造も共鳴で安定化（＋電荷の非局在化）されるため，塩基性を示す．⇄と↔の違いを確認しておくこと．

3) グアニジノ基はイオン型が安定であるため，塩酸塩である本品は「水にやや溶けやすく（1 g を 10〜30 mL に溶かせる）」，「1.0 g を水 20 mL に溶かした液の pH は 4〜5.5」となる．

4-17　降圧薬

4) アドレナリン受容体は $\alpha_1, \alpha_2, \beta_1, \beta_2, \beta_3$ の五つのサブタイプが知られている．アドレナリン受容体作動薬では分子の大きさと受容体選択性の間に，大ざっぱな構造活性相関がある．ベンゼン環と数結合離れた位置に塩基性窒素（アミン）があることは共通だが，この窒素原子の周囲の置換基の体積が小さいほど α 受容体，大きいほど β 受容体を選択するようになる．本来のリガンドであるアドレナリンは β，ノルアドレナリンは α に親和性が高いこともその一例である．α 作動薬はベンゼン環に置換基が少なく，β 作動薬はヒドロキシ基を持つものが多い．α_2 作動薬（クロニジンやグアナベンズ，メチルドパ：アミノ酸なので中枢に取り込まれ，メチルノルアドレナリンに代謝され，これがノルアドレナリンのように神経節で放出される）と β_2 作動薬（サルブタモール，プロカテロール）の構造を比べてみよ．4-18-(b) プロカテロールの解説も参照すること．

ノルアドレナリン
noradrenaline
α 受容体

アドレナリン
adrenaline
β 受容体

グアナベンズ
guanabenz
α 受容体

サルブタモール
salbutamol
β 受容体

プロカテロール
procaterol
β 受容体

メチルドパ
methyldopa
　→　中枢
（アミノ酸として吸収される）
→　メチルノルアドレナリン
methylnoradrenaline
α 受容体

4-17-(e)　プラゾシン塩酸塩 局

英名：prazosin hydrochloride
別名：塩酸プラゾシン
IUPAC名：1-(4-amino-6,7-dimethoxy-2-quinazolinyl)-4-(2-furoyl)piperazine hydrochloride
性状：白色の結晶性の粉末

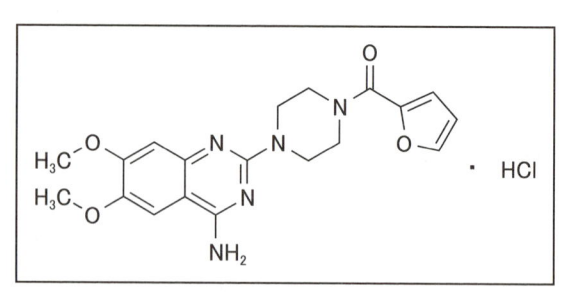

構造式の覚え方：プラゾシンの構造には一見してアドレナリンとの類似性が感じられない．一般にアドレナリン α 受容体薬は β 受容体薬に比べるとアドレナリンとの構造類似性が低い．α 受容体薬では フェニル-N-C-N（アミン）という部分構造が特徴である．

プラゾシンの構造には医薬品によく見られる部分構造が多く，メトキシ基，キナゾリン環，ピペラジン環，フラン環，アミド結合，グアニジノ構造があげられる．4-アミノキナゾリン環は，EGFR（上皮成長因子受容体）のチロシンキナーゼ阻害剤（ゲフィチニブ，エルロチニブ）の基本骨格である（これらは成長因子の受容体のチロシンキナーゼの ATP の結合部位に結合し，がん細胞の増殖を抑制する）．

ゲフィチニブ
gefitinib
抗悪性腫瘍剤

エルロチニブ
erlotinib
抗悪性腫瘍剤

物性：LogP

メタノールに溶けにくく，エタノール(99.5)に極めて溶けにくく，水にほとんど溶けない．本品は光によって徐々に微黄白色になる．融点：約 270 ℃（分解）．

薬効：抗高血圧薬，排尿障害治療薬

解説：1) アドレナリン α_1 受容体の遮断薬（ブロッカー，アンタゴニスト）である．全身の血管，男性の前立腺部の内尿道の平滑筋を弛緩させ，降圧作用，排尿困難改善などに有効である．プラゾシンは慢性高血圧の治療に用いられる．

2) α_1 受容体は ノルアドレナリン に親和性が高く，末梢での交感神経系支配を強く受ける器官に

多く発現している.

3) 一般に α_1 遮断薬は選択性が高く，α_2 受容体を遮断しない．α_2 遮断で起こるノルアドレナリンの取り込み抑制（つまり濃度増加）は少なく，心臓刺激などの副作用がない.

4) α_1 遮断薬を服用している場合，白内障などの眼科手術中に虹彩が弛緩して手術が困難になることがある.

5) α_1 作動薬（ナファゾリン：血管収縮剤：目の充血抑制（p.106））や α_2 作動薬（クロニジン：ノルアドレナリンの分泌抑制による降圧（p.107））など，α 受容体作動薬ではベンゼン環の置換基は少なく窒素の周辺の分子体積が小さいのに対し，α_1 遮断薬は大きな構造を持っているものが多い．タムスロシン（p.135）はプラゾシンと同じ α_1 遮断薬で前立腺の筋肉の弛緩作用があり，前立腺肥大に伴う排尿障害の治療に用いられる.

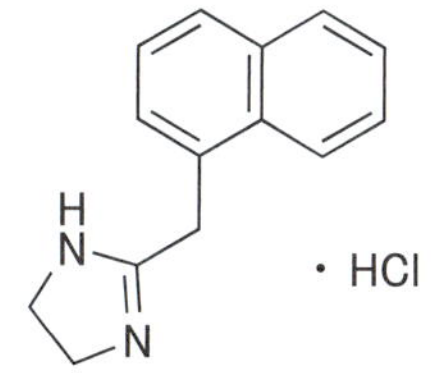

ナファゾリン
naphazoline
α_1 作動薬

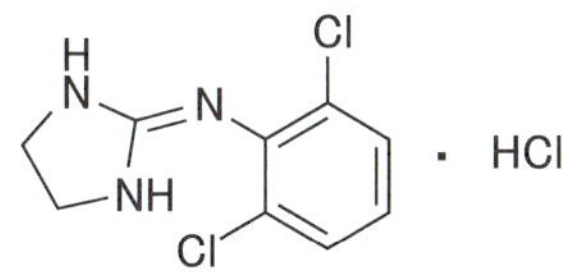

クロニジン
clonidine
α_2 作動薬

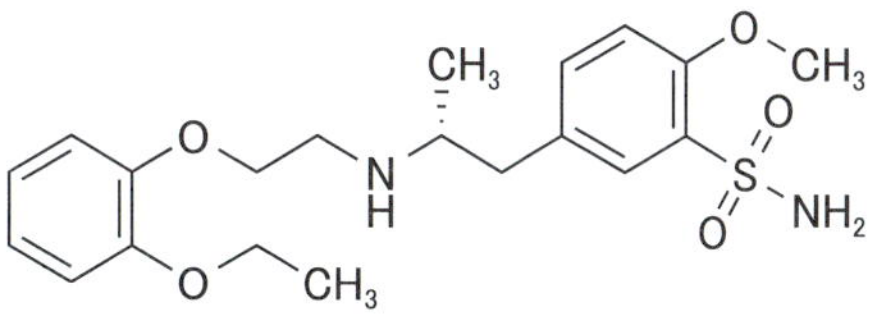

タムスロシン
tamsulosin
α_1 遮断薬

6) アドレナリン受容体の分類と構造活性相関については「4-17-(d) クロニジン」，「4-18-(a) エフェドリン」も参照のこと.

4-18 気管支拡張・喘息治療薬

4-18-(a) エフェドリン塩酸塩 局

英名：ephedrine hydrochloride
別名：塩酸エフェドリン
IUPAC 名：(1R,2S)-2-Methylamino-1-phenylpropan-1-ol monohydrochloride
性状：白色の結晶又は結晶性の粉末
構造式の覚え方：アドレナリンからカテコールヒドロキシ基を消し去り，アミノ基とヒドロキシ基の間の炭素にメチル基を導入する．

物性：LogP

水に溶けやすく，エタノール(95)にやや溶けやすく，酢酸(100)に溶けにくく，アセトニトリル又は無水酢酸にほとんど溶けない．

特徴的な確認試験：エフェドリンは第二級アミンであり，その塩基性は強い．ニンヒドリン反応陽性である．アルカリ性で銅イオンと錯体を作り青色を呈する（アミノ基とヒドロキシ基が配位子となる．長井反応）．不斉炭素を二つ持つため，四つの立体異性体が存在する．

薬効：昇圧薬，気管支拡張薬，局所性血管収縮薬

解説：1) カテコールアミンではないが，アドレナリンと構造の類似性があるから，直接的にも α, β 受容体を刺激する．アミンとヒドロキシ基の間にメチル基，アミンのアルキル化などの構造上の特徴を持つので（4-17-(d) クロニジン塩酸塩と 4-18-(b) プロカテロール塩酸塩水和物の解説を参照），β 作用が強く，特に β_2 作用である気管支拡張に基づく喘息薬として使用される．β_1 作用もあり副作用は心悸亢進などである．また，アドレナリン作動性神経末端において，アドレナリンを追い出す形で貯蔵顆粒に蓄えられる性質があり，間接的にもノルアドレナリンを放出させる．このため，静脈投与による昇圧効果には**タキフィラキシー**が見られる．

2) ベンゼン環上オルト位に二つのヒドロキシ基（カテコール）がない疎水的な構造であるため，エフェドリンは経口投与が可能である．また，脳血管関門も通過できるため中枢性の作用もある．

3) メチルアドレナリンと同様にアミノ基の隣の炭素にはメチル基があるため，MAO（モノアミン酸化酵素）による代謝を受けづらく，持続性がある．

4) 短期間に繰り返し投与すると神経末端のアドレナリンが枯渇してしまい，効果が現れなくなる（タキフィラキシー：脱感作）．脂溶性構造と代謝安定性はエフェドリンが経口投与により持

4-18 気管支拡張・喘息治療薬

続性を持つ効果につながっている．静注で短時間しか効果のない天然のカテコールアミンと対照的である．というよりも，本来のカテコールアミンがエフェドリンのような性質を持ったら大変なことになるだろう．

5) エフェドリンは，カテコールアミンからフェノール性ヒドロキシ基を除去した構造であるが，エフェドリンから更にベンジル位（ベンゼン環の隣の炭素）のヒドロキシ基を除去した構造を持つ化合物も経口吸収され，血液脳関門を通過できるので，中枢作用性を持つ．覚醒剤であるアンフェタミン，メタンフェタミンがこれに相当する．ヒドロキシ基がないので疎水性は強く，抱合なども受けづらい．アミンの隣の炭素にはメチル基が置換しておりMAOによる代謝も受けづらいどころか，MAOの基質結合部位に結合してしまうのでMAOを阻害する．アンフェタミン，メタンフェタミンもアドレナリン受容体の作動薬にはならないが，エフェドリンと同様に神経細胞のアミン顆粒に取り込まれ，貯蔵されているカテコールアミン類を追い出す．これにより，中枢興奮作用が発揮され，MAO阻害作用によりその興奮はさらに強化される．脳内カテコールアミンの中でも特にドパミンの放出は脳内の報酬回路を活性化するので快感をもたらし，精神依存を生じる．エフェドリンも覚醒剤として指定されている．

メタンフェタミン
methamphetamine

アンフェタミン
amphetamine

エピソード

エフェドリン物語

　エフェドリンの生合成はどうなっているのだろうか？　多くの科学者が挑戦し，エフェドリンは安息香酸（フェニルアラニンはC_6-C_1まで分解される）とピルビン酸から生合成されることが判明した．多くのアルカロイドの生合成では原料のアミノ酸のアミノ基がアルカロイドでもそのまま保持される（例：チロシンからパパベリン，モルヒネ，トリプトファンからレセルピンなど）が，エフェドリンでは窒素原子は独立して導入される．

> **エピソード**
>
> **長井長義とエフェドリン**
>
> 　生薬「麻黄」は *Ephedra* 属の地下茎ないし地上茎であり，**エフェドリン**はそのアルカロイド成分として長井長義（日本薬学会の初代会頭）が単離した．生薬である麻黄は古くから効果が明確な薬草であり，麻黄は今日でも多くの漢方薬に含まれている．

4-18-(b)　プロカテロール塩酸塩水和物 局

英名：procaterol hydrochloride hydrate
別名：塩酸プロカテロール，プロカテロール塩酸塩
IUPAC 名：8-Hydroxy-5-{(1*RS*,2*SR*)-1-hydroxy-2-[(1-methylethyl)amino]butyl}quinolin-2-(1*H*)-one monohydrochloride hemihydrate
性状：白色～微黄白色の結晶又は結晶性の粉末
構造式の覚え方：アドレナリンのカテコールの OH の代わりに NH がある（水素結合ドナーとしてのバイオアイソスター）．アミンには大きなアルキル基（イソプロピル基）が置換．アミンとヒドロキシ基間の炭素にもアルキル基が置換している．これらの分子体積を増やすことによりアドレナリンの β_2 受容体作動薬となっている．

物性：LogP

水，ギ酸又はメタノールにやや溶けやすく，エタノール(95)に溶けにくく，ジエチルエーテルにほとんど溶けない．本品 1.0 g を水 100 mL に溶かした液の pH は 4.0～5.0 である．光によって徐々に着色する．水溶液（1→20）は旋光性を示さない．融点：約 195℃（分解）．

薬効：気管支拡張薬

解説：1) β_2 選択的作動薬である．気管支拡張作用があり，ぜんそく治療薬である．脂溶性構造であり，経口，吸入で使用できる．

2) 喘息発作時に気管支を拡張させる目的で使用される．気管支拡張/喘息の薬には，β_2 作動薬（刺激薬；**エフェドリン**，**プロカテロール**），PDE 阻害薬（ホスホジエステラーゼ阻害薬：**テオフィリン**），抗コリン薬（副交感神経遮断；**イプラトロピウム**など）がある．β_2 作動薬と PDE 阻害薬は，β_2 アドレナリン受容体の刺激を高めることで気管支を拡張する作用機序に基づく．

3) 気管支拡張薬としての β_2 作動薬には，β_1 刺激（心臓刺激）と α 刺激を低下させる必要がある．

4) 抗コリン薬は副交感神経を遮断し，交感神経を優位にして気管支拡張を促す．抗コリン薬は β 刺激がないので心血管系への影響は少ない反面，緑内障，前立腺肥大患者には副作用が出やす

4-18 気管支拡張・喘息治療薬

い．

5）副交感神経支配が強い COPD（慢性閉塞性肺疾患）の場合には，抗コリン薬が第一選択薬である．

6）臨床的には，LABA（長時間作用性 long acting beta agonist：例 サルメテロール，ツロブテロール）の β_2 刺激薬は喘息発作の防止，SABA（短時間作用性 short acting beta agonist：例 プロカテロール，サルブタモール（p.161 参照））の β_2 刺激薬は発作への対応と使い分けられる．また，喘息の本質は気道の炎症であるので，β_2 刺激薬に加えて炎症への対応が重要である．LABA は抗炎症治療薬と併用される．

7）β_2 選択性を得るために様々な構造の工夫がなされている．アミノ基に大きな置換基を入れることは，α 受容体作動性の除去に有効である．それでもイソプレナリン（p.123 参照）は β_1, β_2 の両方の受容体に作用してしまう．β_1 作動性を除去し，選択的 β_2 作動薬を得るための構造活性相関としては，(i) ベンジル位へのヒドロキシ基の導入，(ii) 二級アミン窒素に体積の大きい置換基を導入することが知られている．さらにアゴニスト作用に必要なカテコール部分を，ヒドロキシ基を残しつつ，変換しているものが多い．

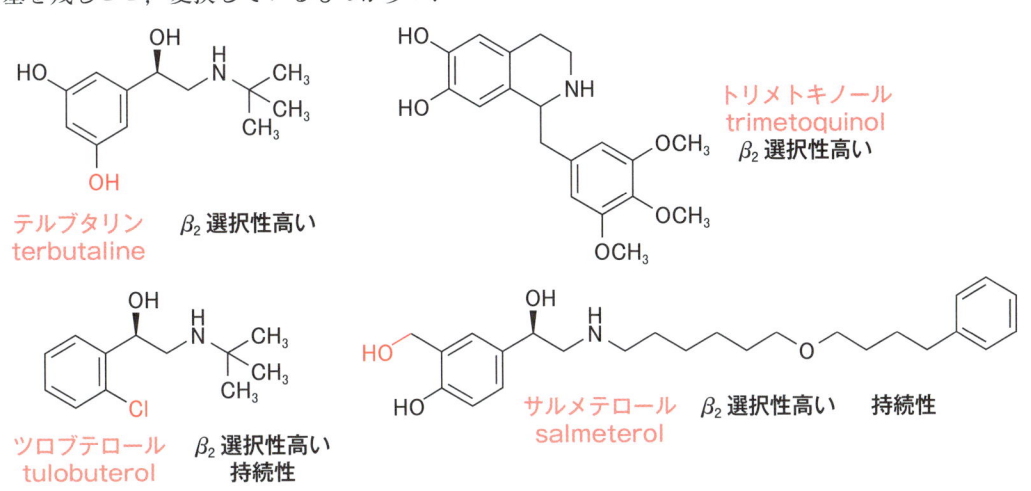

テルブタリン terbutaline　β_2 選択性高い

トリメトキノール trimetoquinol　β_2 選択性高い

ツロブテロール tulobuterol　β_2 選択性高い　持続性

サルメテロール salmeterol　β_2 選択性高い　持続性

エピソード

アドレナリン系薬物の構造活性相関

アドレナリン系薬物の大まかな構造活性相関を理解しよう．

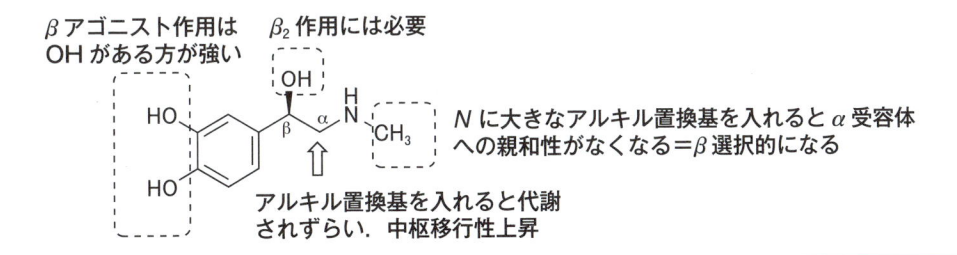

β アゴニスト作用は OH がある方が強い

β_2 作用には必要

N に大きなアルキル置換基を入れると α 受容体への親和性がなくなる＝β 選択的になる

アルキル置換基を入れると代謝されずらい．中枢移行性上昇

4-18-(c)　テオフィリン 局

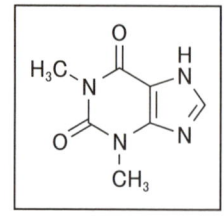

英名：theophylline
IUPAC 名：1,3-Dimethyl-1*H*-purine-2,6(3*H*,7*H*)-dione
性状：白色の結晶又は結晶性の粉末
構造式の覚え方：プリン骨格が酸化された**キサンチン骨格**を持つ．アデニンがプリン骨格を持つことから想像できるように，キサンチン系薬剤（テオフィリン，カフェイン，テオブロミンなど）はアデニン受容体や PDE（cAMP 加水分解酵素，ホスホジエステラーゼ）を阻害する．

　プリン骨格の覚え方であるが，六員環と五員環の縮合した環に，それぞれ N-C-N 単位を 1 個ずつ配置すれば構造式ができ上がる．DNA でプリンと対をなすピリミジンも同じで，生体分子には，hetero 原子 -C-hetero 原子という組合せの原子配置はよく見受けられる．

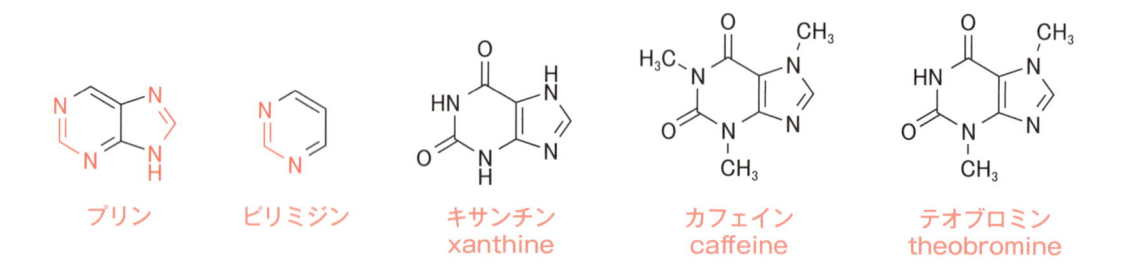

プリン	ピリミジン	キサンチン xanthine	カフェイン caffeine	テオブロミン theobromine

物性：LogP（0より小）

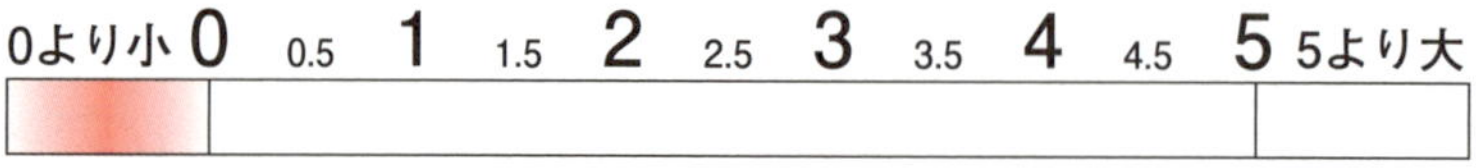

N,N-ジメチルホルムアミドにやや溶けやすく，水又はエタノール(99.5)に溶けにくい．本品は 0.1 mol/L 塩酸試液に溶ける．

特徴的な確認試験：1) キサンチン誘導体は銀イオン（Ag^+）と容易に安定な塩を形成する．

テオフィリンの定量法：本品を乾燥し，その約 0.25 g を精密に量り，水 100 mL に溶かし，0.1 mol/L 硝酸銀液 20 mL を正確に加え，振り混ぜた後，0.1 mol/L 水酸化ナトリウム液で滴定する．硝酸銀とテオフィリンが反応して，硝酸が生じるので，それを NaOH で中和滴定している．

2) キサンチン骨格は，塩酸酸性で過酸化水素水と水浴上で蒸発乾固するとき，残留物は黄赤色を呈し，これをアンモニア気体にさらすと赤紫色に変化し，水酸化ナトリウム試液を加えると透明になる（**ムレキシド反応**）という確認反応がある．ただし，日本薬局方においてはテオフィリンには規定されておらず，無水カフェインの確認試験では規定されている．

薬効：気管支拡張薬
解説：1) テオフィリンは ATP や cAMP，cGMP などをリガンドや基質とする生体の酵素や受容

体に親和性を示す．特に細胞内の cAMP や cGMP の分解酵素である PDE（ホスホジエステラーゼ）を非選択的に阻害する．例えばアドレナリン受容体のような G たん白質共役型受容体にアゴニストが結合すると，アデニル酸シクラーゼが活性化し，細胞内の cAMP が増加する．濃度が高くなった cAMP が細胞内の様々なたん白質に働きかけ，細胞はリガンドに対して反応したことになる．PDE は細胞内の cAMP や cGMP を加水分解し，濃度を下げる酵素であるので，これを阻害することはリガンドの信号伝達を強化することに匹敵する．これによりテオフィリンは気管支拡張作用，中枢興奮，利尿，強心などの作用を示す．医薬品としては，気管支拡張剤として用いられることが多い．

2) カフェインは中枢作用，テオブロミンとテオフィリンは利尿作用が強い．

3) カフェインやテオブロミンは，それぞれ，コーヒー（*Caffea* 属）やカカオ（*Thoebroma* 属）からのアルカロイドで，これらのアルカロイドは嗜好品として親しまれている．

4) アミノフィリンはテオフィリンとエチレンジアミンとの塩である．

5) テオフィリンは塩基性も酸性も示す両性化合物でもある．

酸として　　　塩基として

6) キサンチンが更に酸化されて生じる尿酸は痛風の原因物質である．尿酸は結晶性がよく，血中に高濃度含まれた場合，体温が低いところ（例えば足の裏）の血管内で針状の結晶を生じる．これが刺さって痛みを生じる．（4-26-(b) アロプリノール参照）

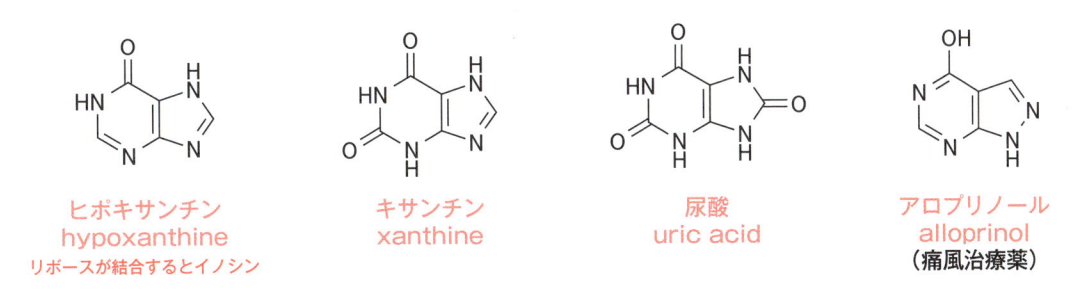

ヒポキサンチン
hypoxanthine
リボースが結合するとイノシン

キサンチン
xanthine

尿酸
uric acid

アロプリノール
alloprinol
（痛風治療薬）

4-19 高脂血症治療薬

4-19-(a) プラバスタチンナトリウム 局

英名：pravastatin sodium
IUPAC名：Monosodium (3R,5R)-3,5-dihydroxy-7-{(1S,2S,6S,8S,8aR)-6-hydroxy-2-methyl-8-[(2S)-2-methylbutanoyloxy]-1,2,6,7,8,8a-hexahydro-naphthalen-1-yl} heptanoate
性状：白色～帯黄白色の粉末又は結晶性の粉末
構造式の覚え方：HMG-CoA 還元酵素阻害剤は，一般に疎水性コア構造へ特徴的な側鎖置換基が付加された構造を取っている．第一世代のスタチン類（プラバスタチン，シンバスタチン）では，疎水性コア構造はトランスデカリンであるが，第二世代では，それぞれ特徴的な独自の含窒素コア構造（複素環）に代わっている．

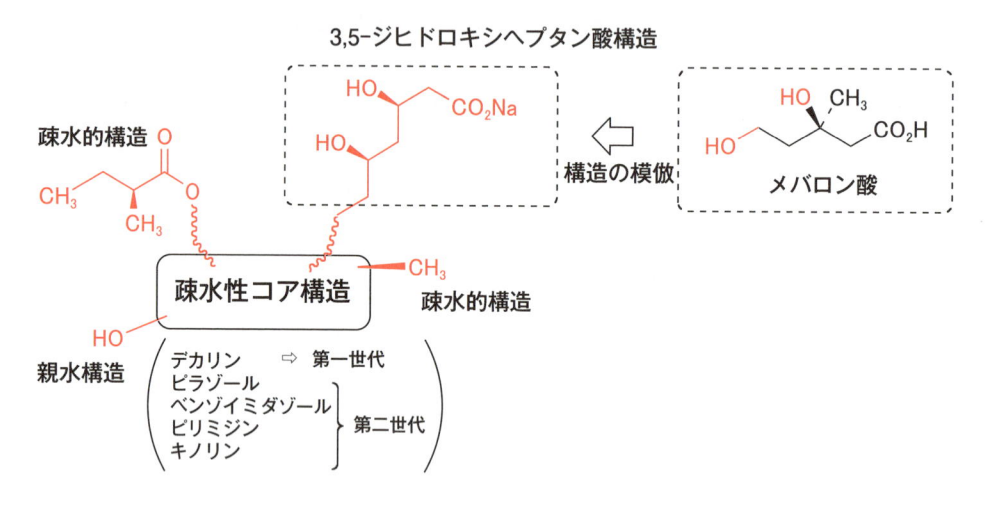

1) 特徴的な付加構造として，多くのスタチン類が共通して有する3,5-ジヒドロキシヘプタン酸構造がある．この構造は酵素の還元反応で生成するメバロン酸構造に酷似している．即ち，HMG-CoA 還元酵素阻害剤はスタチンのこの部分を基質である HMG-CoA と間違えて取り込むことで，選択的な酵素阻害を起こす．
2) プラバスタチンでは，その他の付加構造として2-メチルブタン酸エステル構造を持つ．シン

バスタチンでは，2,2-ジメチルブタン酸であり，2位のメチル基が一つ増加している．

3) スタチン類は複雑な構造を持つ薬剤である．構造を詳細に覚えることも大切だが，分子全体の構造的特徴をまず把握しよう．構造をみれば薬理作用をイメージできるようになろう．

物性：LogP

0より小　0　0.5　1　1.5　2　2.5　3　3.5　4　4.5　5　5より大

pKa 4.6（実測値）

水溶液のpH = 7.2 ～ 8.2．本品は吸湿性である．水又はメタノールに溶けやすく，エタノールにやや溶けやすい．

薬効：高脂血症治療薬（脂質異常症治療薬）

解説：1) プラバスタチンはHMG-CoA還元酵素阻害薬（スタチン系薬物）に分類され，主として肝臓，小腸においてコレステロール（p.28参照）合成の律速となるHMG-CoA（3-hydroxy-3-methyl-glutaryl CoA）からメバロン酸生合成に関与する酵素HMG-CoA還元酵素を特異的に阻害し，コレステロール生合成を減少させる．この生合成阻害によって肝細胞内のコレステロール濃度が低下するため，LDL受容体の発現が亢進し，LDLの肝細胞への取り込みが増加し，血中LDLコレステロール濃度を低下させる．

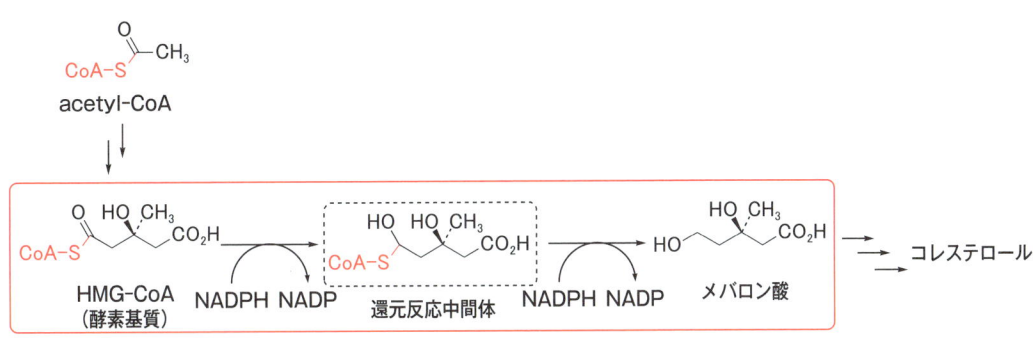

HMG-CoA還元酵素が触媒する反応

また，スタチン系薬物にはpleiotropic effectと呼ばれる，粥腫の破綻防止効果，血管内皮機能賦活化，抗炎症作用など，心血管系の疾患進展を防止する複数の有益な効果が知られている．

2)【歴史】三共株式会社（現：第一三共株式会社）では1970年当初より，コレステロール生合成を抑制する新物質を微生物に求めてスクリーニングを開始し，強力なコレステロール合成阻害活性物質ML-236Bを産生する微生物を見出した．この物質は，コレステロール合成の律速酵素であるHMG-CoA還元酵素の特異的かつ強力な拮抗阻害剤であり，本酵素の基質であるHMG-CoAのHMG部分と類似した側鎖構造を持っていた．その後，イヌ代謝物中の活性物質の検索から，有効性，安全性，生産性の面で最も優れたプラバスタチンナトリウムが選択された．

4 構造から学ぶ医薬品

微生物のスクリーニングによって得られた阻害物質

ML-236B ラクトン型　　ML-236B 酸型

代謝物から発見 ⇒ プラバスタチンナトリウム

3) その他のスタチン系薬物：

第一世代スタチン

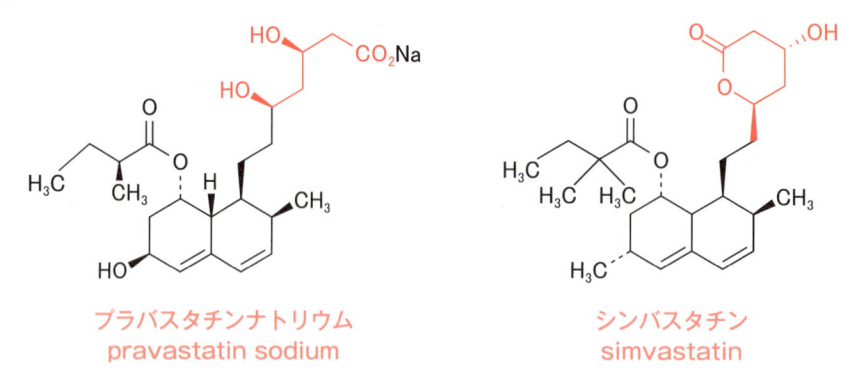

プラバスタチンナトリウム
pravastatin sodium

シンバスタチン
simvastatin

第二世代スタチン

アトルバスタチンカルシウム水和物
（リピトール）
atorvastatin calcium hydrate
[4-19-(b)]

フルバスタチンナトリウム（ラセミ体）
fluvastatin sodium

ロスバスタチンカルシウム
rosuvastatin calcium

ピタバスタチンカルシウム
pitavastatin calcium

4) HMG-CoA 還元酵素阻害剤は「スタチン」と呼ばれるが，スタチンの本来の意味は，阻害・抑制剤である．例えば，INN による医薬品命名では「-stat-」というステムは酵素阻害剤を意味する．そして，HMG-CoA 還元酵素阻害剤の一般名には，「-vastatin」という接尾語（ステム）を与える決まりである．したがって，一般名に「バスタチン」という音があれば，それは HMG-CoA 還元酵素阻害剤である．

5)【商品名】メバロチン

4-19-(b)　アトルバスタチンカルシウム水和物 局

英名：atorvastatin calcium hydrate
IUPAC 名：Monocalcium bis{(3R,5R)-7-[2-(4-fluorophenyl)-5-(1-methylethyl)-3-phenyl-4-(phenylcarbamoyl)-1H-pyrrol-1-yl]-3,5-dihydroxyheptanoate} trihydrate
性状：白色〜微黄白色，結晶性の粉末
構造式の覚え方：ピロール骨格を中心とし，炭素上には時計回りにパラ位にフッ素を持つベンゼン環，置換基のないベンゼン環，アニリンとのアミド結合，イソプロピル基を有する．窒素原子上には活性に必須な C_7 の脂肪酸であるエナント酸（ヘプタン酸）が ω 位で結合しており，カルボン酸 3 及び 5 位に一つおきに R の立体配置を持つヒドロキシ基を有する．

物性：LogP

pKa 4.2（実測値）

メタノールに極めて溶けやすく，ジメチルスルホキシドに溶けやすく，水又はエタノール（99.5）に極めて溶けにくい．

薬効：高脂質血症治療薬

解説：1)【作用機序】肝臓でのコレステロール生合成に関与する HMG-CoA 還元酵素を阻害することによりコレステロールの産生を抑制する．これにより不足するコレステロールを補うために肝臓で LDL 受容体の発現が増加し，血中 LDL の肝臓への取り込みが上昇する．

2) 同じスタチン系の薬剤として，ロスバスタチン，シンバスタチン，プラバスタチンなどがある．脂質異常症に用いられる薬としては，他にフィブラート系薬剤，プロブコール（4-19-(c) 参照），EPA 製剤（4-19-(d) 参照）などがある．

3) スタチン類の薬剤は，HMG（3-hydroxy-3-methylglutaric acid）と似た 3,5-ジヒドロキシヘプタン酸の構造を活性型分子内に持っている．この構造が HMG-CoA 還元酵素の基質結合部位

にHMGの代わりに入ることで酵素の機能を阻害する．アトルバスタチンの構造はHMG-CoA還元酵素の立体構造に基づいて，その結合をコンピュータ上で計算することで設計されたものであり，三つのベンゼン環は酵素との結合の際にアンカーのような役割を果たしている．
4) 重篤な副作用として，横紋筋融解症が知られている．フィブラート系薬剤との併用で発症頻度が上昇するため，腎機能の低下している人への併用は原則禁忌となっている．

エピソード

2010年問題

アトルバスタチンは，ファイザー社からリピトールという商品名で発売されており，2011年度の全世界での薬の売上高1位になっている．しかし，2011年後半から特許が切れ後発品が市場に現れてきているので，今後売り上げは減少に転じる．2010年をはさむ数年間は大型の売上げをもっていた医薬品の特許が切れ，医薬品2010年問題といわれた．2014年には売上げの大きい医薬品の主力はバイオ医薬品（主として抗体医薬）になる見込み．

4-19-(c) プロブコール 局

英名：probucol
IUPAC名：4,4′-[Propan-2,2-diylbis(sulfanodiyl)]bis[2,6-bis(1,1-dimehylethyl)phenol]
性状：白色の結晶性の粉末
構造式の覚え方：対称構造を有するビスフェノール系医薬品である．4位にヒドロキシ基，3,5位にそれぞれ*tert*-butyl基を有するチオフェノール2分子がアセトンと縮合し，チオケタール結合を形成した分子である．

物性：LogP 5より大
pKa 約13.5

テトラヒドロフランに極めて溶けやすく，エタノール(99.5)に溶けやすく，メタノールにはやや溶けやすい．水にはほとんど溶けない．光によって徐々に淡黄色になる．融点：125〜128℃

薬効：高脂質血症治療薬

解説：1) **抗酸化作用**をもった薬物で，**LDL コレステロール**の肝臓への取込みを促進させる作用がある．脂質異常症治療の基本となる「LDL コレステロールを減らして，HDL コレステロールを増やす」に反して，LDL と HDL の両方のコレステロールを減少させる例外的な薬物である．具体的には，① コレステロールの胆汁中への排泄の促進，② コレステロールの生合成の抑制，③ 酸化 LDL の生成の抑制（抗酸化作用），④ **SR-B1 受容体**（エピソード参照）の発現増加による HDL の異化促進に基づく，コレステロール逆転送回路の活性化などの作用が考えられているが，詳細は不明である．脂溶性が高い（ClogP 10.97 〜 11.62）ため，効果が消失するには投与後 1 か月近く要する．

2) 【歴史】ジブチルヒドロキシトルエン類に属する抗酸化剤として合成されてきたが，血中コレステロール値を低下させ，黄色腫を退縮させることが明らかとなり開発された高脂血症治療薬．

BHT（ジブチルヒドロキシトルエン）
（抗酸化剤として食品添加物に用いられる）

3) 【商品名】ロレルコ，シンレスタール

エピソード

SR-B1（Scavenger Receptor Class B Type 1）受容体

主に肝臓や副腎の細胞膜に存在するリポたん白質受容体の一つであり，スカベンジャー受容体に分類される．HDL 受容体として機能し，コレステロールリッチな HDL が SR-B1 受容体に結合することで，HDL 中のコレステロールを選択的に細胞内に輸送することができる．

4-19-(d) イコサペント酸エチル 局

英名：ethyl icosapentate
別名：EPA-E，エイコサペンタエン酸エチルエステル，イコサペンタエン酸エチル
IUPAC 名：Ethyl（5Z,8Z,11Z,14Z,17Z）-icosa-5,8,11,14,17-pentaenoate
性状：無色〜微黄色の澄明な液で，わずかに特異なにおいがある．

構造式の覚え方：炭素数 20（イコサ）からなり，五つ（ペンタ）の二重結合（エン）を持つ不飽和脂肪酸エチルである．二重結合のある結合は，5, 8, 11, 14, 17 位と三つごとにくる．

物性：LogP

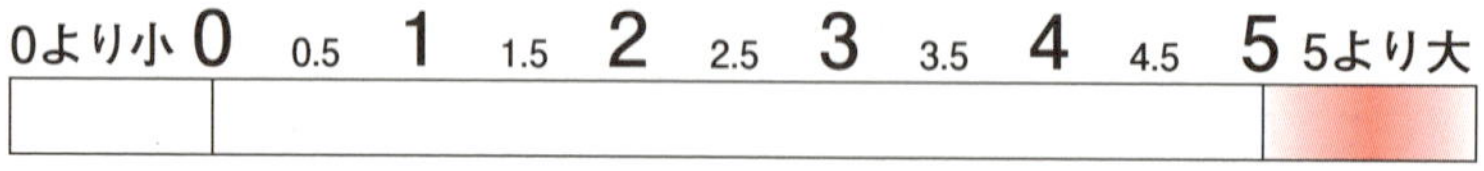

```
0より小  0   0.5   1   1.5   2   2.5   3   3.5   4   4.5   5   5より大
```

エタノール(99.5)，酢酸(100)，ヘキサンと混和する．水又はエチレングリコールにほとんど溶けない．

薬効：高脂質血症治療薬，抗凝血薬

解説：1)【薬理作用】

① 消化管より吸収後，血管や臓器などの細胞膜リン脂質に取り込まれ，多彩な作用を発揮する．
・血清リポたん白に取り込まれ，リポたん白の代謝を促進する．
・肝ミクロソームに取り込まれ，脂質の生合成・分泌を抑制する．
・血小板膜リン脂質に取り込まれ，血小板凝集を抑制する．

② 脂質合成系の諸酵素の活性を調節している転写因子 SREBP-1c の活性化と SREBP-1c 自身の遺伝子転写を抑制する．また，PPARα（ペルオキシソーム増殖因子活性化受容体）mRNA の発現量を増加させる．

2) イコサペント酸エチルの製法は，イワシ，サバ，ニシンなどの油を，濃硫酸を含むエタノールに溶解し，窒素還流中で煮沸還流する．エタノールを留去し水を加え，ヘキサンで抽出した後，シリカゲルクロマトグラフィーを行う．更に，10^{-3} torr. で 2 段階分子分留を行い，イコサペント酸エチル及びドコサヘキサエン酸エチルを主とする油分を得る．

3) 本品の適応疾患には，閉塞性動脈硬化症に伴う潰瘍，疼痛及び冷感の改善，高脂血症がある．

4)【薬理学的に関連のある化合物又は化合物群】
・抗血小板薬：

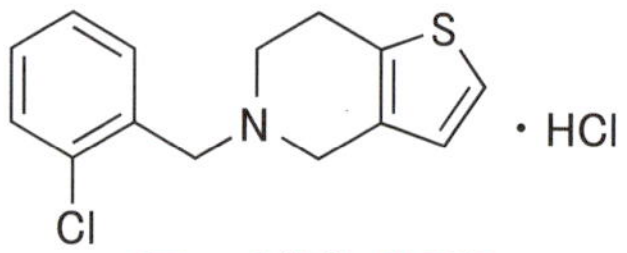

チクロピジン塩酸塩　　シロスタゾール　　アスピリン
ticlopidine　　　　　cilostazol　　　　asprin

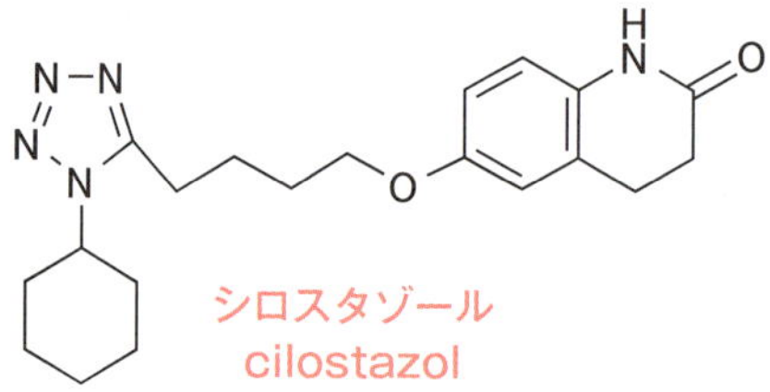

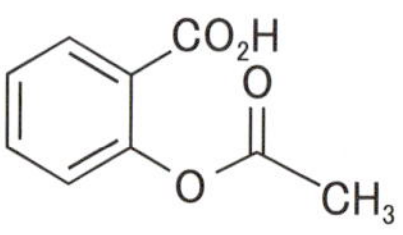

・高脂血症薬：フィブラート系，スタチン系，コレステロール吸収阻害剤，陰イオン交換樹脂

5)【歴史】デンマークの Dyerberg 医師は海産生物を多く食するイヌイットが，血栓性動脈硬化疾患が少なく，血小板凝集能が弱いことから詳細な疫学的調査を行った結果，イコサペント酸エチルが抗血栓作用を有すると考えた．

6)【脂肪酸の分類】脂肪酸は，構造的に二重結合を持たない飽和脂肪酸と二重結合を持つ不飽和脂肪酸に大別される．更に不飽和脂肪酸は，不飽和脂肪酸のメチル基末端から数えて 3 番目の結合が二重結合である n-3 系と同様の数え方で 6 番目の結合が二重結合である n-6 系多価不飽和

脂肪酸に分けられる．

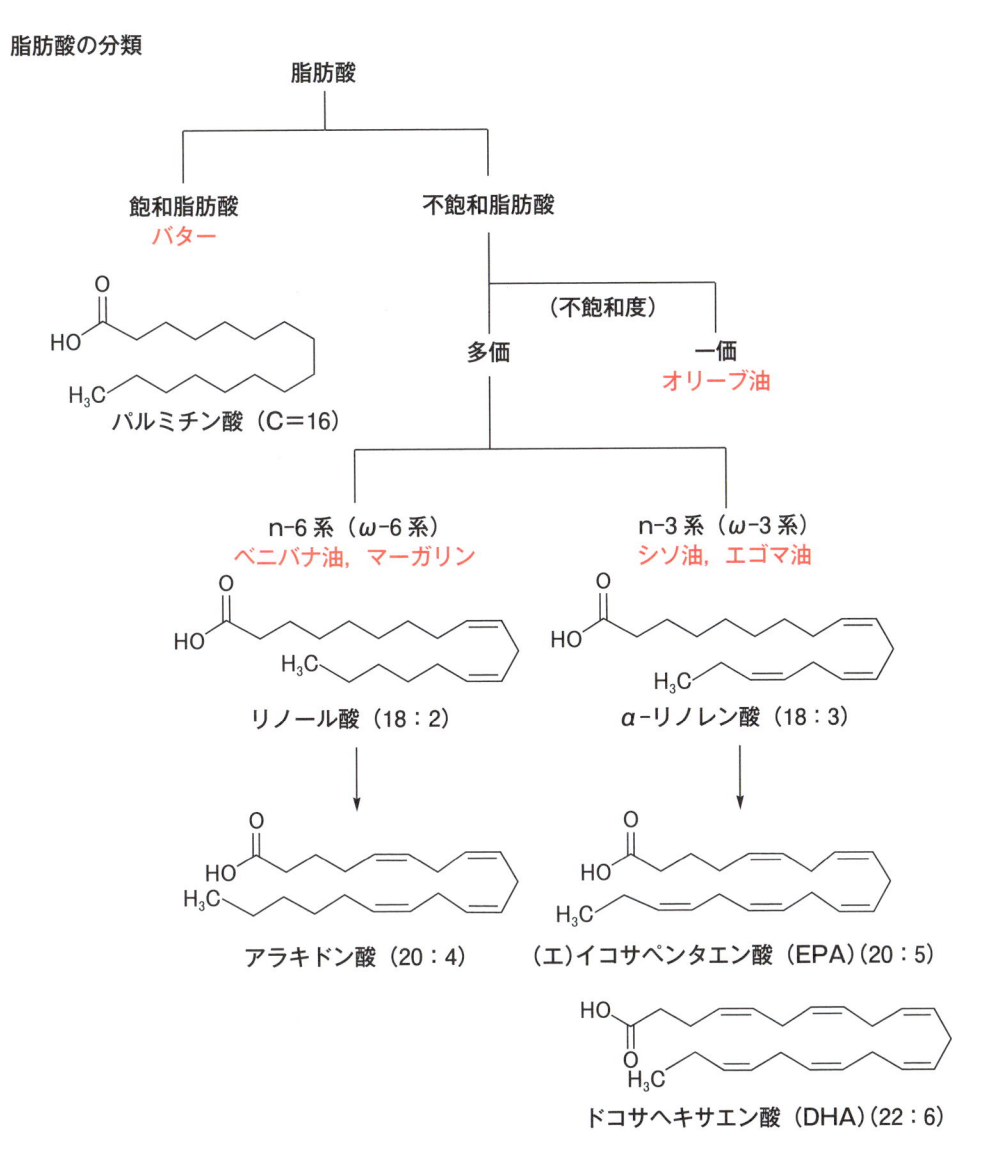

脂肪酸の分類

脂肪酸
├─ 飽和脂肪酸
│   バター
│   パルミチン酸（C=16）
└─ 不飽和脂肪酸 （不飽和度）
    ├─ 一価
    │   オリーブ油
    └─ 多価
        ├─ n-6系（ω-6系）
        │   ベニバナ油，マーガリン
        │   リノール酸（18：2）
        │   ↓
        │   アラキドン酸（20：4）
        └─ n-3系（ω-3系）
            シソ油，エゴマ油
            α-リノレン酸（18：3）
            ↓
            （エ）イコサペンタエン酸（EPA）（20：5）
            ドコサヘキサエン酸（DHA）（22：6）

カッコ内の数字は炭素数と二重結合の数を示す．二重結合はすべてシス配置を取っている．

> **エピソード**
> **PPARαについて**
>   PPAR（ペルオキシソーム増殖因子活性化受容体）は，ステロイドホルモン受容体ファミリーに属し，糖・脂質代謝に関与する種々の遺伝子の発現を調節する<u>転写因子</u>である．PPARは種々の<u>脂肪酸</u>によって特異的に活性化されるが，PPARαは，EPA（エイコサペンタエン酸）のようなPUFA（多価不飽和脂肪酸）及び多くの高脂血症治療薬であるフィブラート系薬のベザフィブラート（4-19-(e)参照），クロフィブラート，フェノフィブラートなどにより活性化される．
>
> フェノフィブラート
> fenofibrate
>
> クロフィブラート
> clofibrate

4-19-(e)　ベザフィブラート 局

英名：bezafibrate
IUPAC名：2-(4-{2-[(4-Chlorobenzoyl)amino]ethyl}phenoxy)-2-methylpropanoic acid
性状：白色の粉末
構造式の覚え方：この薬剤の構造は三つのユニットから成っている．まず一番左翼ユニットは，フィブラート系薬物の特徴であるクロルベンゼン構造である．ベザフィブラートの場合は，中央部ユニットとの繋がりから，p-クロロ安息香酸になっている．中央部は，p位に2-アミノエチル基を持つフェノールで，左翼部とはアミド結合を介して結合している．フィブラート系薬剤では唯一アミド結合を有している．一方，右翼部とはエーテル結合を介して繋がっている．右翼部は，2位にヒドロキシ基を有するイソ酪酸である．

p-クロロ安息香酸　　4-(2-アミノエチル)フェノール　　2-ヒドロキシイソ酪酸

点線部で脱水縮合すればベザフィブラートになる

物性：LogP

```
0より小  0   0.5   1   1.5   2   2.5   3   3.5   4   4.5   5  5より大
```

p*K*a 3.40（実測値）

本品は *N,N*-ジメチルホルムアミドに溶けやすく，メタノールにやや溶けやすく，エタノール（99.5）にやや溶けにくく，水にほとんど溶けない．融点 181 ～ 186℃．

特徴的な確認試験：炎色反応試験を行うとき，緑色を呈する（塩素）．

薬効：高脂質血症治療薬

解説：1）ベザフィブラートはリポたん白質リパーゼ及び肝性トリグリセリドリパーゼ活性を高め，LDL 受容体の活性化により，カイロミクロン，VLDL，LDL の異化を促進し，脂肪酸及びトリグリセリド，コレステロールの合成を抑制する．高トリグリセリド血症に適する薬剤である．
副作用：横紋筋融解症，アナフィラキシー様症状，肝障害，Stevens-Johnson 症候群，多形紅斑．
2）中性脂肪には動脈硬化を促進する作用がある．そのため，中性脂肪を下げる必要があり，フィブラート系，ニコチン酸系，イコサペント酸エチル（EPA）といった薬剤がある．
3）フィブラート系薬の作用機序：主にトリグリセリドを低下させる薬剤
① 脂質生合成に対する作用
　アセチル CoA からメバロン酸に至るコレステロール生合成過程を抑制する．また，アセチル CoA カルボキシラーゼ活性を抑制し，トリグリセリドの生合成を抑制する．
② リポたん白代謝に対する作用
　LPL（リポたん白リパーゼ）活性及び HTGL（肝性トリグリセリドリパーゼ）活性を亢進し，リポたん白の代謝を促進する．また，LDL レセプターの活性を亢進し，LDL 代謝を促進する．
4）他のフィブラート系薬物：クロフィブラート（p.178 参照），シンフィブラート，フェノフィブラート（p.178 参照）

シンフィブラート
simfibrate

5）【歴史】ベザフィブラートはドイツのベーリンガー・マンハイム社（現 エフ・ホフマン・ラ・ロシュ社）で高脂血症治療剤として開発され，1978 年 7 月に旧西ドイツにおいて Cedur の商品名で許可，発売された．現在，ベザフィブラート製剤としてドイツ，イギリス，フランス，スイスなど約 50 か国で販売されている．本邦ではキッセイ薬品工業株式会社がベーリンガー・マンハイム・ジャパン株式会社（現 中外製薬）と共同で 1984 年より 200 mg 錠徐放化製剤の開発に着手し，その有用性を確認し，1991 年 1 月に承認，同年 4 月に発売を開始した．

> **エピソード**
>
> **脂質異常症治療薬のまとめ**
>
> A. LDL コレステロールを低下させる薬剤
> 1) LDL コレステロール取り込み阻害剤
>   - 陰イオン交換樹脂（胆汁酸排泄促進薬）：腸管内で胆汁酸を吸着し，糞便中へ排泄させ，コレステロールの腸肝循環における再吸収を抑制する．
>   《薬剤》コレスチミド，コレスチラミン
>   - トランスポーター阻害剤：小腸壁におけるコレステロールの輸送機能を阻害．
>   《薬剤》エゼチミブ 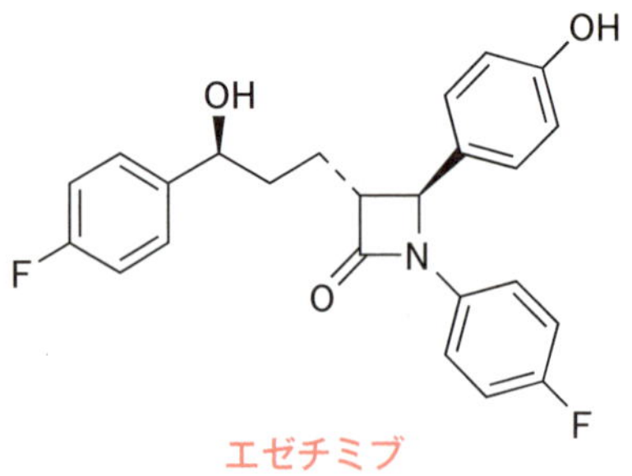
>
> エゼチミブ
> ezetimibe
>
> 2) コレステロール異化促進薬
>   - 肝臓への LDL コレステロールの取り込みを促進．《薬剤》プロブコール
> 3) コレステロール生合成阻害
>   - スタチン系類：コレステロール生合成の律速酵素である HMG-CoA 還元酵素を阻害．
>   《薬剤》プラバスタチン，アトルバスタチン，フルバスタチン，ピタバスタチン，ロスバスタチン
>
> B. トリグリセリドを低下させる薬剤
> 1) コレステロール生合成阻害
>   - フィブラート系：核内受容体である PPAR-α に作用して脂質合成に関わるたん白合成を制御．
>   《薬剤》クロフィブラート，ベザフィブラート，シンフィブラート，フェノフィブラート
>   - 多価不飽和脂肪酸（EPA 製剤）：リポたん白質の血中消失を促進．
>   《薬剤》イコサペンタエン酸エチルエステル

4-20 鎮咳薬

4-20-(a) コデインリン酸塩水和物 局 麻

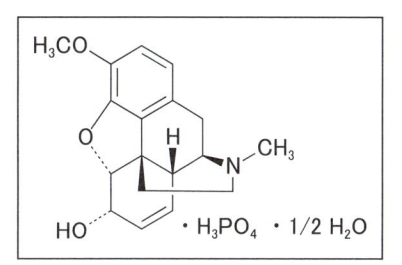

英名：codeine phosphate hydrate
別名：コデインリン酸塩，リン酸コデイン
IUPAC名：(5R,6S)-4,5-Epoxy-3-methoxy-17-methyl-7,8-didehydromorphinan-6-ol monophosphate hemihydrate
性状：白色～帯黄白色の結晶又は結晶性の粉末
構造式の覚え方：ベンジルイソキノリン骨格を有するモルヒネと類似の構造で，モルヒネのフェノール環3位ヒドロキシ基をメトキシ基（-OMe）に置き換えた化合物がコデインである．

物性：LogP

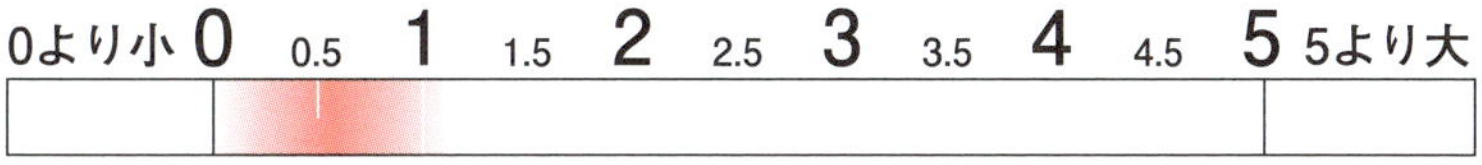

水又は酢酸(100)に溶けやすく，メタノール又はエタノール(95)に溶けにくい．ジメチルエーテルにほとんど溶けない．
薬効：麻薬性鎮咳薬，麻薬性鎮痛薬，麻薬性止瀉薬
解説：1) コデインはオピオイドμ受容体アゴニストであり，モルヒネと同様に，鎮痛作用，鎮咳作用などを有するが，その作用はモルヒネより弱い．ジヒドロコデインはコデインの還元誘導体であり，コデインの約2倍の鎮痛・鎮咳作用を，オキシメテバノールはコデインより約10倍強い鎮咳作用を示す．
2) これらの薬剤の鎮咳作用は鎮痛作用の発現量よりも少量で現れ，乾性咳に有効である．鎮咳作用のメカニズムは，延髄における咳嗽反射路（咳中枢）の遮断であると考えられ，μ及びκ受容体とは異なるオピオイド受容体を刺激していると考えられている．
3) コデインは気道分泌を抑制するので痰が粘稠になる．気道粘膜が易刺激性となるため，コデイン，ジヒドロコデインは気管支喘息発作中は禁忌である．1% コデイン散剤は非麻薬である．

モルヒネと麻薬性鎮咳薬

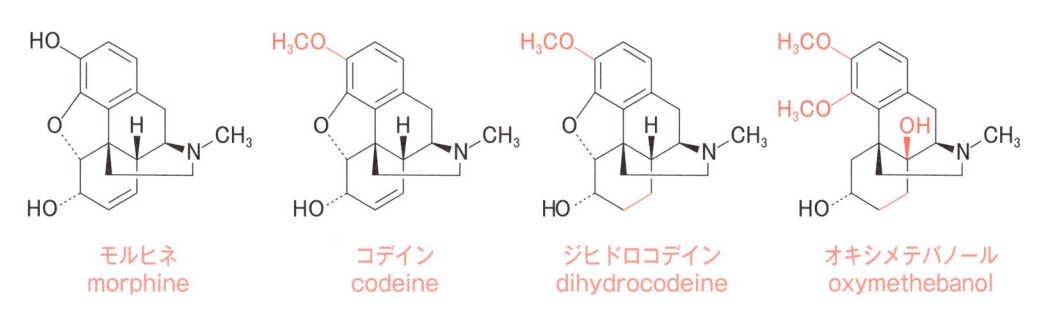

モルヒネ morphine　コデイン codeine　ジヒドロコデイン dihydrocodeine　オキシメテバノール oxymethebanol

4)【歴史】1832 年 M. Robiquet が，Gregory 法（アヘン微末の飽和水溶液を濃塩化カルシウム液で処理後，ろ過，濃縮して粗モルヒネを得た後に再結晶し，塩酸モルヒネ（Gregory salt と称した）を得る当時の精製法）により，あへんからモルヒネ製造を行ったとき，不純物として発見した．最初にモルヒネをメチル化してコデインを得たのは 1881 年 M. Grimaux である．

5)【代謝】コデインは肝臓で全代謝の約 80% がグルクロン酸抱合され，約 10% はシトクロム P450 酵素 CYP2D6 を触媒とした O-脱メチル化を受け，残りは N-脱メチル化される．コデインが O-脱メチル化されて生じるモルヒネと更にこのモルヒネがグルクロン酸抱合を受けてできる morphine-6-glucuronide が共にオピオイド受容体に作用し，下降性疼痛を抑制することで鎮痛作用の主体を担っている．一方，全代謝の約 80% を占める codeine-6-glucuronide は，μ 受容体への結合が弱く，鎮痛には関与されていないとされる．N-脱メチル化されたコデインはノルコデインになり，最後はノルモルヒネとして代謝される．

6) 非麻薬性鎮咳薬

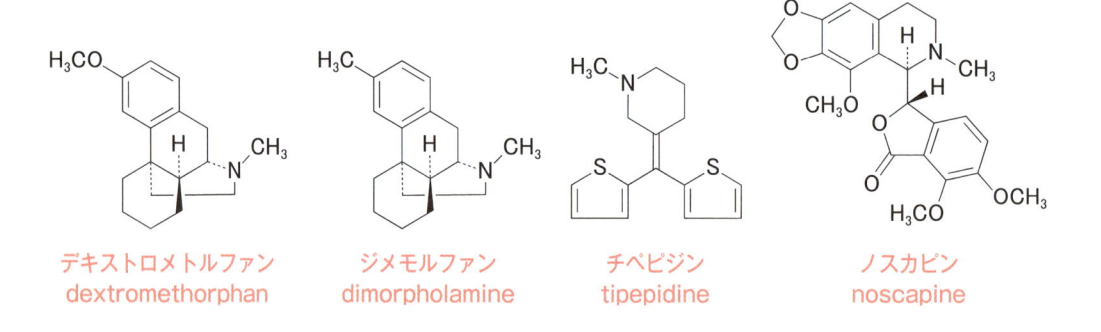

デキストロメトルファン
dextromethorphan

ジメモルファン
dimorpholamine

チペピジン
tipepidine

ノスカピン
noscapine

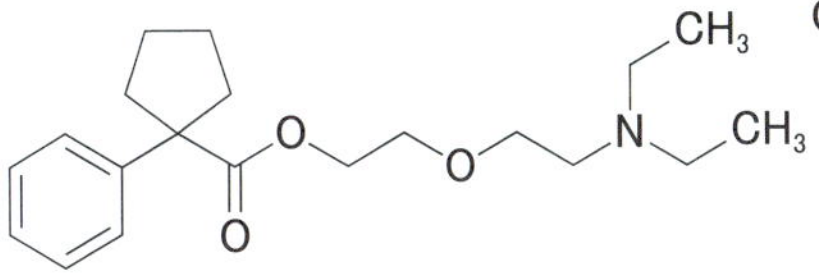

4-20 鎮咳薬

ペントキシベリン
pentoxyverine

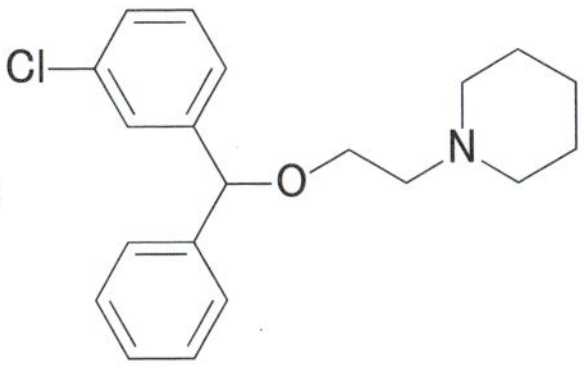

クロペラスチン
cloperastine

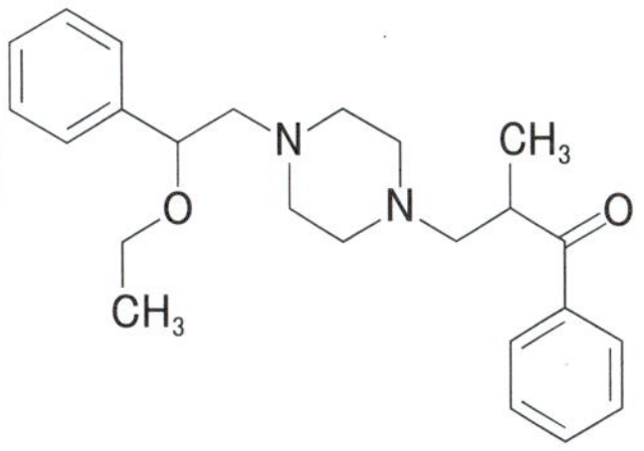

エプラジノン
eprazinone

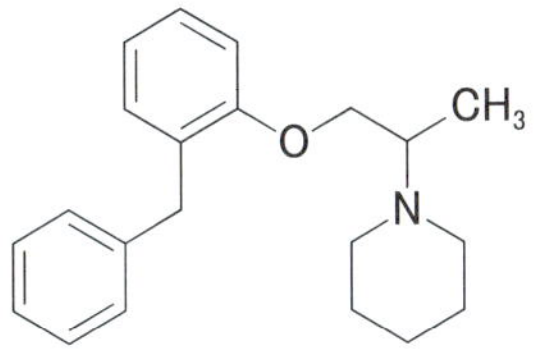

ベンプロペリン
benproperine

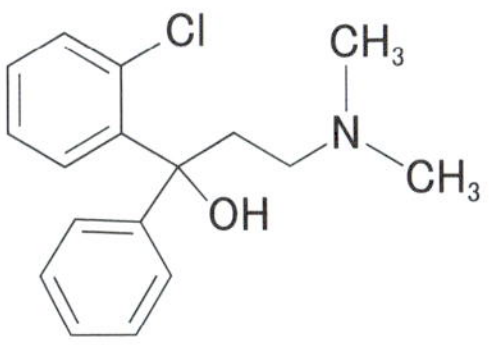

クロフェダノール
clofedanol

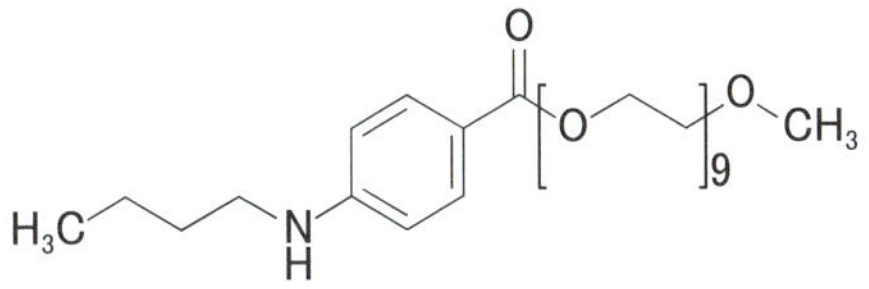

ベンゾナテート
benzonatate
（末梢性鎮咳薬）

エピソード

アルカロイドとは

　アルカロイド alkaloid は，窒素原子を含む有機化合物である．植物，動物，昆虫，海洋生物，微生物などの二次代謝産物で，通常塩基性を示す．アルカロイドという名称は，アルカリ alkali に由来する．一方，塩基性を示さない含窒素化合物（アミド類や第四級アンモニウム塩など）も存在しており，現在では天然由来の含窒素有機化合物をアルカロイドと総称している．鉱酸と水溶性の塩を形成する性質を利用して容易に単離・精製できる．アルカロイドには強い生理作用を示すものが多く，コデインのように医薬品として開発されてきた．

4-21 消化性潰瘍治療薬

4-21-(a) オメプラゾール 局

英名：omeprazole
IUPAC名：(*RS*)-5-Methoxy-2-{[(4-methoxy-3,5-dimethylpyridin-2-yl)methy]sulfinyl}-1*H*-benzoimidazole
性状：白色〜帯黄白色の結晶性の粉末，無臭で，味は苦い．
構造式の覚え方：チモプラゾールと呼ばれる基本骨格は，ベンゾイミダゾール（正確には1*H*-benzo[*d*]imidazole）とピリジンがメチルスルホキシドを介してつながった構造である．ベンゾイミダゾールとはイミダゾールにベンゼン（この場合はベンゾと示す）が縮環した構造．この基本骨格に二つのメチル基と二つのメトキシ（CH₃O-）基が結合．

物性：LogP（図：2付近）
pKa_1 4.5（ピリジン），pKa_2 8.9（ベンゾイミダゾール）
N,N-ジメチルホルムアミド（DMF）に溶けやすく，エタノールにやや溶けにくく，水にはほとんど溶けない．

薬効：胃潰瘍治療薬，十二指腸潰瘍治療薬，逆流性食道炎治療薬
解説：1）強力に胃酸分泌を抑制する**プロトンポンプ阻害剤**（PPI, proton-pump inhibitor）である．オメプラゾールは，最初に開発されたPPIである．胃酸分泌細胞においてプロトンポンプ（H⁺, K⁺-ATPase）を阻害することにより，胃酸の分泌を抑制する．
2）本化合物はスルホキシドを持つため，硫黄原子は不斉中心となる．オメプラゾールはラセミ体として供給されている．エソメプラゾールは，オメプラゾールの（*S*）-エナンチオマーである．エソメプラゾールは，総代謝固有クリアランスがオメプラゾールに比べて低いことから，血漿か

らの消失が遅く，AUC が高くなるため，オメプラゾール以上の胃酸分泌抑制効果を示す．その他の PPI としては，**ランソプラゾール**，**ラベプラゾール**が知られている．これらも共通のチモプラゾールの基本骨格を有しており，同様な作用機序で胃酸の分泌を抑制する．

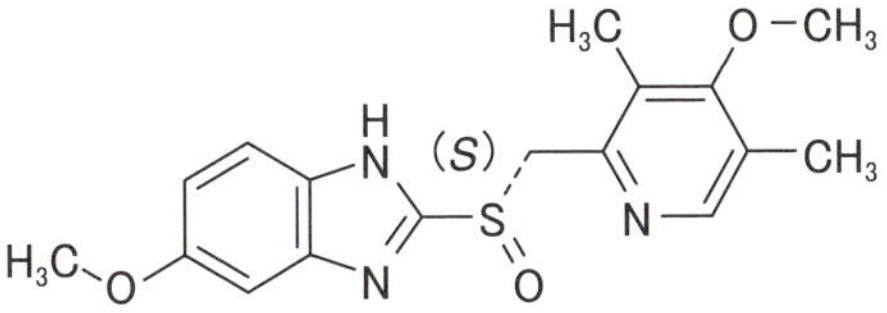

エソメプラゾール
esomeprazole
（オメプラゾールの(S)体）

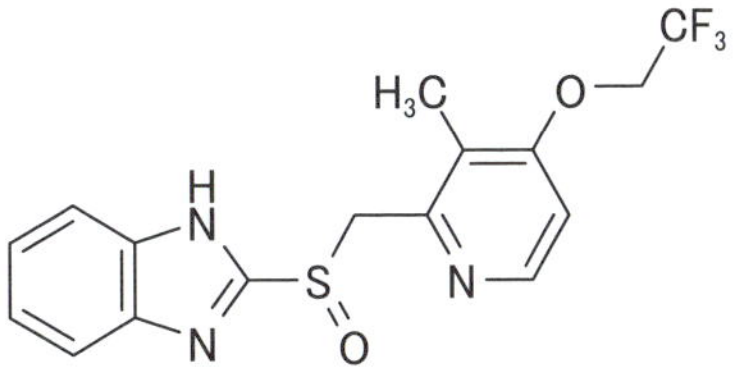

ランソプラゾール
lansoprazole

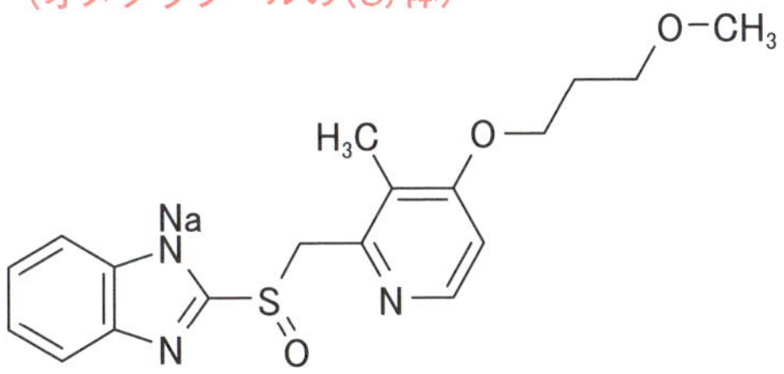

ラベプラゾールナトリウム
rabeprazole

3) PPI は，胃酸の酸性条件下に**スルフェン酸**を経て，**環状スルフェンアミド**に変化する．プロトンポンプ中にあるシステイン残基の SH 基が環状スルフェンアミドの反応性の高い硫黄原子を攻撃して S-S（ジスルフィド）結合を形成することにより，酵素活性を阻害する．すなわち，標的分子と共有結合を形成する Covalent drug に分類される．また，環状スルフェンアミドが活性型薬物であるので，オメプラゾールなどの PPI は**プロドラッグ**である．

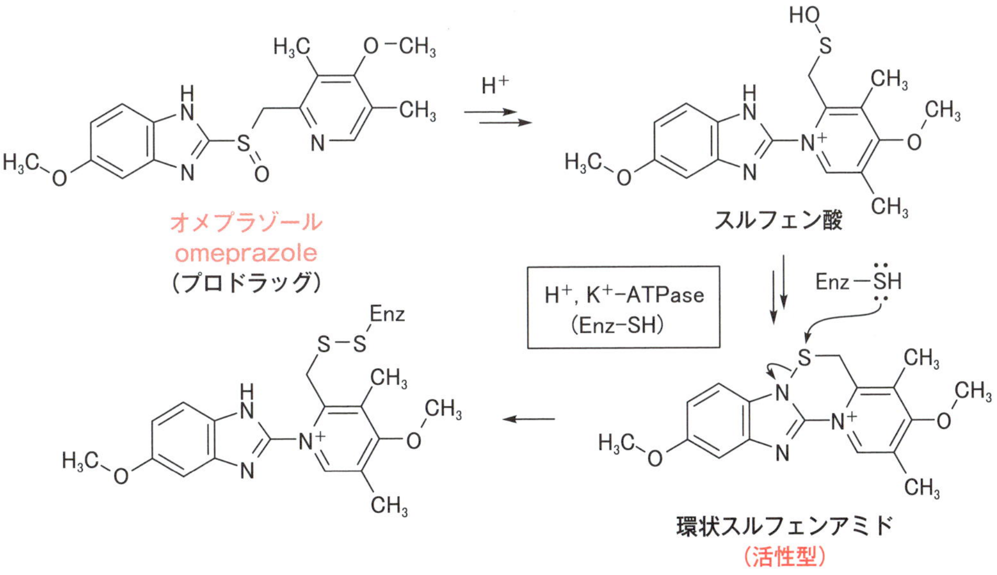

オメプラゾール
omeprazole
（プロドラッグ）

スルフェン酸

H$^+$, K$^+$-ATPase
(Enz-SH)

環状スルフェンアミド
(活性型)

エピソード
ピロリ菌の除菌になぜ PPI が使われるの？

　みなさんご存知のピロリ菌．正しくは，ヘリコバクター・ピロリ *Helicobacter pylori* という．ピロリ菌は，胃や十二指腸の粘膜に生息しているらせん形をした菌で，胃炎や胃潰瘍，十二指腸潰瘍などの病気の原因になる．ピロリ菌は，強酸性（pH 1～2）の胃酸の中でも生きている．ピロリ菌はウレアーゼという酵素を出して，胃の中の尿素を分解してアンモニアにし，胃酸を中和することにより身を守っているからである．ピロリ菌を除菌するために，PPI（プロトンポンプ阻害薬）と2種類の抗生物質（アモキシシリンとクラリスロマイシン）を組み合わせた3剤併用療法が行われている．この場合の PPI の主な作用は，胃酸分泌を抑制することにより胃内での抗生物質の安定性を高め，抗菌力を増強することにある．アモキシシリンやクラリスロマイシンなどの抗生物質は胃酸など強酸性環境下では除菌作用が大幅に低下するので，高い除菌率を得るために PPI が重要な役割を果たしている．また，PPI それ自体もピロリ菌に対し作用は弱いながら，抗菌作用を有している．

4-21-(b)　シメチジン 局

英名：cimetidine
IUPAC 名：2-Cyano-1-methyl-3-{2-[(5-methyl-1*H*-imidazol-4-yl)methylsulfanyl]ethyl} guanidine
性状：白色の結晶性の粉末，無臭で，味は苦い．
構造式の覚え方：イミダゾールにメチル基とエチルスルファニルメチル基（$CH_3CH_2SCH_2-$）をつけ，その先にシアノメチルグアニジノ基（グアニジンにメチル基とシアノ基が結合）がついた構造である．

物性：LogP
pKa 7.05

メタノール又は酢酸に溶けやすく，エタノールにやや溶けにくく，水には溶けにくく，ジエチルエーテルにはほとんど溶けない．希塩酸に溶ける．
薬効：消化性潰瘍治療薬，胃潰瘍治療薬，十二指腸潰瘍治療薬
解説：1) ヒスタミン H_2 受容体拮抗薬．H_2 ブロッカーとも呼ばれ，消化性潰瘍の治療に用いられる．その作用機序は，胃の壁細胞に存在し胃酸分泌を促進するヒスタミン H_2 受容体を競合的に拮抗することにより薬効を示す．最初に開発された H_2 ブロッカーである．

2)【歴史】アレルギーを引き起こす物質として知られている**ヒスタミン**は，ヒスタミンレセプターに結合することにより，アレルギーなどの炎症を起こさせるほか，胃酸の分泌を促進し，胃潰瘍を引き起こす原因となることが知られていた．しかし，当時知られていたヒスタミンの拮抗薬であるジフェンヒドラミンでは，胃酸の分泌を抑制することはできなかった．このため，胃にはヒスタミンが結合する別のレセプターが存在し，このレセプターに対するヒスタミンの結合を阻害すれば胃酸の分泌を抑制し，胃潰瘍の治療が可能となると考えられた．現在，このレセプターを **H₂ レセプター**と呼んでいる．そこで，ヒスタミンの構造を少し変えた化合物を合成して作用を確かめたところ，ヒスタミンとチオ尿素の誘導体である**ブリマミド**が H₂ レセプターを選択的に阻害することがわかった．ブリマミドは，腸管吸収が悪く，経口投与ができずに医薬品の開発にはいたらなかったが，これをさらに改良してシメチジンが開発された．

3) シメチジンには，アンドロゲン受容体への結合，エストラジオールの代謝阻害，プロラクチン分泌刺激などの作用もみられる．また，薬物代謝酵素である CYP (**シトクロム P450**) を阻害し (CYP のヘム鉄にイミダゾール環が配位することによる)，他の薬物の代謝に影響を及ぼす可能性がある．これらの副作用の軽減と作用増強のため，更なる H₂ ブロッカーの開発が続けられ，**ラニチジン**や**ファモチジン**などが開発された．現在では，これら H₂ ブロッカーは処方せんがなくても薬局などで購入できる一般用医薬品 (**OTC 医薬品**) となっている．また，主に医師が処方する医療用医薬品から成分の有効性や安全性に問題ないと判断され一般用医薬品に転換されたものを**スイッチ OTC 薬**と呼ぶ．

4-21-(c) テプレノン 局

英名：teprenone
IUPAC 名：(5*E*,9*E*,13*E*)-6,10,14,18-Tetramethylnonadeca-5,9,13,17-tetraen-2-one 及び

(5*Z*,9*E*,13*E*)-6,10,14,18-Tetramethylnonadeca-5,9,13,17-tetraen-2-one

性状：無色～微黄色透明の油状の液体．わずかに特異なにおいがある．
構造式の覚え方：2種類のケトンの混合物である．一方は，イソプレン（C₅）ユニット四つからなるゲラニルゲラニオールとアセトンが結合した構造である．ゲラニルゲラニオールは，オールトランス体のジテルペンアルコールである．もう一方は，ゲラニルゲラニオールのモノシス異性体であるゲラニルネロールとアセトンが結合した構造である．

ゲラニルゲラニオール

イソプレン

ゲラニルネロール ＋ アセトン

物性：LogP

エタノール，酢酸エチル又はヘキサンと混和する．水にはほとんど溶けない．
オールトランス体及びモノシス体の比は約3：2である．
特徴的な確認試験：エタノール溶液に2,4-ジニトロフェニルヒドラジン試液を加えて振り混ぜると，黄～微赤色の沈殿（ヒドラゾン）を生じる．
薬効：消化性潰瘍治療薬
解説：1) 防御因子増強型抗潰瘍薬で，粘液分泌促進作用により胃粘膜を保護し，胃粘膜組織を修復する．更に胃粘膜血流増加作用，胃粘膜内のプロスタグランジン E₂, I₂ の産生増加などのさまざまな作用を有する．類似の構造を持ち，同様な薬理作用を示す関連化合物としては，ゲファルナートが知られている．

及び4位幾何異性体

ゲファルナート
gefarnate

4-21-(d) レバミピド 局

英名：rebamipide
IUPAC 名：(2*RS*)-2-(4-Chlorobenzoylamino)-3-(2-oxo-1,2-dihydroquinolin-4-yl)propanoic acid

及び鏡像異性体

性状：白色の結晶性の粉末．味は苦い．

構造式の覚え方：キノリンの2位にヒドロキシ基が置換した化合物は互変異性を起こし**カルボスチリル**（又は2-キノロン）になる．**ラクタム**の-CO-NH-が互変異性で-C(OH)=N-構造となった環状化合物を**ラクチム**と呼ぶ．一般的にラクタム-ラクチム互変異性ではラクタムの方が安定である．また，4位がカルボニルになった化合物を**4-キノロン**という．レバミピドは2-キノロンの4位にアラニンが結合し，アラニンのα-アミノ基にp-クロロ安息香酸がアミド結合した構造である．4-キノロンの構造を持つ化合物はキノロン系あるいはニューキノロン系の抗菌薬として有名である（4-33-(c) 参照）．

キノリン　　　　　　　　　　　　　　カルボスチリル　　4-キノロン
　　　　　　　　　　　　　　　　　　（2-キノロン）

ラクチム-ラクタム互変異性

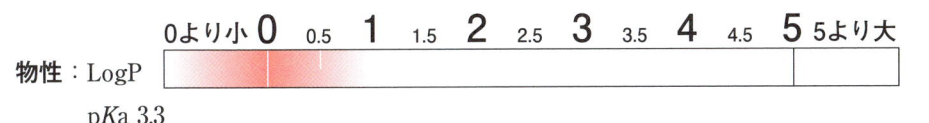

物性：LogP 　0より小　0　0.5　1　1.5　2　2.5　3　3.5　4　4.5　5　5より大

pKa 3.3

N,N-ジメチルホルムアミドにやや溶けやすく，メタノール又はエタノールにきわめて溶けにくく，水にはほとんど溶けない．本薬剤はラセミ体として供給されている．

薬効：消化性潰瘍治療薬，活性酸素抑制作用

解説：1) 胃粘膜内又は胃液中のプロスタグランジンE_2含量を顕著に増加させる．胃粘膜血流増加作用を示し，粘液分泌促進作用により胃粘膜を保護し，胃粘膜組織を修復する．更に，多核白血球の活性酸素を除去し，また $H.\ pylori$ による好中球スーパーオキシドの産生を抑制する．

2) カルボスチリル骨格を有する医薬品としては**プロカテロール**（4-18-(b) 参照）が知られているが，これはβ_2アドレナリン受容体刺激薬であり，気管支喘息などの治療に用いられている．

プロカテロール
procaterol
（4-18-(b)参照）

4-22 消化管粘膜局所麻酔薬

4-22-(a) オキセサゼイン 局

英名：oxethazaine
別名：オキサタカイン
IUPAC名：2,2′-(2-Hydroxyethylimino)bis[N-(1,1-dimethyl-2-phenylethyl)-N-methylacetamide]

性状：白色～微黄白色の結晶性の粉末．においはなく，味はわずかに苦い．

構造式の覚え方：本化合物は，対称な構造をしており，イミノ二酢酸の二つのカルボン酸に，二分子のアミン（1,1-ジメチル-2-フェニルエチルメチルアミン）が脱水縮合によりアミド結合し，ジアミド構造となり，更にイミノ二酢酸の二級アミンがヒドロキシエチル化された構造からなる．

酢酸に極めて溶けやすく，メタノール又はエタノールに溶けやすく，ジエチルエーテルにやや溶けにくく，水にはほとんど溶けない．

薬効：局所麻酔薬，胃粘膜局所麻酔薬

解説：1) 胃幽門洞粘膜に局所麻酔薬のコカイン溶液をあらかじめ塗布しておくと，胃酸分泌が著明に抑制される現象が知られていた．しかし，コカインは効力は強いが毒性が強く，耐性も生じやすく，また，コカインやプロカインなどの局所麻酔薬は，強い酸性下では効力を発揮しないなどの理由により，なかなか実用的には至らなかった．このような中で開発されたオキセサゼインは，局所麻酔作用がプロカインの4,000倍もありながら，毒性は極めて低く，しかもpHによる影響は受けないという画期的なもので，消化管粘膜局所麻剤として用いられている．

2）神経細胞膜のNa⁺チャネルを抑制し，神経の活動電位発生を抑制することにより局所麻酔作用を示す．胃粘膜の知覚神経末端を抑制し，制吐中枢への求心性伝導を遮断して制吐作用を現す．弱酸性環境下でも作用を発揮するので，胃粘膜局所麻酔薬として用いられる．ガストリン分泌を抑制して二次的に胃酸分泌を抑制し，消化管運動も抑制する．

3）オキセサゼインの構造中には，同様な局所麻酔薬であるリドカインとの共通構造が認められる．

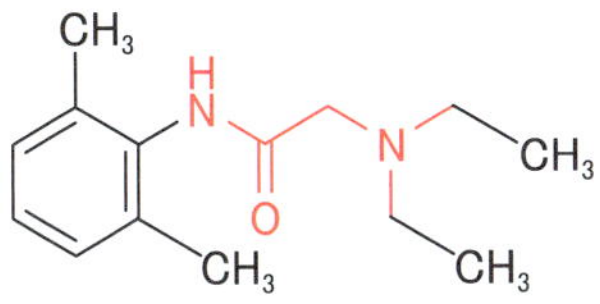

リドカイン
lidocaine

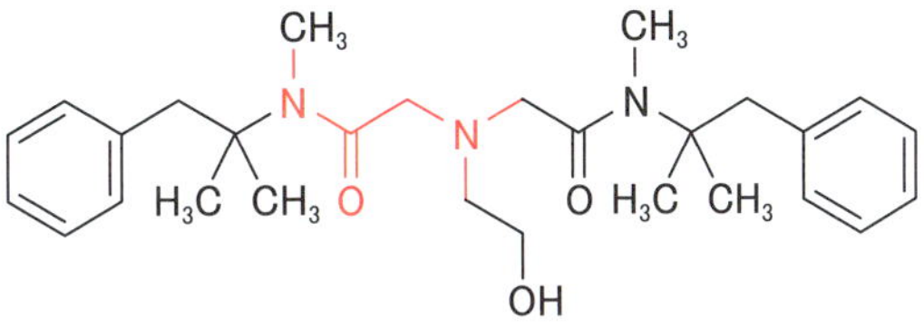

オキセサゼイン
oxethazaine

4-23 胆石溶解薬

4-23-(a) ウルソデオキシコール酸 局

英名：ursodeoxycholic acid
別名：ウルソデスオキシコール酸
IUPAC名：3α,7β-Dihydroxy-5β-cholan-24-oic acid
性状：白色の結晶又は粉末．味は苦い．
構造式の覚え方：A環とB環がシス配置を有するステロイド骨格の17位にペンタン酸が4位で結合し，3位のヒドロキシ基はα配置，7位のヒドロキシ基はβ配置である．ケノデオキシコール酸の7β異性体である．

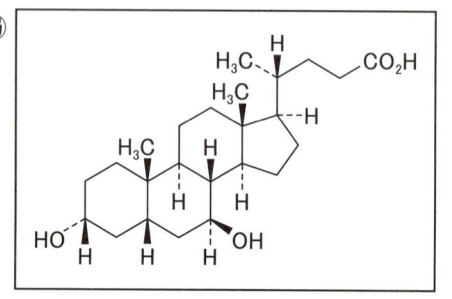

ステロイド骨格

物性：LogP
pKa 4.63

メタノール，エタノール又は酢酸に溶けやすく，水にはほとんど溶けない．
薬効：利胆薬，肝血流量増加作用，脂肪吸収調節作用，胆石溶解作用
解説：1) 古くから漢方薬として用いられているクマの胆嚢を乾燥してつくられた熊胆（ゆうたん）の薬効成分を化学的に合成したものである．胆汁中にも微量含まれる．ウルソデオキシコール酸のウルソとはクマのラテン語由来である．胆汁の分泌を増加させるとともに胆汁量を増やす．脂肪分解作用を有し，肝細胞内の脂肪沈着を抑制する．胆石表面のコレステロールを液晶化あるいは小胞化して溶解除去するので，胆石溶解薬としても用いられる．
2) 胆汁酸は，肝臓の肝細胞でコレステロールから生合成され，胆汁として胆嚢に蓄えられ，脂肪などの食事を摂取すると，胆嚢から十二指腸に分泌され，脂肪の消化吸収を助ける．ヒトの胆汁酸は，肝臓で生合成される一次胆汁酸のコール酸，ケノデオキシコール酸と一次胆汁酸から腸

内微生物により合成される二次胆汁酸の**デオキシコール酸**, **リトコール酸**がある．これら胆汁酸はグリシン抱合体やタウリン抱合体となり，水溶性が高められる．アルカリ性の胆汁中では，胆汁酸塩として存在する．

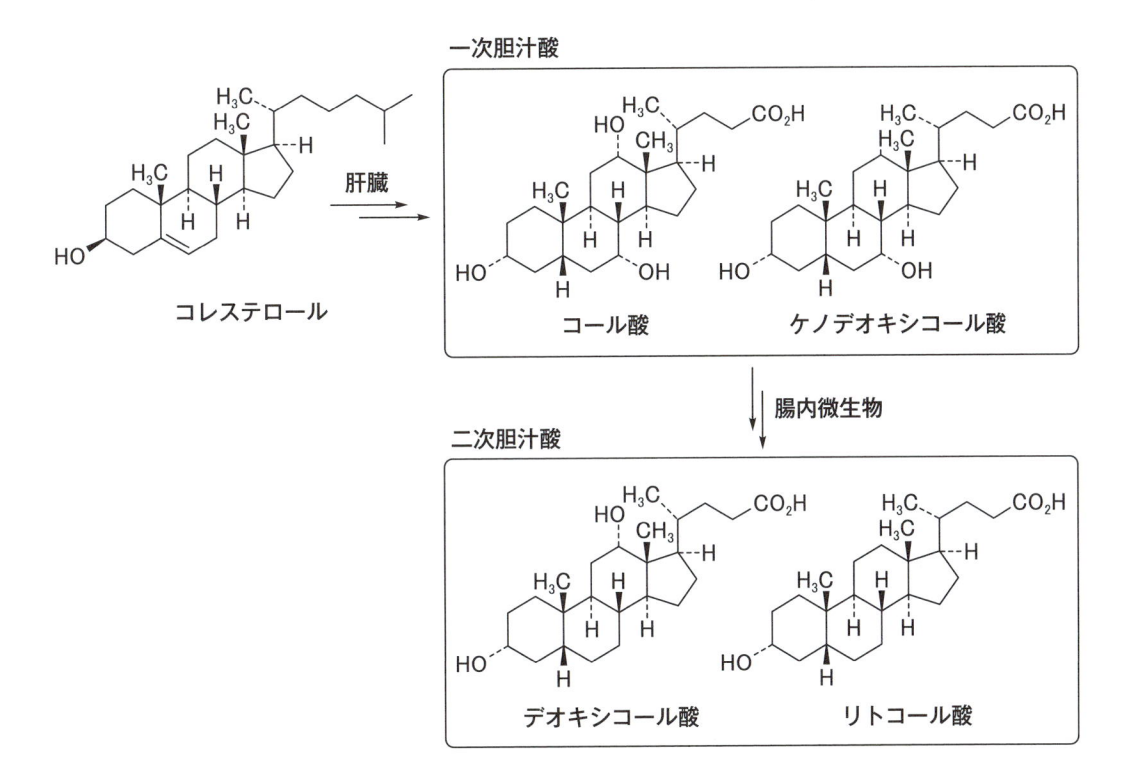

3) 胆汁酸は，ステロイド骨格の A 環と B 環がシス配置だが，テストステロンの代謝物であるアンドロステロンは A 環と B 環がトランス配置である．両者の立体配座が大きく異なっていることに注目しよう．

4-24 解熱・鎮痛・抗炎症薬

4-24-(a) アスピリン 局

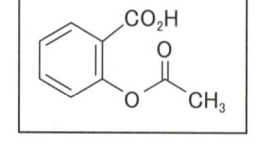

英名：aspirin
別名：アセチルサリチル酸
IUPAC 名：2-Acetoxybenzoic acid
性状：白色の結晶，粒又は粉末で，においはなく，わずかに酸味がある．
構造式の覚え方：安息香酸のオルト位にヒドロキシ基（-OH）を加えるとサリチル酸になる．ヒドロキシ基をアセチル化（-COCH$_3$）して，アセトキシ基（-OCOCH$_3$）とするとアスピリンになる．

物性：LogP
pKa 3.49（実測値）

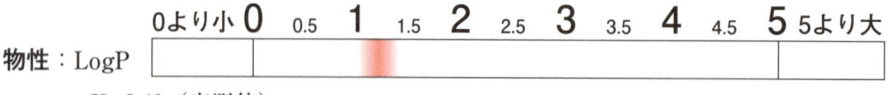

エタノール又はアセトンに溶けやすく，ジエチルエーテルにやや溶けにくく，水に溶けにくい．

特徴的な確認試験：1) 水を加えて煮沸し，冷後，塩化鉄（III）試液を加えると赤紫色に呈色する．

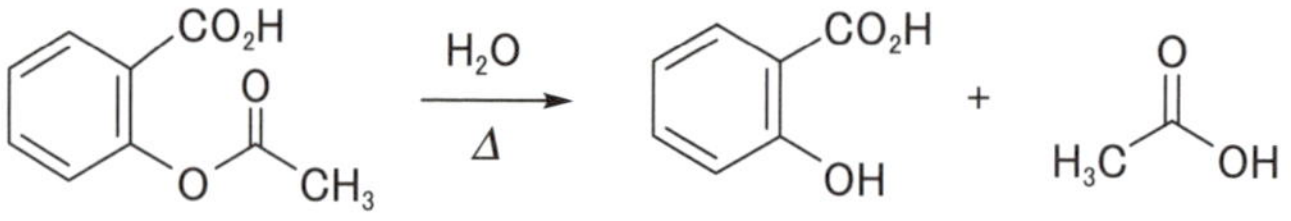

サリチル酸
FeCl$_3$ で赤紫色に呈色

2) 炭酸ナトリウム試液を加えて煮沸し，希硫酸を加えると酢酸のにおいを発し白色の沈殿を生じる．ろ液にエタノールと硫酸を加えて加熱すると，酢酸エチルのにおいを発する．

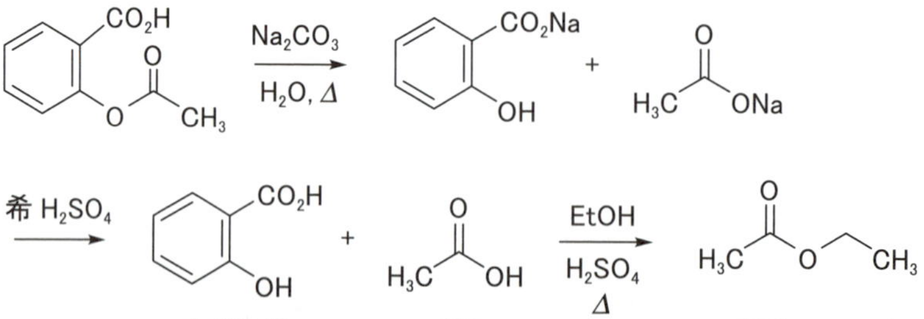

白色沈殿　　ろ液　　酢酸エチル

4-24 解熱・鎮痛・抗炎症薬

薬効：解熱鎮痛薬，抗リウマチ薬，非ステロイド性抗炎症薬，血小板凝集抑制薬

解説：1) サリチル酸系の **NSAIDs**（**非ステロイド性抗炎症薬** nonsteroidal antiinflammatory drugs）に分類される．プロスタグランジンの生合成の律速酵素である**シクロオキシゲナーゼ**（**COX**）を阻害し，プロスタグランジンの産生を抑制することにより，抗炎症作用，解熱作用，鎮痛作用を現す．アスピリンは，COX-1 及び COX-2 の両者を阻害するが，他の NSAIDs とは異なり，COX-1 に対する選択性が高く，不可逆的に阻害する．

2)【歴史】紀元前より，ヤナギの樹皮の抽出エキスは鎮痛・解熱のために用いられていた．ヤナギの樹皮に含まれる薬効成分は，サリシンと呼ばれ，サリチルアルコールをアグリコンとする配糖体である．サリシンの分解物であるサリチル酸は，優れた鎮痛・解熱効果があることがわかったが，胃腸障害など重大な副作用があった．その後ドイツバイエル社は，サリチル酸をアセチル化して副作用の少ない**アセチルサリチル酸**の合成に成功した．

サリシン　　　サリチルアルコール

3)【構造から見た NSAIDs の分類】

NSAIDs のほとんどは酸性物質であり，それらの構造的な特徴から以下のように分類することができる．アスピリンなどの**サリチル酸系**，メフェナム酸などの**フェナム酸系**，ジクロフェナクなどの**フェニル酢酸系**，インドメタシンなどの**インドール酢酸系**，エトドラクなどの**ピラノ酢酸系**，ロキソプロフェンナトリウムなどの**フェニルプロピオン酸系**，ピロキシカムなどの**オキシカム系**，セレコキシブの**コキシブ系**などに分類される．このほか塩基性抗炎症薬がある．また，スルピリンなどのピリン系やアセトアミノフェンのような非ピリン系は，解熱鎮痛作用はあるが，抗炎症作用はないので，NSAIDs には分類しない．

サリチル酸系　　フェナム酸系　　フェニル酢酸系　　インドール酢酸系

ピラノ酢酸系　　フェニルプロピオン酸系　　オキシカム系　　コキシブ系

> **エピソード**
>
> **アスピリン・ジレンマ**
>
>   アスピリンは，COX-1 及び COX-2 を不可逆的に阻害し，血小板の凝集能を高めるトロンボキサン A_2（TXA_2）と，凝集能を抑制するプロスタグランジン I_2（PGI_2）の両方の産生を抑制するという，相反する作用がある．TXA_2 は血小板内において生成され，PGI_2 は主に血管内皮細胞において生成されている．血小板は核を持たないため，血小板の COX は阻害されると元には戻らないので TXA_2 は生成できないが，血管内皮細胞の COX は，一度阻害されても新たな COX が生産されるので，PGI_2 は生成される．したがって，低用量（成人で 40 〜 300 mg/day 程度）のアスピリンは PGI_2/TXA_2 比を上昇させ，血栓・塞栓症に対して予防的に働く．しかし，鎮痛・解熱の目的で用いられる，大量投与（成人で 1.0 〜 4.5 g/day 程度）では，血小板凝集の抑制作用が減弱される．つまり，同じアスピリンが使用する量により二つの相反する作用を示すことから，これをアスピリン・ジレンマという．

4-24-(b)　アセトアミノフェン 局

英名：acetaminophen

別名：パラセタモール

IUPAC 名：*N*-(4-Hydroxyphenyl)acetamide

性状：白色の結晶又は結晶性の粉末で，においはなく，わずかに酸味がある．

構造式の覚え方：フェノールのパラ位にアミノ基がついたパラアミノフェノールのアミノ基をアセチル化（-COCH₃）するとアセトアミノフェンになる．

物性：LogP

```
0より小 0  0.5  1  1.5  2  2.5  3  3.5  4  4.5  5  5より大
```

　　　　p*K*a 9.5

メタノール又はエタノールに溶けやすく，水にやや溶けにくく，ジエチルエーテルに極めて溶けにくい．水酸化ナトリウム試液に溶ける．

薬効：解熱鎮痛薬

解説：1) COX 阻害作用はほとんどなく，抗炎症作用は極めて弱いが，解熱鎮痛作用を有する．視床下部の体温調節中枢に作用して，皮膚血管を拡張することにより熱放散を増大し発熱時の体温を下げる．鎮痛作用は，視床と大脳皮質の痛覚閾値を高めることによると推定されている．アセトアミノフェンは COX 阻害作用が弱いため，NSAIDs に見られるような胃腸障害は起こしにくいが，肝障害が問題になることがある．

2)【歴史】アセトアミノフェン発見の歴史は 1880 年代後半，腸の寄生虫に苦しむ患者に向け，ナフタレンを処方しなければいけないのを誤ってアセトアニリドを処方したことに始まる．この

偶然の出来事が，併発していた熱まで下げるという作用をもたらした．アセトアニリドが解熱鎮痛作用に効く成分であることがわかったのである．更に，アセトアニリドが体内で代謝されると，アセトアミノフェンに変わるということが見出された．すなわちアセトアミノフェンは，鎮痛と解熱効果があると判明し，鎮痛解熱薬として使われることになった．

アセトアニリド acetanilide → (生体内で代謝 CYP) → アセトアミノフェン acetaminophen

3) フェナセチンは，アセトアミノフェンの誘導体で，鎮痛解熱作用があり，かつて薬として用いられていたが，長期大量服用による重篤な腎障害の副作用のため現在では使用されていない．フェナセチンも代謝されてアセトアミノフェンとなり，解熱鎮痛作用を示す．

フェナセチン phenacetin → (生体内で代謝 CYP) → アセトアミノフェン（解熱鎮痛作用の本体）

エピソード

赤ちゃんからお年寄りまで使える薬

　毎年，冬になるとインフルエンザが流行するが，インフルエンザで最も重い合併症がインフルエンザ脳症である．発熱はインフルエンザの主な症状の一つで，ウイルスに対する免疫反応の一部であり，必ずしも解熱させなければならないものではない．ただし，39℃以上の発熱が続くようだと体力がかなり失われるので，解熱剤を使用することがある．その際，アスピリンやジクロフェナクナトリウムなどの NSAIDs ではなく，アセトアミノフェンが使われる．NSAIDs はインフルエンザ脳症の誘因や重症化を招くことが明らかになっているからである．また，1 歳未満の乳児への抗インフルエンザ薬（オセルタミビルなど）の投与は安全性が確立されていないので，そのかわりに安全性の高いアセトアミノフェンが投与されることがある．また，がん性疼痛の緩和にアセトアミノフェンの大量投与が有効であることもわかっている．このようにアセトアミノフェンは，赤ちゃんからお年寄りまで使える解熱鎮痛剤である．

4-24-(c)　インドメタシン 局

英名：indometacin
IUPAC名：［1-(4-Chlorobenzoyl)-5-methoxy-2-methyl-1*H*-indol-3-yl］acetic acid
性状：白色の結晶又は結晶性の粉末で，においはなく，わずかに酸味がある．
構造式の覚え方：インドールの2位にメチル基，3位に酢酸，5位にメトキシ基が結合し，1位の窒素原子にパラクロロベンゾイル基が結合するとインドメタシンになる．

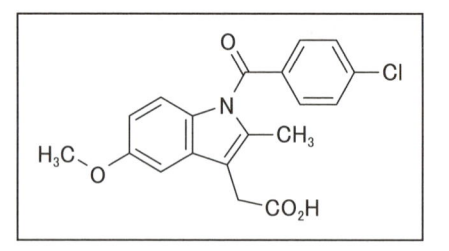

物性：LogP
p*K*a 4.2

メタノール又はエタノールに溶けやすく，水にやや溶けにくく，ジエチルエーテルに極めて溶けにくい．水酸化ナトリウム試液に溶ける．

薬効：解熱鎮痛薬，非ステロイド性抗炎症薬，局所性消炎鎮痛薬

解説：1) インドール酢酸系の非ステロイド性抗炎症薬（NSAIDs）である．COX（シクロオキシゲナーゼ）を阻害しプロスタグランジンの産生を抑制することにより，抗炎症作用を示す．COX-1とCOX-2に対する選択性を示さないため，副作用として胃腸障害が発現しやすい．NSAIDsは抗炎症作用以外に，解熱及び鎮痛作用を示すが，この作用もCOXの阻害による，プロスタグランジンの産生抑制と考えられている．関節リウマチ，腰痛，痛風発作などの種々の炎症とそれに伴う痛みに用いられる．

2) インドメタシンは，インドールに酢酸が結合した基本骨格を持つインドール酢酸系のNSAIDsであるが，アスピリンよりも強力にCOXを阻害するため，胃腸障害を起こしやすい．そこで，インドメタシンのカルボン酸をエステル化したアセメタシンやインドメタシンファルネシルなどのプロドラッグが開発された．これらは，体内でエステルが加水分解されインドメタシンとなることで作用を発揮する．

アセメタシン
acemetacin

インドメタシンファルネシル
indometacin farnesil

3) インドメタシンの副作用を軽減するために開発されたものに**スリンダク**がある．これはインドメタシンのインドール環の代わりにインダン骨格を有しており，インドメタシンと類似の構造である．スリンダク自体には活性がなく，体内で還元されて活性型のスルフィド体となるので，これもプロドラッグである．

スリンダク
sulindac
（不活性）

還元 → （活性体）

4-24-(d) エトドラク 局

英名：etodolac
IUPAC 名：2-[(1*RS*)-1,8-Diethyl-1,3,4,9-tetrahydropyrano[3,4-*b*]indol-1-yl]acetic acid

及び鏡像異性体

性状：白色の結晶又は結晶性の粉末で，においはなく，わずかに酸味がある．
構造式の覚え方：インドールの7位にエチル基が結合し，更にテトラヒドロピラン環がインドール環2,3位に縮環している．そして，このテトラヒドロピランにはエチル基と酢酸が結合した構造を有する．

物性：LogP （0より小 0　0.5　1　1.5　2　2.5　3　3.5　4　4.5　5　5より大）
pKa 4.5

メタノール又はエタノールに溶けやすく，水にはほとんど溶けない．
薬効：非麻薬性鎮痛薬，鎮痛性消炎薬，関節リウマチ
解説：医薬品としてはラセミ体として供給されている．**ピラノ酢酸系**の非ステロイド性抗炎症薬（NSAIDs）である．COXを阻害しプロスタグランジンの産生を抑制することにより，抗炎症作用，解熱作用，鎮痛作用を示す．**COX-2を比較的選択的に阻害し**，COX-1阻害作用は弱いので，胃腸障害の副作用が起こる頻度が少ない．COX阻害作用の他に，多核白血球機能の抑制やブラジキニン産生抑制作用により抗炎症作用，鎮痛作用を発揮する．

4-24-(e)　ジクロフェナクナトリウム 局

英名：diclofenac sodium
IUPAC 名：Monosodium 2-(2,6-dichlorophenylamino)phenylacetate
性状：白色～微黄白色の結晶又は結晶性の粉末
構造式の覚え方：フェニル酢酸のベンゼン環のオルト位に 2,6-ジクロロアニリン基が結合した構造である．

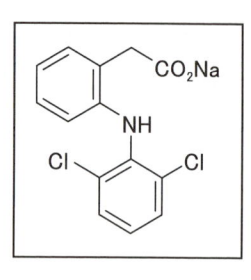

物性：LogP

pKa 4.0（カルボン酸）

メタノール又はエタノールに溶けやすく，水または酢酸にやや溶けにくく，ジエチルエーテルにはほとんど溶けない．

薬効：解熱鎮痛薬，抗リウマチ薬，非ステロイド性抗炎症薬
解説：フェニル酢酸系の酸性非ステロイド性抗炎症薬（NSAIDs）である．プロスタグランジン（PG）生合成の律速酵素であるシクロオキシゲナーゼ（COX）を阻害し，PG の産生を抑制することにより，抗炎症作用，解熱作用，鎮痛作用を示す．COX-1 と COX-2 に対する選択性を示さないため，副作用として胃腸障害が発現しやすいが，その頻度はアスピリンやインドメタシンよりも少ない．フェニル酢酸系の NSAIDs としては，アンフェナクナトリウムも知られている．

アンフェナクナトリウム
amfenac sodium

4-24-(f)　ピロキシカム 局

英名：piroxicam
IUPAC 名：4-Hydroxy-2-methyl-N-(pyridin-2-yl)-2H-1,2-benzothiazine-3-carboxamide 1,1-dioxide
性状：白色～淡黄色の結晶性の粉末
構造式の覚え方：2H-1,2-ベンゾチアジンの硫黄がスルホンまで酸化され，4 位にヒドロキシ基，3 位にピリジル-2-カルバモイル基が結合した構造である．

2H-1,2-ベンゾチアジン

物性：LogP

pKa 1.8（ピリジル基），pKa 5.1（エノール性水酸基）

無水酢酸にやや溶けにくく，アセトニトリル，メタノールまたはエタノールに溶けにくく，酢酸にはほとんど溶けない．

薬効：非ステロイド性抗炎症薬

解説：1）ピロキシカムは 1,3-ジケトン（正確には β-ケトアミド）構造を持つ，オキシカム系のNSAIDsである．作用機序はシクロオキシゲナーゼ阻害によるプロスタグランジン生合成の抑制である．COX-1 及び COX-2 に対する選択性はない．オキシカム系の NSAIDs は強力な鎮痛，抗炎症作用を示し，血中半減期が長く，効果が持続するのが特徴である．

2）アンピロキシカムはピロキシカムのプロドラッグで，副作用の発現が少なく，生体内で炭酸エステル部とヘミアセタール部が加水分解されてピロキシカムとなり作用を示す．

4-24-(g) ロキソプロフェンナトリウム水和物 局

英名：loxoprofen sodium hydrate
別名：ロキソプロフェンナトリウム
IUPAC 名：Monosodium 2-{4-[(2-oxocyclopentyl)methyl]phenyl} propanoate dihydrate
性状：白色～帯黄白色の結晶又は結晶性の粉末．においはなく，収れん性の味があり，後にわずかに甘みと塩味がある．
構造式の覚え方：プロピオン酸の2位にフェニル基が結合し，そのパラ位に（2-オキソシクロペンチル）メチル基が結合した構造を持つ．

物性：LogP
pKa 4.20（カルボン酸）

水又はメタノールに極めて溶けやすく，エタノールに溶けやすく，ジエチルエーテルにはほとんど溶けない．水溶性は旋光性を示さない．

薬効：非ステロイド性抗炎症薬，鎮痛性消炎薬

解説：1）フェニルプロピオン酸系のNSAIDsであり，作用機序はシクロオキシゲナーゼ阻害に

よるプロスタグランジン生合成の抑制である．**ロキソプロフェン**は**プロドラッグ**で，生体内でケトンが立体選択的に還元された（2*S*,1′*R*,2′*S*）-***trans***-アルコール体が活性型と考えられている．経口投与後，胃粘膜刺激作用の弱いケトン体のまま吸収されるので胃腸障害が少なく，還元されてから薬理作用が発現するため，薬効の持続が長時間である特長を有する．

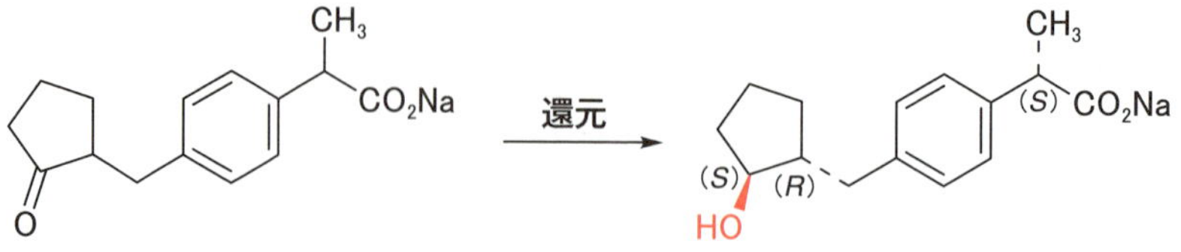

プロドラッグ　　**活性代謝物（活性体）**

2）フェニルプロピオン酸系の NSAIDs としては，**イブプロフェン**，**ザルトプロフェン**，**ナプロキセン**など多くの化合物が知られている．ナプロキセンは光学活性化合物であり，薬物として有効なのは *S* 体のエナンチオマーである．それ以外の化合物はラセミ体として供給されている．

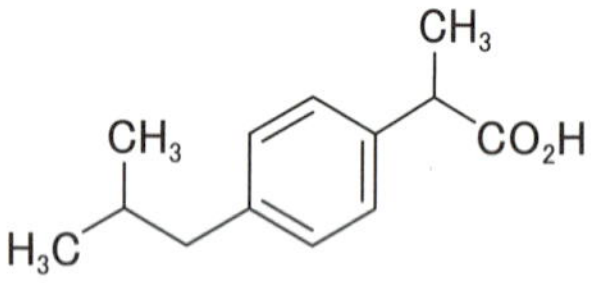

イブプロフェン
ibuprofen

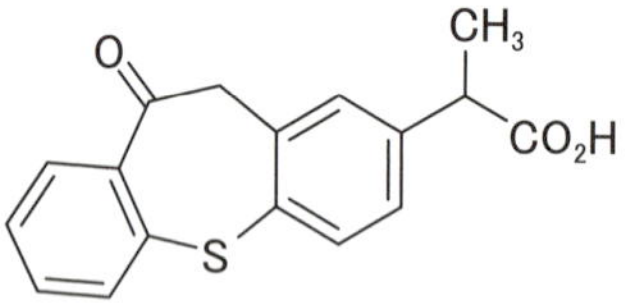

ザルトプロフェン
zaltoprofen

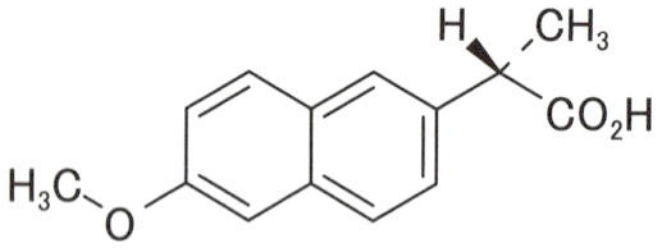

ナプロキセン
naproxen

4-24-(h)　ペンタゾシン 局

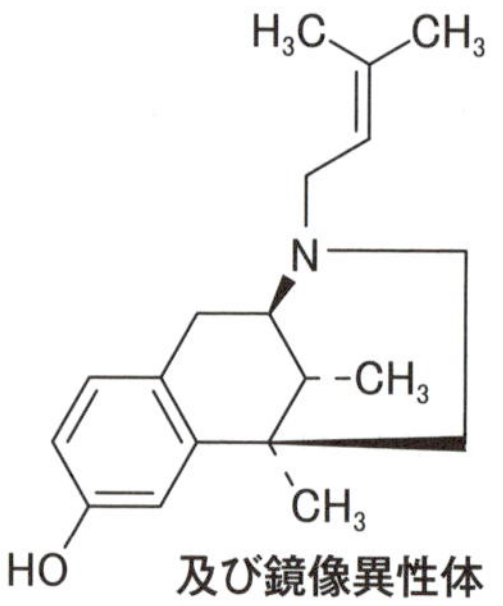

及び鏡像異性体

英名：pentazocine
IUPAC 名：（2*RS*,6*RS*,11*RS*）-6,11-Dimethyl-3-（3-methylbut-2-en-1-yl）-1,2,3,4,5,6-hexahydro-2,6-methano-3-benzoazocin-8-ol
性状：白色～帯黄白色の結晶性の粉末で，においはない．
構造式の覚え方：6,7-ベンゾモルファンのベンゼン環部にヒドロキシ基，5 位と 9 位にメチル基，窒素原子にジメチルアリル基が結合した構造である．

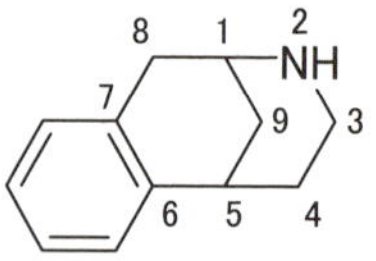

6,7-ベンゾモルファン

物性：LogP 　0より小 0　0.5　1　1.5　2　2.5　3　3.5　4　4.5　5　5より大

pKa_1 8.0（三級アミン），pKa_2 9.7（フェノール性水酸基）

酢酸又はクロロホルムに溶けやすく，エタノールにやや溶けやすく，ジエチルエーテルにやや溶けにくく，水にはほとんど溶けない．

特徴的な確認試験：1）ホルムアルデヒド液・硫酸試液を加えるとき，濃赤色を呈し，直ちに灰褐色に変わる．**マルキス（Marquis）反応**と呼ばれる呈色反応．

薬効：非麻薬性鎮痛薬，麻酔前投与，麻酔補助

解説：1）医薬品としてはラセミ体として供給されている．ペンタゾシンは麻薬拮抗性鎮痛薬に分類される．ペンタゾシンは**κオピオイド受容体**に対して作動薬として作用し，**μオピオイド受容体**に対しては拮抗薬もしくは部分作動薬として作用する．ペンタゾシンは鎮痛，鎮静，呼吸抑制を含めモルヒネなどのオピオイドとほぼ類似する作用を示す．その鎮痛作用は主にκオピオイド受容体を介して発現するが，一部μオピオイド受容体も介している．

2）窒素原子上の置換基の種類により活性が異なる．ペンタゾシンのジメチルアリル基がフェニルエチルになったフェナゾシンは，モルヒネよりもアゴニスト活性が強い麻薬性鎮痛薬である．

3）ペンタゾシンは，非麻薬性鎮痛薬に分類されているが，大量連用により薬物依存を生じることがある．ペンタゾシン以外の麻薬拮抗性鎮痛薬としては，ブプレノルフィンが知られている．

フェナゾシン
phenazocine

ブプレノルフィン塩酸塩
buprenorphine hydrochloride

4-25 抗リウマチ薬・潰瘍性大腸炎治療薬

4-25-(a) サラゾスルファピリジン 局

英名：salazosulfapyridine
別名：スルファサラジン
IUPAC名：2-Hydroxy-5-[4-(pyrdin-2-ylsulfamoyl)phenylazo]benzoic acid
性状：黄色〜黄褐色粉末で，無味・無臭．
構造式の覚え方：スルファニル酸（4-アミノベンゼンスルホン酸）のスルホン酸部分を2-アミノピリジンとアミド結合させ，アミノ基部分をサリチル酸とジアゾカップリング（フェノール性ヒドロキシ基の p 位に反応）させたもの．それゆえ，命名も "salicylic acid" + "azo" + "sulfanilic acid" + "pyridine" となる．

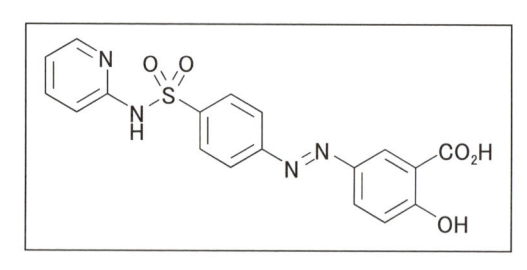

物性：LogP

| 0より小 | 0 | 0.5 | 1 | 1.5 | 2 | 2.5 | 3 | 3.5 | 4 | 4.5 | 5 | 5より大 |

水にもジエチルエーテルやクロロホルムにも溶けないが，エタノールには少し溶ける．カルボン酸部（カルボキシ基）があるので，水酸化ナトリウム水溶液にはよく溶ける．

特徴的な確認試験：1) 水酸化ナトリウム水溶液に溶解するとアゾ化合物なので赤褐色を呈する．
2) 次いで粉状の亜ジチオン酸ナトリウム（$Na_2S_2O_4$：亜二チオン酸ナトリウム，次亜硫酸ナトリウム，ハイドロサルファイトナトリウムともいう）を加えて振り混ぜると，溶液は無色になる．これは，アゾ基が還元的に開裂して，5-アミノサリチル酸とスルファニル酸誘導体になったためである．これら生成物はいずれも芳香族第一級アミンの定性反応によりその存在を確認できる．また，前者はフェノール性ヒドロキシ基を持っているので，この還元溶液に塩化鉄(III)試液を加えると，Fe^{3+}とキレートを形成して呈色する．一方，後者はスルファミン酸の部分構造（NH-SO_2）を持っているので，この還元溶液 1 mL にピリジン 1 mL を加え，硫酸銅(II)試液を2滴加えて振り混ぜた後，水 3 mL とクロロホルム 5 mL を加えて振り混ぜて放置すると有機層に移行したスルファミン酸・銅・ピリジン錯体が緑色を呈する．

薬効：潰瘍性大腸炎治療薬

解説：1) 腸内細菌の作用で，還元的にアゾ基部分が開裂し，上記の確認試験と同様に5-アミノサリチル酸とスルファニル酸誘導体が生成する．この代謝物である5-アミノサリチル酸が薬理作用発現の本体（活性代謝物という）と考えられている．生成した5-アミノサリチル酸は，腸

管の粘膜下結合組織に蓄積され，抗炎症作用を現す．一方，5-アミノサリチル酸にはT細胞やマクロファージを介した抗炎症作用も知られており，そのため抗リウマチ薬としても用いられる．分子化学的には，活性酸素の除去，ロイコトリエンB_4（LTB_4）の生合成阻害，肥満細胞からのヒスタミン遊離抑制，血小板活性化因子の生合成抑制，インターロイキン1βの産生抑制等があげられる．

2）分子中にスルファミン酸構造が含まれるので，グリブゾール（p.210参照），グリミジン等のスルホニルアミド系及びトルブタミド（p.210参照），グリベンクラミド（4-27-(b)），グリメピリド等のスルホニルウレア系糖尿病薬と併用すると低血糖を招くことがあるので，注意が必要である．

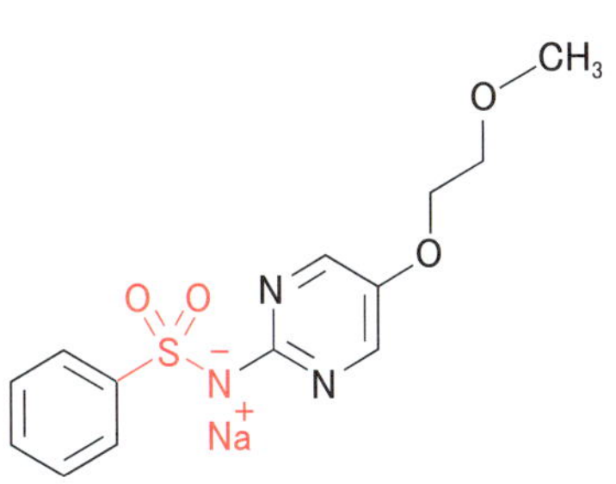

グリミジン
glymidine

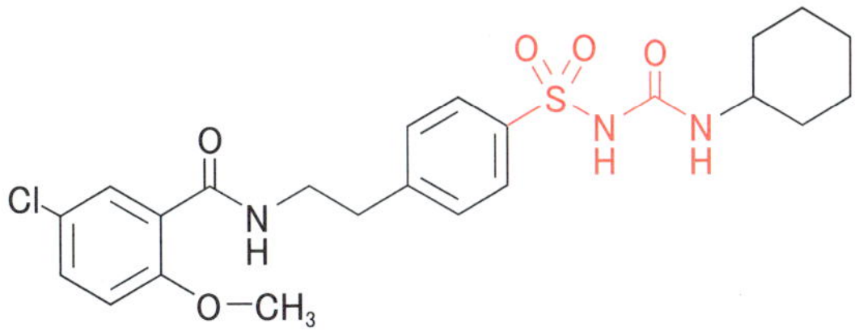

グリベンクラミド
glibenclamide

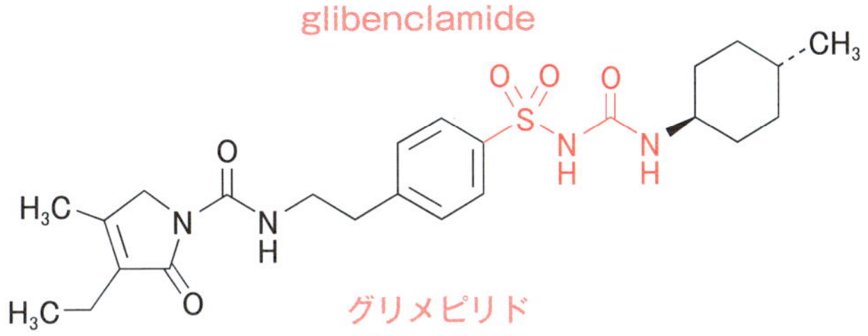

グリメピリド
glimepiride

4-26 痛風・高尿酸血症治療薬

4-26-(a) コルヒチン 局 毒

英名：colchicine
IUPAC名：*N*-[(7*S*)-(1,2,3,10-Tetramethoxy-9-oxo-5,6,7,9-tetrahydrobenzo[*a*]heptalen-7-yl)]acetamide
性状：帯黄白色粉末で，無臭．毒薬．
構造式の覚え方：六員環/七員環/七員環の三環構造で，両側が芳香族．左側の六員環はピロガロールで右下の七員環はトロポロンであり，すべてのヒドロキシ基はメチルエーテルになっている．真ん中の七員環部にアセトアミドが置換しており，唯一のキラル炭素で *S* 配置である．また，骨格分子中のすべての sp^2 混成軌道は共役している．

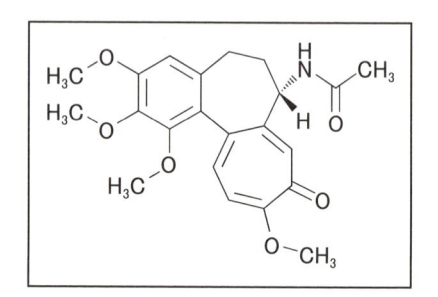

ピロガロール　　トロポロン

物性：LogP
p*K*a 1.85（実測値）

天然のアルカロイドであり，旋光性を示す．また，長いπ電子系を持つので，光に感受性があり，着色しやすい．メタノールに容易に溶け，エタノールにも溶けるが，水にはやや溶けにくい．旋光度 $[\alpha]_D^{20}$ は，$-235 \sim -250°$（エタノール溶液）である．

薬効：抗痛風薬
解説：1) 微小管たん白質（チューブリン）に結合して線維性微小管の脱重合，更に消滅を促し，好中球等の顆粒球や運動性細胞の炎症部位への顆粒球の遊走を阻害する．また，顆粒球の代謝活性や食活性を低下させて関節内等で結晶化した尿酸の貪食を抑制することにより，乳酸の遊離量や炎症前期の酵素の遊離量を低下させ，起炎症反応を抑制する．また，肥満細胞に作用してヒスタミンを含む顆粒の遊離も抑制する．
2) イヌサフラン *Colchicum autumnale* の種子から取り出したアルカロイドなので，属名の

Colchicum からコルヒチン colchicine とされた．古来，イヌサフランの球茎から作成したチンキ剤（生薬をエタノール／精製水に浸して作る液剤）は痛風治療に用いられていた．また，染色体の倍数体を作る作用があるため，種無しスイカの生産に利用されている．

3) シクロスポリン（p.283 参照）と併用すると，横紋筋融解症，ミオパチー，筋痛，腎障害，肝障害，末梢神経障害等が現れることがあるので，注意を要する．また，エリスロマイシン（p.240 参照）やクラリスロマイシン（p.238 参照）との併用では，汎血球減少，肝機能障害，呼吸困難，筋痛，腹痛，嘔吐，下痢，発熱等が発現することがある．

4-26-(b) アロプリノール 局

英名：allopurinol
IUPAC 名：1*H*-pyrazolo[3,4-*d*]pyrimidin-4-ol
性状：白色〜微黄白色の結晶性粉末
構造式の覚え方：核酸の構成塩基であるプリンの異性体である（7位と8位のCとNが入れ換わっている）．

プリン
（プリンの位置番号（ナンバリング）は特殊である）

IUPAC 命名法では，ピリミジンを基本骨格とし，そこにピラゾール環が融合した構造として 1*H*-pyrazolo[3,4-*d*]pyrimidin-4-ol となる．なお，ピラゾロピリミジン骨格は通常の複素環のナンバリングになるので，環の融合部分の炭素原子には番号はないことに留意する．

> **エピソード**
> **アロステリック効果**
> 酵素の活性中心でないところに物質が結合して酵素活性を阻害したり，活性化したりする効果をアロステリック効果というが，アロプリノールのアロ (allo-) も同様に"異なる"を意味しており，プリン purine の異性体 (allo-) にヒドロキシ基 (-ol) が結合しているので，allopurinol である．

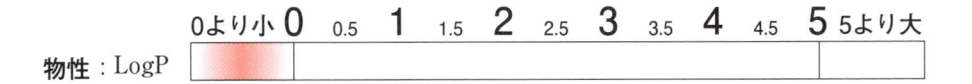

物性：LogP 0より小

p*K*a₁ 9.50

エタノールや水に極めて溶けにくいが,アンモニア試液にはよく溶ける.

薬効:抗痛風薬

解説:1) 痛風発症の原因物質である**尿酸**は,**キサンチンオキシダーゼ**の作用によりヒポキサンチンやキサンチンから生成する.アロプリノールは,このキサンチンオキシダーゼの基質になることから,競合的にこの酵素を阻害して尿酸の生成を抑制する.また,アロプリノールからの生成物であるオキシプリノールもこの酵素を阻害するが,非競合型である.

ヒポキサンチン　キサンチン　尿酸

キサンチンオキシダーゼ

競合阻害　非競合阻害

オキシプリノール

2) 構造の覚え方で述べたように,アロプリノールの骨格は,代表的な核酸塩基の一つであるプリンによく似ており,類似の基本骨格を持つ薬物の代謝に干渉する.したがって,抗がん剤の**メルカプトプリン**や免疫抑制薬の**アザチオプリン**のようなプリン誘導体と併用すると,これら薬物の持つ骨髄抑制作用(前者では副作用,後者では主作用)が増強されるため,投与量を減らす必要がある.また,抗ウイルス薬の**ビダラビン**(アデノシンの糖部の立体異性体)と併用すると,ビダラビンの薬理作用が増強されて神経障害等の副作用が現れることがある.

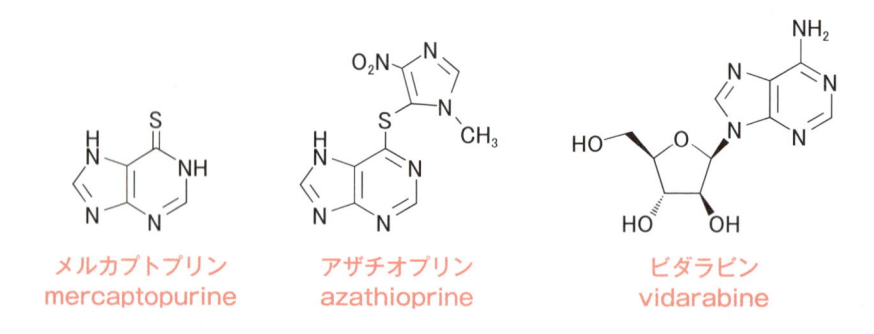

メルカプトプリン
mercaptopurine

アザチオプリン
azathioprine

ビダラビン
vidarabine

エピソード

痛風

　尿酸は核酸の代謝物である．核酸を多く含む食品（例：白子，メンタイコ）はうま味に富んでいておいしい．古代は痛風は裕福な美食家の病いであった．血中で高い濃度になると尿酸は，体温の低いところ（足のうら，かかと）で針状の結晶となって析出し，痛みの原因になる．痛風という病名は風が吹いても痛いということに由来するそうだ．ビールは麦（種子）を水に浸して芽が出たところを煮出した汁（麦汁）を発酵させて作る．核酸含量が高い食品とされている．そこでプリン類を減じて「プリン体オフ」という付加価値をつけたビールも売られている．食べ過ぎ，飲み過ぎは痛風だけでなく生活習慣病の原因になるので御用心．

4-26-(c)　プロベネシド 局

英名：probenecid
IUPAC名：4-(Dipropylaminosulfonyl)benzoic acid
性状：白色の結晶（性粉末）で，無臭．苦味（初めはわずかな苦味で後に不快な苦味）あり．
構造式の覚え方：安息香酸の誘導体で，p位にスルホン酸基が付いており，それがジプロピルアミンとスルホニルアミドを形成している．

物性：LogP
pKa 3.4（実測値）

エタノールにやや溶けにくく，水には不溶．水酸化ナトリウム試液やアンモニア試液にはカルボン酸部分（カルボキシ基）が塩を形成して溶けるが，アミノ基部分はスルホニルアミドになっているので，塩基性を示さず，塩酸塩にはならないので希塩酸には不溶．

特徴的な確認試験：強熱すると，分解して特徴のある二酸化硫黄（SO_2）の臭いがする．
薬効：抗痛風薬
解説：1) 遠位尿細管での尿酸の分泌（排泄）を抑制し，近位尿細管での尿酸の再吸収を阻害する．前者に比べて後者の作用が強いので，総合すると尿酸の体外排泄を促進し，血中尿酸濃度を低下させる．一方，抗生物質のペニシリンや抗炎症性を有する5-アミノサリチル酸（抗リウマチ薬・潰瘍性大腸炎治療薬のサラゾスルファピリジンの活性本体）では，遠位尿細管からの分泌抑制が優勢であることから，これら薬物の血中濃度維持を目的に併用される．

2) 尿細管での薬物の分泌・再吸収に影響を与える薬物なので，併用薬がある場合には注意が必要である．また，尿細管の分泌・再吸収に影響を与える薬物の併用時には，尿酸の分泌や再吸収が影響を受け，薬効が変化する可能性も考えなければならない．例えば，プロベネシドの薬物の

分泌抑制作用により，抗炎症・解熱・鎮痛作用を有するインドメタシン（4-24-(c) 参照）やナプロキセン（p.202 参照），アンピシリン等のペニシリン系・アンピシリン系抗生物質，トルブタミドやグリブゾール等のスルホニルウレア系・スルホニルアミド系抗糖尿病薬の尿細管への分泌を抑制する．一方，アスピリン（4-24-(a) 参照）等のサリチル酸系の薬物は，プロベネシドによる尿酸排泄作用を競合的に阻害する．

トルブタミド
tolbutamide

グリブゾール
glybuzole

4-26-(d) ベンズブロマロン 局

英名：benzbromarone
IUPAC名：3,5-Dibromo-4-hydroxyphenyl 2-ethylbenzo[*b*]furan-3-yl ketone
性状：白色〜淡黄色結晶性粉末で，無味・無臭．
構造式の覚え方：ベンゾフラン環 2 位がエチル基，3 位がベンゾイル基で置換された構造で，更にこのベンゾイル基は 4 位がヒドロキシ基，3,5 位がブロム基で置換されている．構造の特徴としては，分子中の sp^2 混成軌道はすべて共役しており，両芳香環の間をカルボニル基が架橋している．

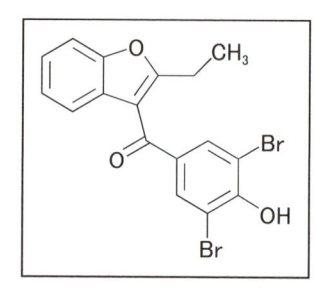

物性：LogP 0より小 0 0.5 1 1.5 2 2.5 3 3.5 4 4.5 5 5より大

アセトンに溶けやすく，エタノールにやや溶けにくい．また，水には溶けないが，（分子中にフェノール性ヒドロキシ基を持っているので）希水酸化ナトリウム試液には溶ける．
薬効：抗痛風薬
解説：1）尿細管からの尿酸の再吸収を阻害して，尿酸の体内からの排泄を促進する．
2）主に CYP2C9 により代謝されるので，同じ酵素で代謝を受けるワルファリンのようなクマリン系抗凝血薬を競合的に阻害してその血中濃度を高め，作用を増強することがある．

ワルファリンカリウム
warfarin potassium

4-27 糖尿病薬

4-27-(a) インスリン ヒト（遺伝子組換え）㊁

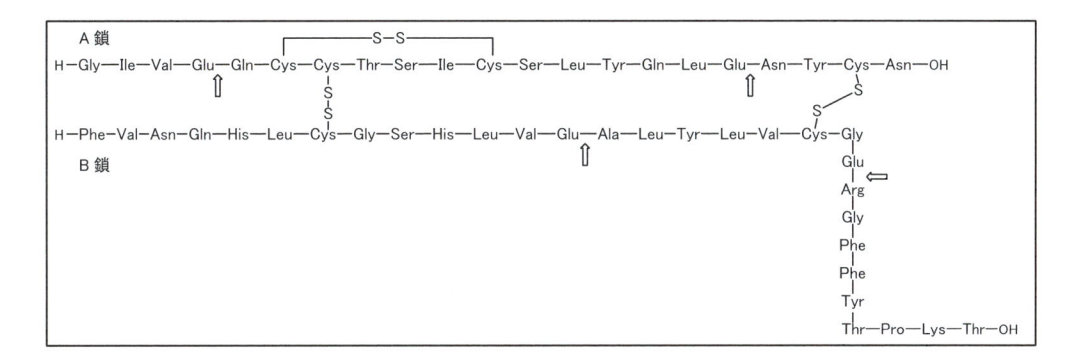

```
A鎖                    ┌──────S─S──────┐
H-Gly-Ile-Val-Glu-Gln-Cys-Cys-Thr-Ser-Ile-Cys-Ser-Leu-Tyr-Gln-Leu-Glu-Asn-Tyr-Cys-Asn-OH
              ⇧         S                     S              ⇧               S
                        S                                                    S
H-Phe-Val-Asn-Gln-His-Leu-Cys-Gly-Ser-His-Leu-Val-Glu-Ala-Leu-Tyr-Leu-Val-Cys-Gly
B鎖                                        ⇧                              Glu  ⇦
                                                                          Arg
                                                                          Gly
                                                                          Phe
                                                                          Phe
                                                                          Tyr
                                                               Thr-Pro-Lys-Thr-OH
```

英名：insulin human（genetical recombination）

性状：白色粉末

構造式の覚え方：21 個のアミノ酸から成る **A 鎖**と 30 個のアミノ酸から **B 鎖**が 2 箇所のシステイン部でジスルフィド結合を形成した環状ペプチドである．なお，A 鎖部には更に一つのジスルフィド結合があり，二環性になっている．

物性：等電点 5.39（実測値）分子量およそ 6000

水やエタノールにはほとんど溶けないが，分子中には二つの N 末端に加えてリシン残基のアミノ基やヒスチジン，アルギニン等の塩基性アミノ酸残基が存在するので 0.01 mol/L の塩酸試液に溶ける．また，二つの C 末端に加えてグルタミン酸残基のカルボキシ基やフェノール性ヒドロキシ基を持つチロシンが存在するので水酸化ナトリウム試液にも溶ける．

特徴的な確認試験：高速液体クロマトグラフィー（HPLC）を用いたペプチドマッピング法による．本法は，特定のアミノ酸配列を認識して選択的に加水分解するエンドペプチダーゼ（プロテアーゼ）を用いて，被験ペプチド（たん白質）を加水分解して，生成する複数のペプチド断片のそれぞれの保持時間をヒトインスリン標準品のそれらと比較検討して構造を確認する試験法である．インスリンの場合は，黄色ブドウ球菌 *Staphylococcus aureus* から精製した V8 プロテアーゼを用いて加水分解する．V8 プロテアーゼは，グルタミン酸の C 末端側を選択的に加水分解する（構造図に⇧で図示）ので，四つのペプチド断片が生成する．すなわち，ペプチド 1（A 鎖の N 末端から 4 番目までのテトラペプチド），ペプチド 2（A 鎖の 4〜17 番目までと B 鎖の N 末端から 13 番目までのポリペプチドで，それらがジスルフィド結合で架橋されている），ペプチド 3

(A鎖の18番目からC末端の21番目までとB鎖の14番目から21番目までのポリペプチドで，それらがジスルフィド結合で架橋されている)，ペプチド4（B鎖の22番目からC末端の30番目まで）である．なお，ペプチド2にはA鎖部分の鎖内ジスルフィド結合が維持されているので，ペプチド2は環状ペプチドである．インスリンの酵素処理液を，オクタデシルシリル化シリカゲル（ODS）を充填したカラムを装着した高速液体クロマトグラフに注入する．移動相には硫酸アンモニウム緩衝液とアセトニトリルの混液を用い，試料は傾斜（グラジエント）溶出する．なお，検出には紫外可視吸光光度計を用い，一般的な有機化合物を網羅的に検出できる214 nmを検出波長とする．

薬効：膵臓ホルモン，インスリン療法が適応となる糖尿病

解説：1）本来膵臓のランゲルハンス島 *β細胞* から分泌されるペプチドホルモンである．摂食等により血糖値が上昇し，β細胞中のATP量が増加すると，**ATP感受性K⁺チャネル** が **抑制** され，細胞膜が脱分極して電位依存性 **Ca²⁺ チャネル** が開口し，Ca²⁺が細胞内に **流入** する．細胞内Ca²⁺濃度が高まると，インスリン顆粒からインスリンが細胞外に分泌される．

2）インスリン受容体は，インスリンが結合する *αサブユニット* と細胞膜を貫通して細胞内にシグナルを伝達する *βサブユニット*（チロシンキナーゼ部が内在）からできており，それらはジスルフィド結合で二量体になっている．インスリンがインスリン受容体に結合するとβサブユニットが活性化され，自己リン酸化される．そのリン酸化チロシンにインスリン受容体基質（IRS 1）が結合すると，このIRS 1がリン酸化を受ける．IRS 1がリン酸化を受けると，細胞膜（内側）に存在するホスファチジルイノシトール-3キナーゼ（**PI3キナーゼ**）に結合し，活性化する．活性型PI3キナーゼは，PKC（プロテインキナーゼC）を細胞膜に引き寄せ，活性化する．活性型PKCは，**GLUT 4**（グルコース輸送体4）を細胞膜に移動させてグルコースの細胞内取り込みを促進し，対照的にGSK-3（グリコーゲン合成酵素キナーゼ3）を不活化し，グリコーゲン合成酵素を活性化する．その結果，肝や筋組織ではグリコーゲンの合成が **促進** される．それに加えて肝ではグルコース新生が **抑制** され，解糖系が **促進** される．更に，脂肪組織の脂肪酸合成も **促進** される．インスリンは，これらの作用を介して血糖値を低下させる．

4-27-(b)　グリベンクラミド 局

英名：glibenclamide
別名：グリブリド
IUPAC名：4-[2-(5-Chloro-2-methoxybenzoylamino)ethyl]-*N*-(cyclohexylcarbamoyl)benzene-sulfonamide

性状：白色～帯微黄白色の結晶性粉末

構造式の覚え方：スルホニルウレア系の糖尿病薬で，尿素の一方の窒素原子にはシクロヘキサン環が結合している．もう一方の窒素原子は，スルホニルアミド基になっており，その先に p-(2-アミノエチル)ベンゼンが結合している．更に，そのアミノ基にヒドロキシ基がメチルエーテル化された5-クロロサリチル酸がアミド結合している．

物性：LogP

| 0より小 0 | 0.5 | 1 | 1.5 | 2 | 2.5 | 3 | 3.5 | 4 | 4.5 | 5 | 5より大 |

クロロホルムにやや溶けにくく，メタノールやエタノールには溶けにくい．また水にはほとんど溶けない．

特徴的な確認試験：分子中に塩素原子があるので，古典的な確認試験である炎色反応（バイルシュタイン反応）陽性で緑色を呈する．

薬効：経口抗糖尿病薬

解説：1) β細胞中のATP感受性K⁺チャネルを抑制して，細胞膜を脱分極させる．すると，電位依存性Ca²⁺チャネルが開口し，Ca²⁺が細胞内に流入する．細胞内Ca²⁺濃度が高まると，インスリン顆粒からインスリンが細胞外に分泌される．

2) エンドセリン拮抗薬で肺高血圧症治療に用いられるボセンタンは，原則併用禁忌である．

3) 他に糖尿病治療に用いられるインスリン製剤，メトホルミン（4-27-(e) 参照）等のビグアニド系製剤，ボグリボース（4-27-(d) 参照）等のα-グルコシダーゼ阻害薬などは血糖降下作用を増強して，低血糖を引き起こすことがあるので，併用には注意を要する．

4) 抗炎症剤（フェニルブタゾン等のピラゾロン系薬剤やアスピリン等のサリチル酸系薬剤），高尿酸血症治療薬（プロベネシド，4-26-(c) 参照），抗凝固薬（ワルファリンカリウム（4-30-(b) 参照）等のクマリン系薬剤），β遮断薬（プロプラノロール等），モノアミン酸化酵素（MAO）阻害剤（パーキンソン病治療に用いられるセレギリン（p.96 参照等）や高脂血症治療薬（クロフィブラート，4-19-(e) 参照）等も作用を増強する．

5) 更に，抗菌剤として用いられるスルファメトキサゾール（p.27 参照）等のサルファ剤やクロラムフェニコール，ミノサイクリン等のテトラサイクリン系の抗生物質等も作用を増強する．

6) 対照的にアドレナリンやデキサメタゾン等の副腎皮質ホルモン，甲状腺ホルモン，卵胞ホルモン，利尿剤，フェノチアジン系薬剤等の作用を減弱させる．

4-27-(c) ピオグリタゾン塩酸塩 局

英名：pioglitazone hydrochloride
IUPAC名：(5RS)-5-{4-[2-(5-Ethylpyridin-2-yl)ethoxy]benzyl}thiazolidine-2,4-dione monohydrochloride

及び鏡像異性体

性状：白色の結晶性粉末
構造式の覚え方：分子を二つのアルコールの縮合体（エーテル）としてみると，一方はエタノールの末端に5-エチルピリジンがその2位で結合しており，もう一方はフェノールとみることができる．そのフェノールの4位に5-メチル**チアゾリジン-2,4-ジオン**がメチレン基を介して結合している．

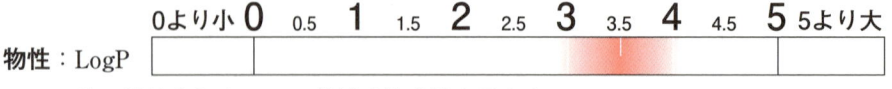

物性：LogP

| 0より小 | 0 | 0.5 | 1 | 1.5 | 2 | 2.5 | 3 | 3.5 | 4 | 4.5 | 5 | 5より大 |

ラセミ体で供給されるので，薬剤は旋光性を示さない．
塩酸塩は，メタノールにやや溶けやすく，エタノールにやや溶けにくい．また，水にはほとんど溶けないが，0.1 mol/L の塩酸試液には溶ける．

薬効：経口糖尿病薬

解説：1）核内受容体の一つである **PPARγ**（ペルオキシソーム増殖活性化受容体γ）に結合して，脂肪細胞では**アディポネクチン** mRNA の転写を活性化し，その産生を促す．アディポネクチンは，脂肪細胞のインスリンに対する感受性を亢進して，グルコースの取り込みを増大させることにより血糖降下作用を発現する．主として末梢組織の**インスリン抵抗性を改善**する．

2）インスリン抵抗性軽減作用を示すシグリタゾン ciglitazone をリード化合物として見出された医薬品である．そのため，名前に"glitazone"（PPARγ作動薬のステム）が残っている．なお，同系統の糖尿病薬にトログリタゾンがあったが，肝障害により発売中止になっている．

シグリタゾン
ciglitazone

トログリタゾン
troglitazone
（発売中止）

3）他の糖尿病治療薬のグリメピリドやグリベンクラミド（4-27-(b) 参照），グリクラジド，トルブタミド（p.210 参照）等のスルホニルウレア系薬剤およびメトホルミン塩酸塩（4-27-(e) 参照）やブホルミン（p.217 参照）等のビグアニド系薬剤と併用すると低血糖症状を呈することがあるので注意を要する．同様にグリブゾール等のスルホニルアミド系薬剤やボグリボース（4-27-(d) 参照）等のα-グリコシダーゼ阻害薬，更にインスリン製剤との併用時にも低血糖症状の発現が危惧される．

4-27 糖尿病薬   215

グリメピリド
glimepiride

グリクラジド
gliclazide

グリブゾール
glybuzole

4-27-(d) ボグリボース 局

英名：voglibose

IUPAC名：3,4-Dideoxy-4-[2-hydroxy-1-(hydroxymethyl)ethylamino]-2-C-(hydroxymethyl)-D-epi-inositol

性状：白色の結晶性粉末

構造式の覚え方：イノシトールのような炭素原子のみで構成された六員環構造を持つ糖の誘導体である．図中右端の炭素原子からナンバリングを開始する．構造的には3位と4位が**デオキシ**で，2β位に**ヒドロキシメチル基**が結合した**D-エピイノシトール**誘導体であり，その4α位に**2-アミノ-1,3-プロパンジオール**のアミノ基が置換した化合物である．

物性：LogP （0より小さい）
pKa 7.06（イミノ基）

水に極めて溶けやすく，酢酸にも溶けやすい．メタノールにはやや溶けにくく，エタノールには極めて溶けにくい．また，0.1 mol/Lの塩酸試液にも溶ける．なお，本品1.0 gを水10 mLに溶解したときのpHは9.8〜10.4になる．

薬効：経口糖尿病薬

解説：1) 腸管に存在するα-グルコシダーゼ（**二糖類加水分解酵素**）を阻害して，二糖類から**単糖類**への変換を抑制する．すなわち，糖質の消化・吸収を遅延させて食後過血糖を改善する．同様の薬効を持った糖尿病薬にアカルボースがある．なお，アカルボースは，膵臓から分泌される

α-アミラーゼも阻害する．

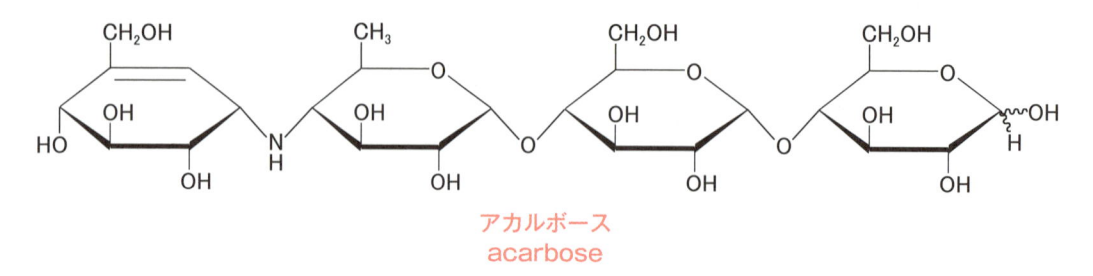

アカルボース
acarbose

2）糖尿病治療薬のグリメピリドやグリベンクラミド（4-27-(b)），グリクラジド，トルブタミド等（p.210 参照）のスルホニルウレア系薬剤やインスリン製剤と併用すると，低血糖症状を呈することがあるので注意を要する．同様にグリブゾール等のスルホニルアミド系薬剤との併用時にも低血糖症状の発現が危惧される．

4-27-(e)　メトホルミン塩酸塩 局

英名：metformin hydrochloride
別名：塩酸メトホルミン
IUPAC名：1,1-Dimethylbiguanide monohydrochloride
性状：白色の結晶性粉末で，味はやや塩辛く，無臭．
構造式の覚え方：ビグアニド（2分子のグアニジンが融合したような構造になっている）の末端窒素原子の一方にメチル基が二つ結合している．

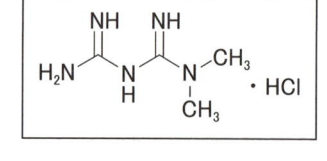

グアニジン

物性：LogP
pKa 12.4（実測値）

水に溶けやすく，酢酸にやや溶けにくく，エタノールには溶けにくい．
薬効：経口糖尿病薬
解説：1）AMP（アデノシン一リン酸）活性化プロテインキナーゼを活性化して，**GLUT 4**（グルコース輸送体 4）を細胞膜に移動させてグルコースの細胞内取り込みを促進する．また，肝臓や骨格筋の細胞で脂肪酸の燃焼を促進してそれら細胞内の脂肪酸濃度を低下させる．これらの作用によりインスリン受容体以降のシグナル伝達を促進して，血糖値を低下させる．更に，肝臓や

筋のインスリン受容体の数を増やすという報告もある．メトホルミンと同系統のビグアニド系糖尿病薬にブホルミンがある．

ブホルミン
buformine

2) **イオタラム酸**，**イオトロクス酸**，**イオパミドール**のようなヨード造影剤やゲンタマイシン等の腎毒性の強い抗生物質を併用すると，乳酸アシドーシスを起こすことがあるので，注意を要する．

3) **シメチジン**（4-21-(b) 参照）を併用するとメトホルミンの代謝が抑制されて薬効が増強される可能性が指摘されている．いずれもグアニジンを部分構造として有していることに着目せよ．

4) 糖尿病治療薬の**グリメピリド**や**グリベンクラミド**，**グリクラジド**，**トルブタミド**等（p.210参照）のスルホニルウレア系薬剤や**グリブゾール**等のスルホニルアミド系薬剤，インスリン製剤，テストステロン（4-28-(b) 参照）等のたん白同化ホルモン（アナボリックステロイド），高血圧症治療薬のグアネチジン，アスピリン等のサリチル酸系抗炎症薬，プロプラノロール（p.138参照）等のβ-遮断薬，セレギリン（p.96参照）等のモノアミン酸化酵素（MAO）阻害薬と併用すると，低血糖症状を呈することがあるので注意を要する．一方で，最近，がんや老化に対する予防効果の報告もある．

4-28 ホルモン製剤

4-28-(a) エチニルエストラジオール 局

英名：ethinylestradiol
IUPAC名：17α-Ethinylestra-1,3,5(10)-triene-3,17β-diol, 19-Nor-17α-pregna-1,3,5(10)-triene-20-yne-3,17-diol
性状：白色～微黄色の結晶性粉末で，無臭．
構造式の覚え方：A環部が芳香環になっているC_{18}ステロイドである．女性ホルモン作用を持つ．D環部の **17α位** にエチニル基（-C≡CH）が結合しているので，**17β位** のヒドロキシ基が酸化を受けない（カルボニル構造にならない）ので，活性の低下が少ない．なお，C_{18}ステロイドの場合には，19位の環外メチル基（A環とB環の間のメチル基）がないことに注意する．

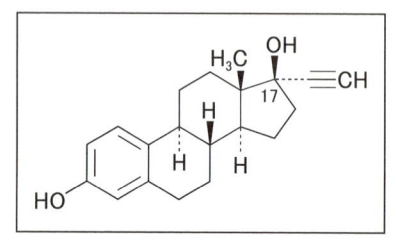

エチニルエストラジオール

物性：LogP

ステロイドは，旋光性を有する．結晶化の方法により結晶の配列が異なる **結晶多形**（ポリモルフィズム）が存在するので，二つの異なる融点がある（180～186°及び142～146°）．なお，臭化カリウム（KBr）を用いる固体（結晶）の状態での赤外線吸収スペクトルも両者は異なっている．ピリジンやテトラヒドロフラン（THF）に溶けやすく，エタノールやジエチルエーテルにやや溶けやすい．水にはほとんど溶けないが，フェノール性ヒドロキシ基があるので水酸化ナトリウム試液には溶ける（塩を形成）．

特徴的な確認試験：1）ステロイドは硫酸中で脱水反応や酸化反応が進行して発色する（加温を要する時もある）．色調はステロイドの種類により異なり，エストロゲン（C_{18}ステロイド）は主に赤色～赤紫色を呈する．エチニルエストラジオールの場合も，50%硫酸エタノール溶液に溶解すると，帯紫赤色を呈し，黄緑色の蛍光（励起波長460 nm，蛍光波長493 nm）を発する．

4-28 ホルモン製剤

なお，この液に水を加える（硫酸液に水を加えるときは，昇温したり，沸騰したりするので，要注意）と，液の色調は赤紫色（吸収極大540 nm）に変色する．なお，エチニルエストラジオールの場合は，他のステロイド化合物と異なり退色しないことが特徴である．

2) 水酸化カリウム水溶液に溶かして塩化ベンゾイルを加えて振り混ぜると，3位フェノール性ヒドロキシ基がアシル化（ベンゾイル化）されて，エチニルエストラジオール安息香酸エステルの結晶となって析出する．生じた沈殿をメタノールから再結晶化して十分に乾燥し，融点を測定する（融点200〜202℃）．$[\alpha]_D^{20}$ $-26 \sim -31°$（ピリジン）．分子中にフェノール構造があるので，紫外吸収スペクトルでは，279〜283 nmに極大吸収が観察される．

エチニルエストラジオール安息香酸エステル
estradiol benzoate

薬効：合成卵胞ホルモン

解説：1) エストロゲン受容体に結合して女性ホルモン作用を発現する合成卵胞ホルモンである．
2) エストロゲン誘導体は，17β位がヒドロキシ基（エストラジオール型）の場合の方が，17位がカルボニル基（エストロン型）の場合に比べて女性ホルモン活性が高い．エチニルエストラジオールは，17α位にエチニル基が結合しているため，ヒドロキシ基とカルボニル基の相互変換（酸化/還元）を触媒する17-HSD（17β-ヒドロキシステロイド脱水素酵素）等による酸化を受けないため，体内で女性ホルモン活性が持続する．すなわち，エストラジオール等の天然型の卵胞ホルモンに比べて，有効性の高い合成卵胞ホルモンである．また，経口で投与される．

エストラジオール estradiol　　17-HSD　NAD⁺, NADHは17-HSDの補酵素　　エストロン

4-28-(b)　テストステロン

英名：testosterone
IUPAC名：17β-Hydroxyandrost-4-en-3-one
性状：白色の結晶性粉末
構造式の覚え方：炭素数が19個のC₁₉ステロイドなので，ステロイド骨格（A，B，C，D環）に18位と19位にメチル基が存在する（**アンドロスタン**骨格）．A環は，**3位**にカルボニル基があり，4位にそれと共役して二重結合がある．また，**17β位**にヒドロキシ基が存在する．

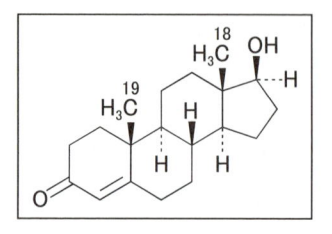

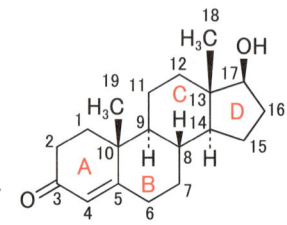

物性：LogP

| 0より小 | 0 | 0.5 | 1 | 1.5 | 2 | 2.5 | 3 | 3.5 | 4 | 4.5 | 5 | 5より大 |

エタノールや1,4-ジオキサン又はクロロホルムに溶けやすく，アセトンにやや溶けやすく，ジエチルエーテルに溶けにくく，水にほとんど溶けない．

特徴的な確認試験：ステロイドは硫酸中で脱水反応や酸化反応が進行して発色する（加温を要する時もある）．色調はステロイドの種類により異なり，テストステロンは緑色系統の色を呈する．旋光度 $[\alpha]_D^{20}$ +101°～+105°（ジオキサン）．

薬効：合成男性ホルモン

解説：1) 天然の**男性ホルモン**であり，性腺刺激ホルモンの分泌促進，脊椎動物の発生初期に現れるウォルフ管に作用して精巣上体上皮や精管，精嚢への分化を促進する．また，テストステロンは骨格筋の形成も促し，たん白質同化作用も有している．更に，末梢では5α-還元酵素の作用により**5α-ジヒドロテストステロン**に変換され，精子形成等にも関与する．

2) アンドロゲン受容体に対する親和性は，5α-ジヒドロテストステロンが高いが，分子の形状が近似しているテストステロンも親和性があり，したがって男性ホルモン作用を有する．

4-28 ホルモン製剤

テストステロン　　　　　　　5α-ジヒドロテストステロン

3) 精巣のライディッヒ細胞が，**黄体形成ホルモン（LH）**の刺激を受けて生産・分泌するが，女性ホルモン生合成の原料であり卵胞でも合成される．テストステロンは，17β-ヒドロキシステロイド脱水素酵素（17-HSD）の基質であり，17位酸化型で男性ホルモン活性の劣る4-アンドロステン-3,17-ジオンとの間で相互変換される．

4-アンドロステン-3,17-ジオン

4) 日本薬局方にはテストステロンそのものは収載されておらず，そのエステル誘導体であるテストステロンプロピオン酸エステルとエナント酸エステルが収載されている．エナント酸エステルは長期間作用する．

テストステロンプロピオン酸エステル
testosterone propionate

テストステロンエナント酸エステル
testosterone enanthate

5) 男性ホルモン作用を抑えて，たん白同化作用のみを強調したステロイド誘導体も開発されており，**たん白同化ステロイド（アナボリックステロイド）**と呼ばれている．アナボリックステロイドには，テストステロンの19位メチル基がないナンドロロン（19-ノルテストステロン：IUPAC命名法では，17β-ヒドロキシエストラ-4-エン-3-オン）が知られているが，他にも5α-ジヒドロテストステロンの17α位にメチル基を導入したメスタノロンや1位にメチル基を導入した1,2-脱水素体のメテノロン等が開発されている．テストステロンと同じく17位βヒドロキシ基を脂肪酸エステルとしたプロドラッグ体が多い．

ナンドロロン
nandrolone

メスタノロン
mestanolone

メテノロン
methenolone

4-28-(c) プレドニゾロン 局

英名：prednisolone
IUPAC名：11β,17α,21-Trihydroxypregna-1,4-diene-3,20-dione
性状：白色の結晶性粉末
構造式の覚え方：炭素数が 21 個の C_{21} ステロイドなので，ステロイド骨格（A，B，C，D 環）に 18 位と 19 位メチル基が存在する（**プレグナン**骨格）．A 環は，**3 位**にカルボニル基があり，**1 位**と **4 位**にそれと共役した二重結合がある．また，**11β位**にヒドロキシ基（ヒトにおいて糖質・鉱質コルチコイド活性を現すには必須）が存在する．17α 位はヒドロキシ基で，**17β位**のアルキル置換基には **20 位**がカルボニル基で，**21 位**にヒドロキシ基が置換している．17 位と 20 位，21 位の構造は，両端の炭素原子にヒドロキシ基が置換しているアセトン（CH₃COCH₃）に見立てて，ジヒドロキシアセトン側鎖ともいう．

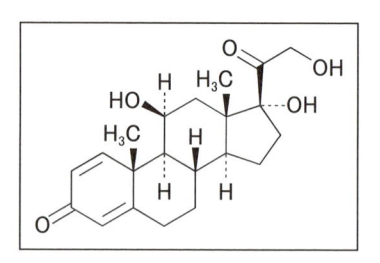

プレドニゾロン

物性：LogP

| 0より小 | 0 | 0.5 | 1 | 1.5 | 2 | 2.5 | 3 | 3.5 | 4 | 4.5 | 5 | 5より大 |

メタノールやエタノールにやや溶けやすく，酢酸エチルやクロロホルム，アセトン，ジオキサンに溶けにくく，水にはほとんど溶けない．
特徴的な確認試験：ステロイドは硫酸中で脱水反応や酸化反応が進行して発色する（加温を要する時もある）．色調はステロイドの種類により異なる．プレドニゾロンを硫酸に加えると 2～3 分後に，濃赤色を呈するが蛍光は発しない．なお，この液に水を加える（硫酸液に水を加えるときは，昇温したり，沸騰したりするので，要注意）と，液は退色して灰色の綿状の沈殿を生じる．
薬効：ステロイド性抗炎症薬，全身用・局所用副腎皮質ホルモン
解説：1）プレドニゾロンは**合成副腎皮質ホルモン**であり，**抗炎症剤**として繁用される．副腎皮質ホルモンの中でも，プレドニゾロンは糖質コルチコイドであり，天然型はコルチゾール（ヒド

ロコルチゾン）とコルチゾンであり，生体内では互いに11β-ヒドロキシステロイド脱水素酵素（11β-HSD）により変換されるが，前者がより強い生物活性を示す．プレドニゾロンの酸化型はプレドニゾンである．

コルチゾール/ヒドロコルチゾン
cortisol/hydrocortisone

コルチゾン
cortizone

プレドニゾン
prednisone

2）プレドニゾロンの誘導体としては，21位の水酸基をアセチル化したプレドニゾロン酢酸エステル，リン酸化したプレドニゾロンリン酸エステルナトリウム，分子中にカルボン酸を導入する時に汎用させるコハク酸ヘミエステル化したプレドニゾロンコハク酸エステル及びそのナトリウム塩なども用いられている．

プレドニゾロン酢酸エステル
prednisolone acetate

プレドニゾロンリン酸エステルナトリウム
prednisolone sodium phosphate

プレドニゾロンコハク酸エステル
prednisolone succinate

3）プレドニゾロンは，母化合物のコルチゾールと比較すると，糖質コルチコイド活性は強くなっているが，鉱質コルチコイド活性は弱くなっている．
その他，繁用される合成副腎皮質ホルモンとしては，デキサメタゾン，ベタメタゾン，トリアムシノロン等がある．

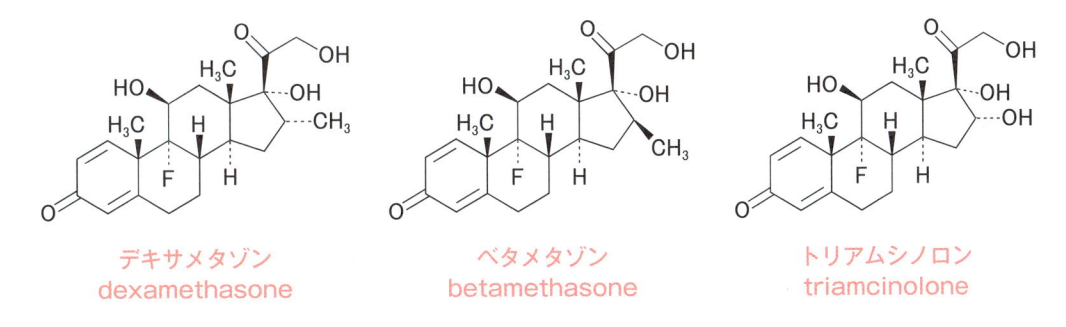

デキサメタゾン
dexamethasone

ベタメタゾン
betamethasone

トリアムシノロン
triamcinolone

4-28-(d) プロゲステロン 局

英名：progesterone
IUPAC 名：Pregn-4-ene-3,20-dione
性状：白色の結晶性粉末
構造式の覚え方：炭素数が 21 個の C_{21} ステロイドなので，ステロイド骨格（A, B, C, D 環）に 18 位と 19 位にメチル基が存在する（プレグナン骨格）．A 環は，**3 位**にカルボニル基があり，**4 位**にそれと共役した二重結合がある．**17β位**にはアルキル基，**20 位**にはカルボニル基が置換している．

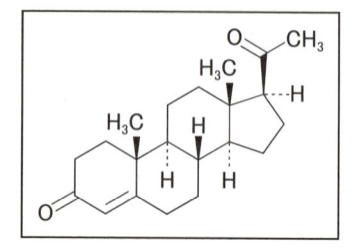

物性：LogP

| 0より小 0 | 0.5 | 1 | 1.5 | 2 | 2.5 | 3 | 3.5 | 4 | 4.5 | 5 | 5より大 |

メタノールやエタノールにやや溶けやすく，水にはほとんど溶けない．旋光度 $[\alpha]_D^{20}$ +184°〜+194°（エタノール）．

薬効：黄体ホルモン

解説：1) 卵胞から変化した黄体が分泌する天然の黄体ホルモンであり，妊娠の成立とその維持を行う．エストロゲンにより肥厚した子宮内膜に作用して複雑な形状のひだの形成を促し，子宮内膜を受精卵の着床に最も適した分泌期に移行させる．プロゲステロンは，視床下部から分泌されて子宮収縮や乳腺の筋線維の収縮（乳汁分泌）に関与するオキシトシンに対する感受性を低下させて，早産を抑制する．また，視床下部からのFSH（卵胞刺激ホルモン）やLH（黄体形成ホルモン）の分泌を抑制して排卵を阻止して重複妊娠を回避する．さらに，エストロゲンと協働して乳腺の形成を促進すると共に，体温中枢に作用して基礎体温を上昇させる．

2) 生体内で産生されたプロゲステロンの代謝は，よく研究されている．主代謝系は還元系で，4 位二重結合が還元され，次いで 3 位カルボニル基が還元される．また，20 位カルボニル基の還元もある．4 位の二重結合が還元されると，A 環と B 環の結合様式が二つできる．5 位に結合した水素原子の立体化学を基に水素原子がステロイド面の下方にアキシアル配位をとる異性体を 5α系（A 環と B 環の関係がトランス型）と，水素原子がステロイド面の上方にエクアトリアル配位をとる異性体を 5β系（A 環と B 環の関係がシス型）という．ヒトでは 5β体が主生成物であり，更に 3 位カルボニル基が還元される．この場合，生成したヒドロキシ基はα配位をとる．したがって，ヒトでは 3α,5β-テトラヒドロプロゲステロンが主代謝産物である．

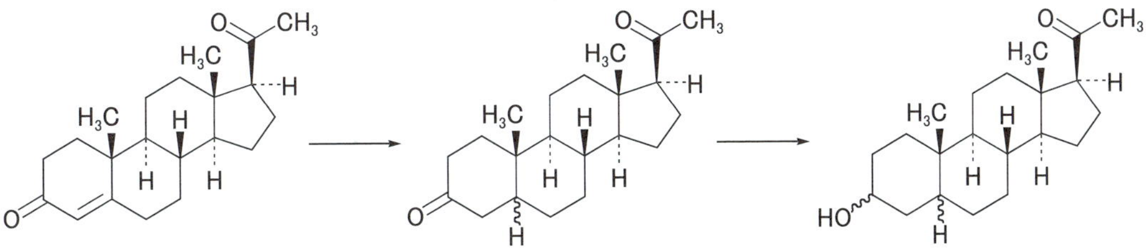

ジヒドロプロゲステロン   テトラヒドロプロゲステロン

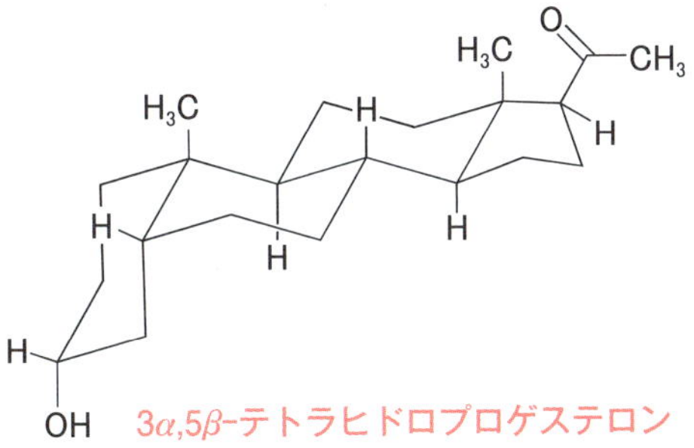

3α,5β-テトラヒドロプロゲステロン

3) 一方, 合成黄体ホルモンとしては, 19位メチル基がα配置のプロゲステロン異性体の6,7位の脱水素体であるジドロゲステロンやプロゲステロンの6α位にメチル基及び17α位にアセトキシ基を導入したメドロキシプロゲステロン酢酸エステル, 更に基本骨格は男性ホルモンの19-ノルテストステロンの17α位にエチニル基を導入したノルエチステロンや13位に挿入されたメチル基をエチル基に置換したノルゲストレル (合成品は, 本来ラセミ体だが, 薬効はl体にのみ認められるので, 最近はここで示したl体のレボノルゲストレル levonorgestrel が市販されている) 等が開発されている.

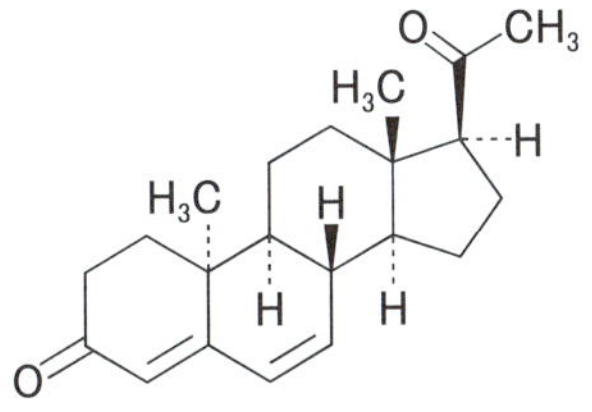

ジドロゲステロン
dydrogesterone

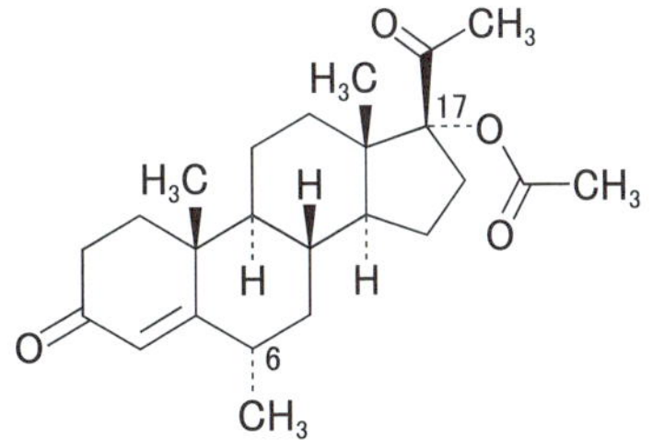

メドロキシプロゲステロン酢酸エステル
medroxyprogesterone acetate

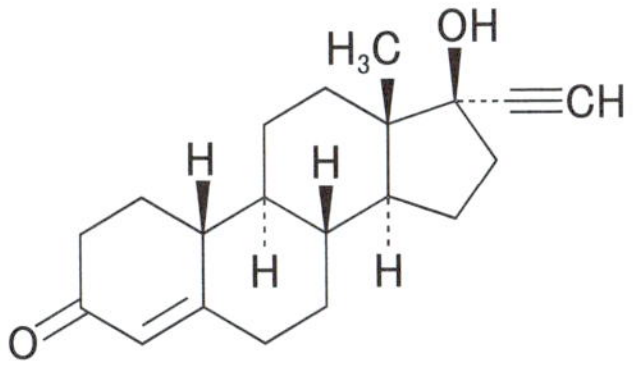

ノルエチステロン
norethisterone

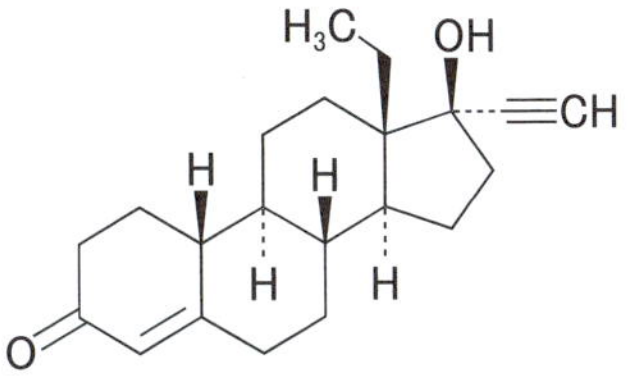

(l)-ノルゲストレル
レボノルゲストレル
norgestrel

4-29 骨粗鬆症薬

4-29-(a) アレンドロン酸ナトリウム水和物 局 毒

英名：alendronate sodium hydrate
IUPAC名：Monosodium trihydrogen 4-amino-1-hydroxybutane-1,1-diyldiphosphonate trihydrate
性状：白色の結晶性粉末
構造式の覚え方：まず，基本骨格となる炭素にリン酸が二つ付いたビスホスホネート構造に着目して記憶しよう．このビスホスホネートの炭素部にヒドロキシ基（-OH）とプロピルアミノ基（NH$_2$CH$_2$CH$_2$CH$_2$-）を付けることでアレンドロン酸ができる．

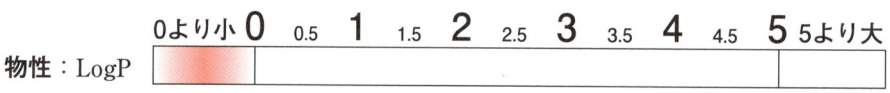

物性：LogP

$pK_{a1} < 2$, $pK_{a2} < 2$, $pK_{a3} = 6.2$, $pK_{a4} = 9.9$, $pK_{a5} = 10.2$（実測値）

本品はメタノール，エタノール(95)又は酢酸(100)に溶けやすく，ジエチルエーテルにやや溶けやすく，水にほとんど溶けない．

特徴的な確認試験：1) 本品の水溶液にニンヒドリン試液を加えて加熱するとき，液は青紫色を呈する（ニンヒドリン反応）．

2) 本品に硝酸／過塩素酸混液を加えて加熱し，蒸発させる．ついで水酸化ナトリウム水溶液で中和し，硝酸銀試液を加えると黄色の沈殿を生じる．これに希硝酸又はアンモニア試液を追加すると沈殿は溶解する．リン酸の確認試験である．酸で加水分解後，銀イオンを加えることでリン酸銀が沈殿する（下式）．この沈殿は塩基もしくはアンモニア性水溶液によって再度溶解する．

PO$_4^-$ + 3Ag$^+$ ⟶ Ag$_3$PO$_4$（リン酸銀：黄色沈殿）

薬効：骨粗しょう症

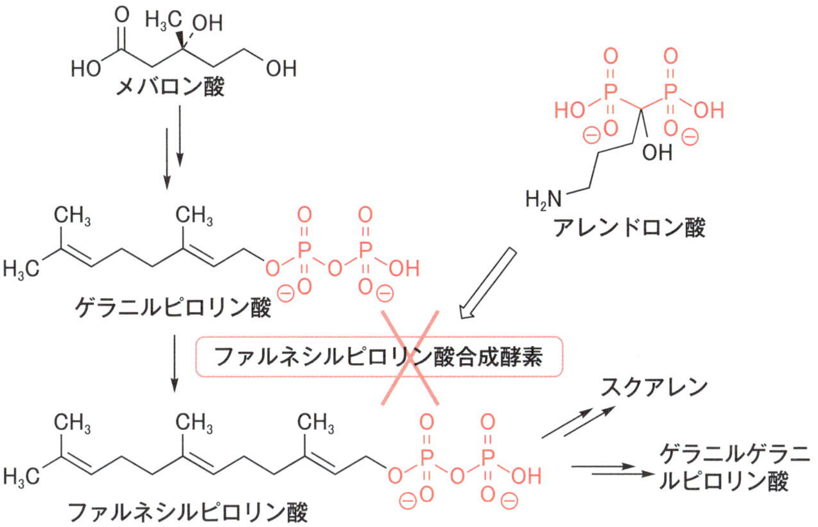

4-29 骨粗鬆症薬

解説：1) アレンドロン酸は**ビスホスホネート製剤**に分類され，破骨細胞による骨吸収を抑制する薬剤である．アレンドロン酸が作用する部位は，破骨細胞内のファルネシルピロリン酸合成酵素である．ファルネシルピロリン酸合成酵素は，メバロン酸代謝経路に関与し，ゲラニルピロリン酸からファルネシルピロリン酸などのプレニル化を触媒する酵素である．この酵素によって合成されたファネシルピロリン酸は更に代謝され，**スクアレン**（ステロイドの原料）や，ゲラニルゲラニルピロリン酸（Gたん白質のプレニル化に必要）等へと代謝されていく．アレンドロン酸はゲラニルピロリン酸のピロリン酸部と構造が似ている（上図：赤字部）ため，間違ってファルネシルピロリン酸合成酵素に取り込まれてしまう．加えて，アレンドロン酸の第1級アミンは酵素活性部位の一部のアミノ酸残基と水素結合をすることでゲラニルピロリン酸よりも強固に結合してファルネシルピロリン酸の合成を阻害し，スクアレンやゲラニルゲラニルピロリン酸等の生成を抑制する．その結果，**破骨細胞のアポトーシス**が引き起こされる．

2) ビスホスホネート製剤は，当初**ピロリン酸**（下図）の作用を抑制する薬物として研究された．そのため，ピロリン酸のP-O-P結合をP-C-P結合に変えて安定化させ（下図赤丸部：ヒトにはP-C-P結合を切断する酵素はない），中央の炭素に置換基を導入した構造がビスホスホネート製剤の基本構造となった．同薬効のエチドロン酸とリセドロン酸の構造式を示す（下図）．

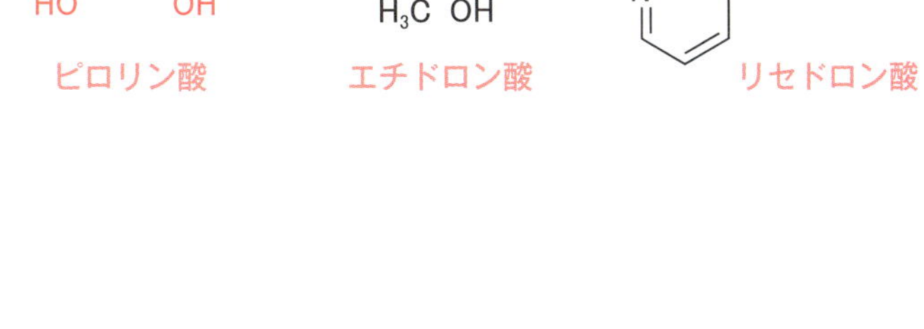

4-29-(b)　イプリフラボン 局

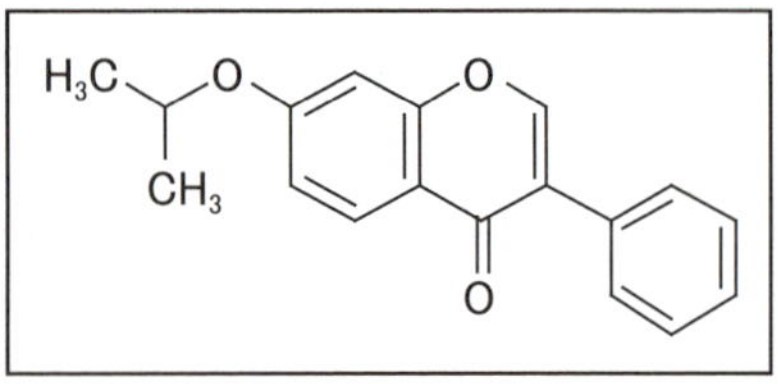

英名：ipriflavone
IUPAC 名：7-(1-Methylethyl)oxy-3-phenyl-4*H*-chromen-4-one
性状：白色～帯黄白色の結晶又は結晶性の粉末
構造式の覚え方：まず **4H-ベンゾピラン** 骨格に着目して覚えよう．この骨格の3位にベンゼン環，4位にカルボニル，7位にイソプロパノールをつなげた構造である（フラボン骨格 3-11 参照）．

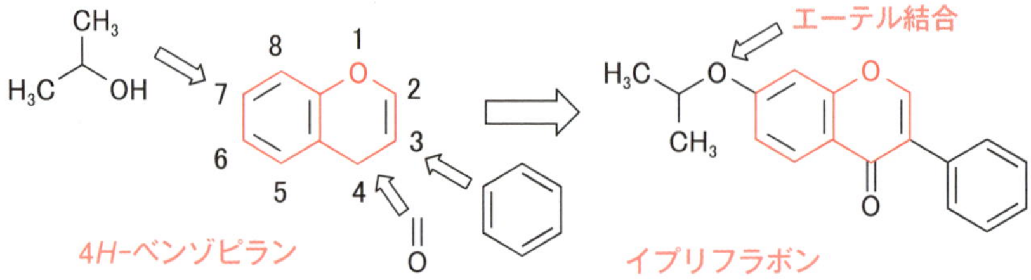

物性：LogP

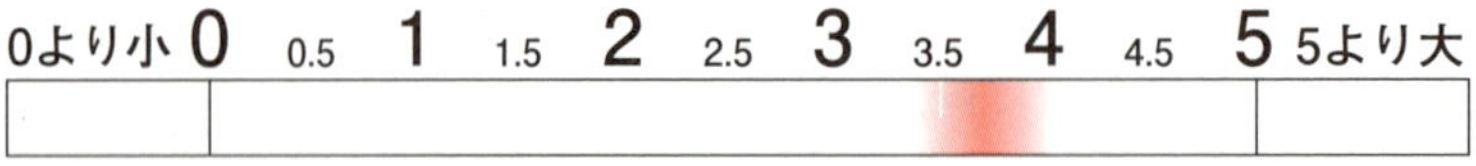

本品は解離を持たない．アセトニトリルにやや溶けやすく，メタノール又はエタノール(99.5)にはやや溶けにくく，水にはほとんど溶けない．

薬効：骨粗しょう症

解説：1) イプリフラボンは骨に直接作用して骨吸収を抑制するとともに，**エストロゲンのカルシトニン**分泌促進作用を増強することで間接的にも骨吸収を抑制する．破骨細胞のカルシトニン受容体にカルシトニンが結合すると破骨細胞の活性が抑制され，骨吸収も抑制される．

2) エストロゲンと同一の作用を示すのが植物性エストロゲンの**イソフラボン**である．イソフラボンは構造上エストロゲンと類似しており，同一の作用でカルシトニンの分泌を促進させる．代表的イソフラボンのゲニステインと代表的エストロゲンのエストラジオール-17β の構造を下図に示す．

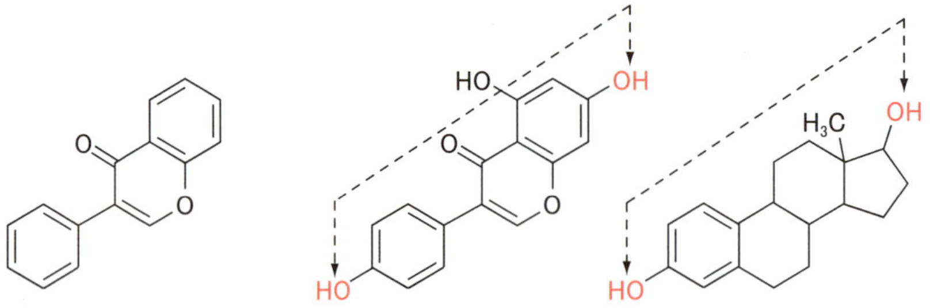

（Wuttke W., *et al.*, *Ageing Res. Rev.*, **6**, 150 (2007) より改変）

4-30 抗血栓薬

4-30-(a) アルガトロバン水和物 局

英名：argatroban hydrate
IUPAC名：(2R,4R)-4-Methyl-1-((2S)-2-{[(3RS)-3-methyl-1,2,3,4-tetrahydroquinolin-8-yl]sulfonyl}amino-5-guanidinopentanoyl)piperidine-2-carboxylic acid monohydrate
性状：白色結晶又は結晶性の粉末で，味は苦い．
構造式の覚え方：構造中に，① キノリン骨格，② アルギニン構造，③ ピペリジン骨格といった三つのコア構造（**トライポッド構造**）を有する分子．あるいは，L-アルギニンのN末端アミノ基に3-メチル-1,2,3,4-テトラヒドロキノリン環の8位スルホン酸が，C末端に4-メチルピペリジン-2-カルボン酸が，脱水縮合した擬似的なトリペプチド構造と考えると良い．

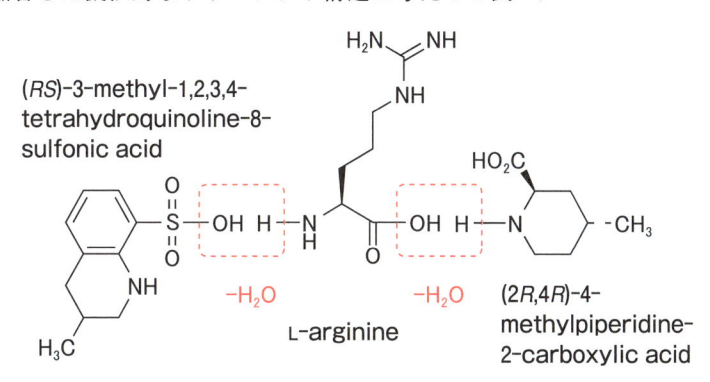

及びC*位エピマー

物性：LogP

pKa 0.5（カルボン酸），11.0（グアニジノ基）（実測値）
酢酸に溶けやすく，メタノールにはやや溶けにくく，エタノールには溶けにくく，水に極めて溶けにくい．光によって徐々に分解する．
薬効：末梢循環障害改善薬
解説：1）アルガトロバンは血液凝固因子である**トロンビン**（セリンプロテアーゼ，第Ⅱa因

子）の活性中心に，上述した三つのコア構造（トライポッド構造）で選択的に結合し，その酵素活性を阻害する（セリンプロテアーゼ阻害剤）．トロンビンの作用を阻害することで，フィブリン生成，血小板凝集，血管収縮の三つの作用を抑制する．

2）トロンビン（第Ⅱa因子）は，血液凝固に関する酵素であるセリンプロテアーゼの一種で，フィブリノーゲンをフィブリンに変換する反応を触媒する役割を持っている．基質認識ではアルギニンやリジンなどの塩基性アミノ酸のC末端側のペプチド結合を加水分解する．トロンビンは血液中に存在するプロトロンビン（第Ⅱ因子）が第Ⅴ因子により活性化されることによって生成する．トロンビンの働きにより，第Ⅷ因子及び第Ⅸ因子が活性化され，凝血反応を引き起こす．

3）フィブリン生成では，フィブリノーゲンの有する四つのArg-Gly結合をトロンビンが加水分解することにより，可溶性のフィブリノーゲンが不溶性のフィブリン（線維素）に変化する．アルガトロバンはトロンビンのプロテアーゼ活性を阻害することで，フィブリン生成を阻害する．

選択的抗トロンビン作用の起こり方

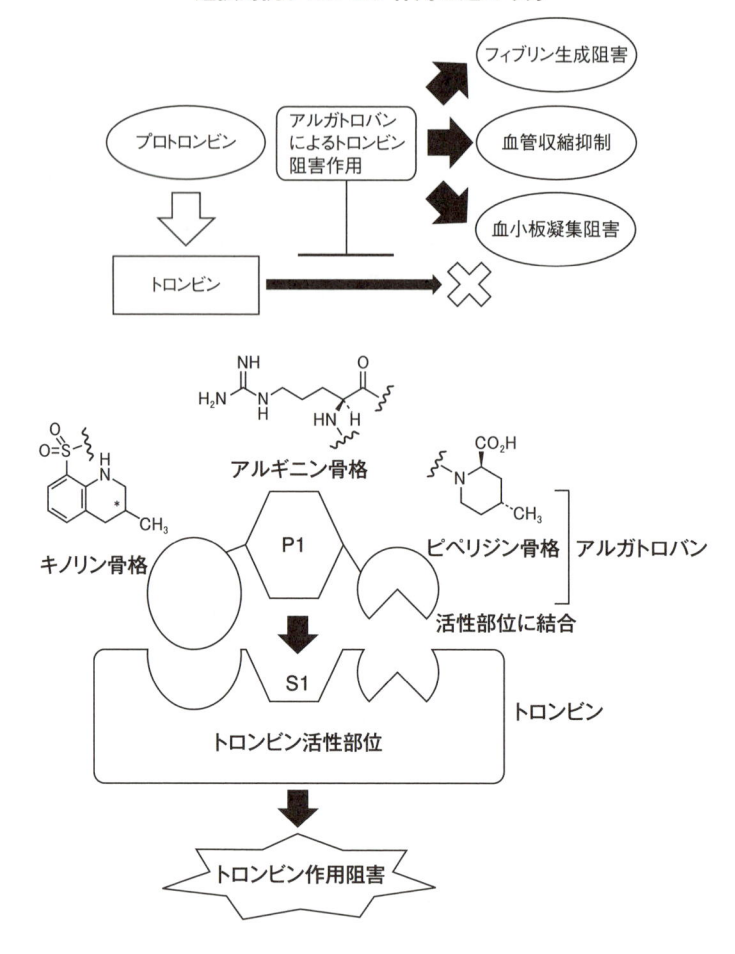

4）【関連化合物（抗凝固剤）】
① 経口抗凝固剤：ワルファリン

ワルファリンは凝固因子が肝臓で生合成されるときに必要である**ビタミンK**に拮抗することによって，PIVKA（活性を持たない血液凝固因子たん白質）を生成させることにより抗凝固作用を発揮する．（4-30-(b) ワルファリン参照）

② 間接的抗トロンビン剤：ヘパリン

ヘパリンは血液中に存在する凝固阻止物質アンチトロンビンⅢ存在下において，トロンビン及びFXaを不活性化し，抗凝固作用を発揮する．作用がアンチトロンビンⅢ存在下で発揮されるので，アンチトロンビンⅢが欠損，又は減少時においては薬効が期待できない．

③ 直接的抗トロンビン剤 direct thrombin inhibitor（DTI）：

アンチトロンビンⅢのような補助因子を必要とせず，それ自身がトロンビン阻害作用を有する抗トロンビン剤の総称である．(i) 一機能型DTI：アルガトロバン，(ii) 二機能型DTI：ヒルジン，ヒルログ

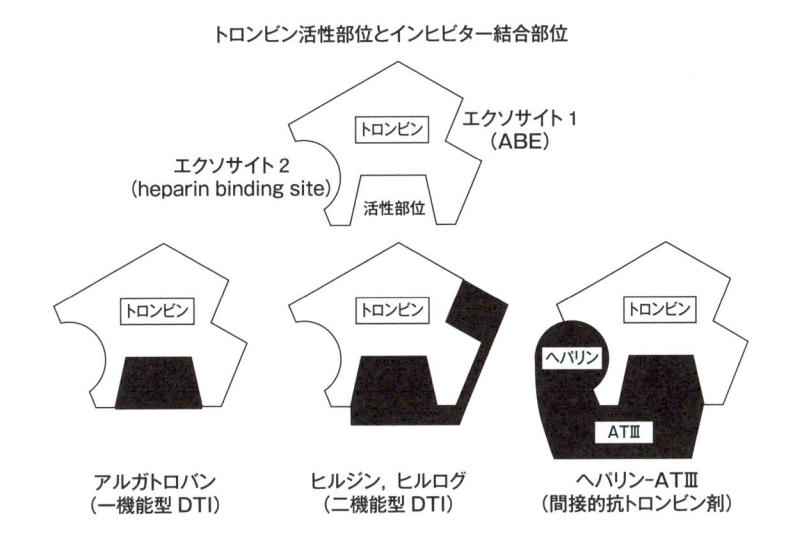

トロンビン活性部位とインヒビター結合部位

エクソサイト2 (heparin binding site) ／ トロンビン ／ エクソサイト1 (ABE) ／ 活性部位

アルガトロバン（一機能型DTI） ／ ヒルジン，ヒルログ（二機能型DTI） ／ ヘパリン-ATⅢ（間接的抗トロンビン剤）

5)【歴史】アルガトロバンは三菱化学(株)及び岡本彰祐神戸大学名誉教授によって，1978年に合成された世界初の選択的抗トロンビン注射剤である．毒性の低減をめざした構造の改変により，リード化合物TAMeから誘導された．

4-30-(b) ワルファリンカリウム 局

英名：warfarin potassium
IUPAC名：Monopotassium (1*RS*)-2-oxo-3-(3-oxo-1-phenylbutyl)chromen-4-olate
性状：白色の結晶状の粉末

及び鏡像異性体

構造式の覚え方：ワルファリンは複素環化合物クマリンの誘導体である．クマリンの4位をヒドロキシル基で置換し，更にクマリン環の3位を4-phenylbutan-2-oneの4位で置換した構造をしている．ワルファリンカリウムでは，クマリン環4位のフェノール性ヒドロキシ基がカリウム塩となっている．不斉炭素を一つ持ちラセミ体である．作用において拮抗するビタミンKと構造が類似している．

クマリン coumarin + 4-phenylbutan-2-one → ワルファリン warfarin ／ ビタミンK₁

物性：LogP（0より小 0　0.5　1　1.5　2　2.5　3　3.5　4　4.5　5　5より大）

水に極めて溶けやすく，エタノール(95)にも溶けやすい．水酸化ナトリウム試薬に溶ける．水溶液のpH = 7.2〜8.3．また，光によって淡黄色となる．旋光性を示さない．

薬効：抗凝固薬

解説：1) 血液凝固系には，第Ⅰから第XIIIまでの血液凝固因子が働いているが，このうち第Ⅱ，Ⅶ，Ⅸ，Ⅹ因子はビタミンK依存性凝固因子である．本薬はビタミンK類似の構造を有し，肝臓におけるビタミンK依存性凝固因子（ビタミンKエポキシド還元酵素）の生合成を阻害することで血液凝固を抑制する．本薬の抗凝血作用は，ビタミンK製剤によって拮抗される．

2)【作用機序】ビタミンKには酸化型と還元型があり，還元型ビタミンKが活性型である．酸化型ビタミンKに**ビタミンKエポキシド還元酵素**が作用することで，還元型ビタミンKとなり，作用を示す．ワルファリンはビタミンKエポキシド還元酵素を阻害する．これにより，ビタミンKは酸化型から還元型に変化することができなくなる．その結果，トロンビンのもととなるプロトロンビンの生合成が阻害され血液凝固系の活性の低下がもたらされる．

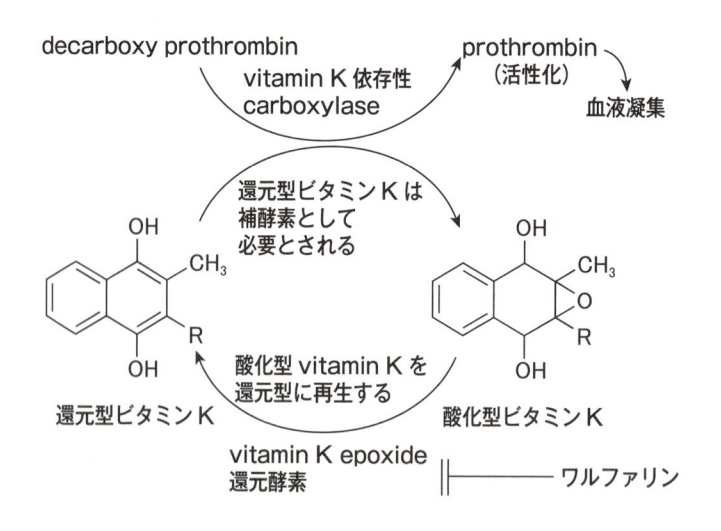

decarboxy prothrombin → prothrombin（活性化）→ 血液凝集
vitamin K 依存性 carboxylase

還元型ビタミンKは補酵素として必要とされる

還元型ビタミンK ⇔ 酸化型ビタミンK
酸化型vitamin Kを還元型に再生する
vitamin K epoxide 還元酵素 ──┤├── ワルファリン

3)【代謝】S体とR体とでは代謝経路が異なり，R体がCYP1A2, CYP2C19, CYP3A4で代謝されるのに対し，S体はほとんどCYP2C9により代謝を受ける．抗凝固作用は，S体がR体の3～5倍強力であるため，S体の主要な代謝酵素であるCYP2C9は，R体の代謝に関わる他の分子種と比較するとワルファリンの薬効に与える影響がより大きいと考えられている．

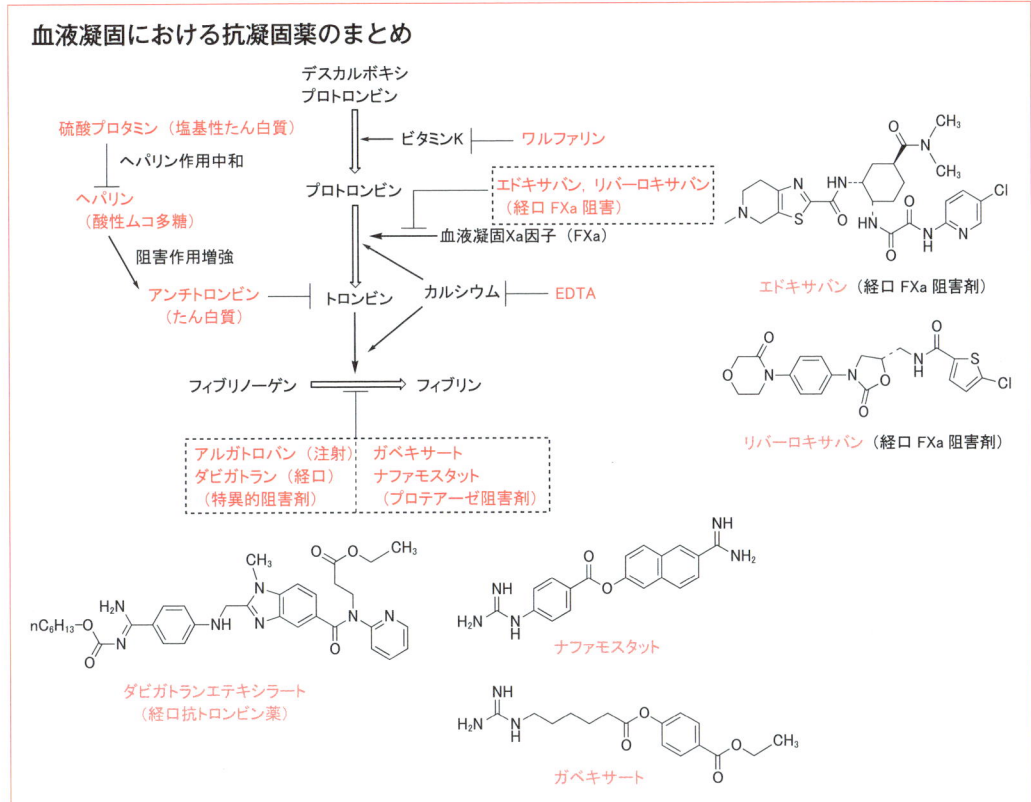

血液凝固における抗凝固薬のまとめ

デスカルボキシプロトロンビン → （ビタミンK ┤ ワルファリン）→ プロトロンビン

硫酸プロタミン（塩基性たん白質） ┤ ヘパリン作用中和 → ヘパリン（酸性ムコ多糖）

エドキサバン，リバーロキサバン（経口 FXa 阻害）┤ 血液凝固Xa因子（FXa）

阻害作用増強 → アンチトロンビン（たん白質）┤ トロンビン ← カルシウム ┤ EDTA

フィブリノーゲン → フィブリン

アルガトロバン（注射）／ダビガトラン（経口）（特異的阻害剤）　ガベキサート／ナファモスタット（プロテアーゼ阻害剤）

エドキサバン（経口 FXa 阻害剤）
リバーロキサバン（経口 FXa 阻害剤）
ダビガトランエテキシラート（経口抗トロンビン薬）
ナファモスタット
ガベキサート

血液凝固阻害薬として：

- 血栓形成に関わるプロトロンビンの活性化は，ビタミンKによって促進される．ワルファリンはビタミンKと拮抗するため，これによってプロトロンビン産生を抑え，血液凝固阻害能を示す．
- アンチトロンビンIIIは，トロンビンを抑制する．ヘパリンは，アンチトロンビンIIIを活性化することによって，間接的に血液凝固阻害能を示す．なお，硫酸プロタミンはヘパリンと拮抗してその作用を弱める．硫酸プロタミンはヘパリン過剰投与による出血傾向を抑えるために使用される．
- 最近，選択的な経口 FXa 阻害剤として，エドキサバン，リバーロキサバンが開発された．
- 最近，選択的な経口トロンビン阻害薬として，ダビガトランエテキシラートが開発された．

4-31 麻薬中毒治療薬

4-31-(a) ナロキソン塩酸塩 局

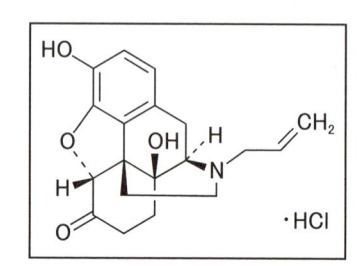

英名：naloxone hydrochloride
別名：塩酸ナロキソン
IUPAC名：(5R,14S)-17-Allyl-4,5-epoxy-3,14-dihydroxymorphinan-6-one monohydrochloride
性状：白色〜帯黄白色の結晶又は結晶性の粉末
構造式の覚え方（構造活性相関）：モルヒネのC7位とC8位の間の二重結合を水素化（鎮痛作用が増強）し，17位のメチル基をアリル基に変換（モルヒネ拮抗作用向上），更に，14位水素をヒドロキシ基に置換する．

フェナントレン骨格

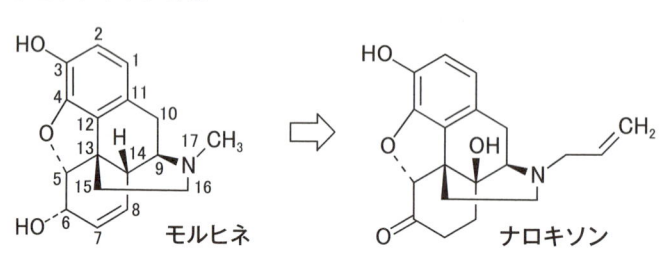

モルヒネ → ナロキソン

物性：LogP
pKa₁ 7.09, pKa₂ 9.89（実測値）

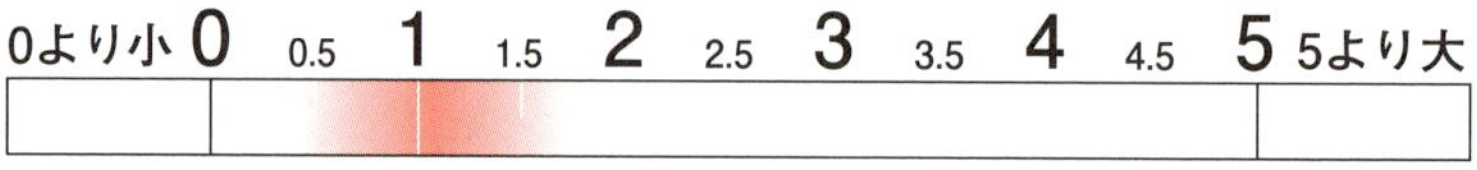

吸湿性で，光によって着色する．水やメタノールには溶けやすいが，エタノールや酢酸には溶けにくい．

薬効：**呼吸促進薬**（オピオイド受容体で麻薬性鎮痛剤と競合拮抗する）
解説：1) オピオイドμ受容体において麻薬性鎮痛薬の作用に競合的に拮抗し，その鎮痛作用を減弱させることなく呼吸抑制などを軽減できる．効果の発現が早く，持続時間が比較的短いので，臨床上の調節性に優れる．単独投与では鎮痛作用を示さない．μ受容体以外のδ，κ受容体にも弱いながら拮抗作用を示し，拮抗性鎮痛薬の作用にも拮抗．
2) 慢性麻薬中毒患者には退薬（禁断）症状を発現させる．アヘン剤過剰摂取（例えば，ヘロイ

ン過剰摂取）に苦しんでいる患者に定期的に投与され，オピオイド受容体部位での競合阻害により過剰摂取の影響を相殺する．

3）【構造上関連のある化合物】

レバロルファン
levallorphane
麻薬拮抗薬

ナルトレキソン
naltrexone
アルコール依存症治療薬（国内未承認）

エピソード
作動薬と拮抗薬の合剤という不思議な薬「ペルタゾン」

　ペンタゾシンはモルヒネの1/4～1/2の鎮痛作用を示すオピオイド受容体作動薬（κ受容体刺激薬，弱いμ受容体では遮断又は弱い部分刺激）であり，ナロキソンはその拮抗薬である．ところがペルタゾンは「ペンタゾシン」80％，「ナロキソン」20％の合剤である．ペンタゾシンは内服可能で，内服すると初回通過効果で約20％となるがナロキソンは初回通過効果でほとんど消失するため鎮痛効果を発揮する．何故このような合剤がつくられたのか？　それは麻薬中毒患者の乱用を防ぐためである．

　スターリング社は1969年，経口摂取が可能なペンタゾシン錠を発売した．しかし，注射に較べて入手が容易であるこの錠剤を溶解し，静注するなどの乱用が相次いで起こった．ペンタゾシンは注射にするとよく効くので，依存性が生じやすくなる．

　そこで，ペンタゾシンの作用に拮抗するナロキソンを錠剤に混ぜるようになった．このペンタゾシン／ナロキソン合剤が発売されたのは1983年（日本では1997年）である．経口摂取だと，ナロキソンはすぐに肝臓で分解され，効果を失う．しかし溶解して静注すると，その効果を発揮し，ペンタゾシン活性を消失させる．このように，初回通過効果を利用して，本来の使用法以外の使用を防いでいるというわけである．ペンタゾシンは弱オピオイド剤に属する．非麻薬性であるため管理が容易なペンタゾシンの錠剤版が，日本でも求められ導入されたが，平成2年以降は麻薬及び向精神薬取締法の規制を受けるようになった．

モルヒネ
morphine

ペンタゾシン
pentazocine

4-32 抗生物質

4-32-(a) アモキシシリン水和物 局

英名：amoxicillin hydrate
別名：アモキシシリン
IUPAC名：(2S,5R,6R)-6-[(2R)-2-Amino-2-(4-hydroxyphenyl)acetylamino]-3,3-dimethyl-7-oxo-4-thia-1-azabicyclo[3.2.0]heptane-2-carboxylic acid trihydrate
性状：白色〜淡黄白色の結晶又は粉末
構造式の覚え方：まずは2位にアミノ基を持つβ-ラクタム環（赤線）に着目すること．これに硫黄を含んだ5員環を縮合させたペニシリン骨格（6-アミノペニシラン酸という）を覚えよう．そのアミノ基にアミノ酸がアミド結合している．アミノ酸はD-チロシンのメチレン（-CH$_2$-）基が除かれた非天然型の構造であることに注意．

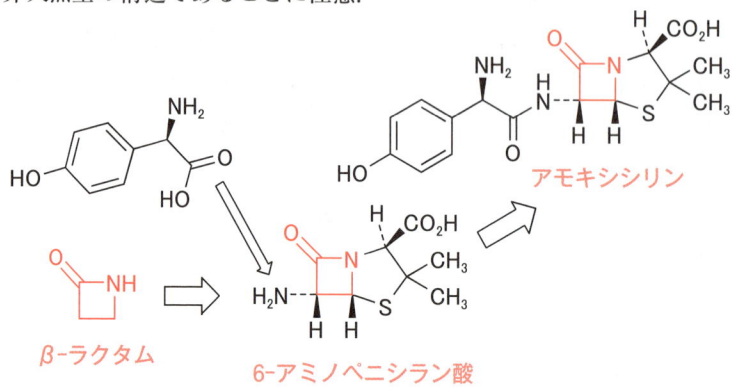

物性：LogP

pKa$_1$ 2.6（-COOH），pKa$_2$ 7.3（-NH$_2$），pKa$_3$ 9.7（-OH）
本品は水又はエタノールに溶けにくく，エタノール（95）に極めて溶けにくい．
薬効：ペナム系抗生物質，消化性潰瘍治療薬
解説：1) β-ラクタム系抗菌剤は，骨格によって主に6種類に分類される．この6種類の基本構造も覚えよう‼

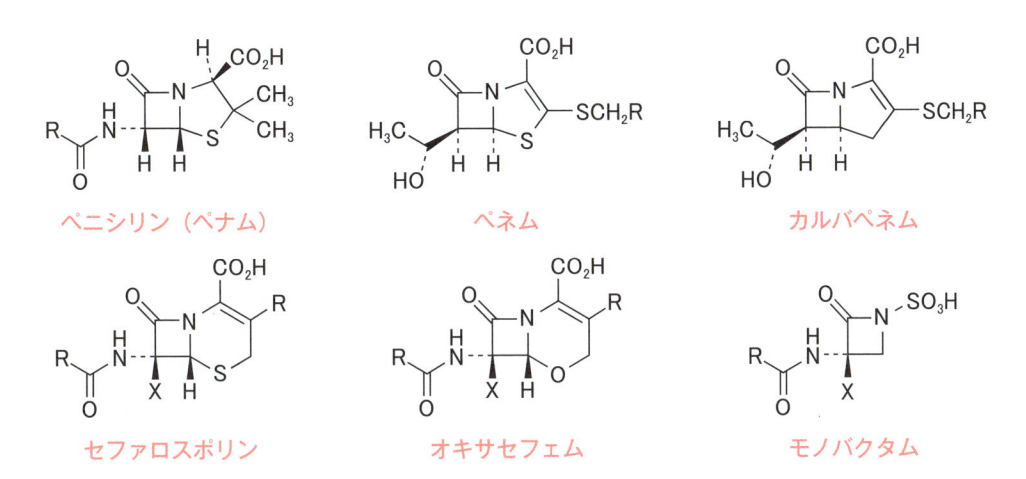

4-32 抗生物質

ペニシリン（ペナム）　　ペネム　　カルバペネム

セファロスポリン　　オキサセフェム　　モノバクタム

2）アモキシシリンは β-ラクタム系薬のペニシリン系（ペナム系ともいう）に分類される抗生物質である．PBP（ペニシリン結合たん白質）に化学的に結合して細胞壁の生合成を抑制し，殺菌効果を示す．その詳細は以下のとおりである．細胞壁はバクテリア（細菌）が生きるのに欠かせない器官であり，これがないと細胞が破裂して死滅する．この細胞壁は糖鎖がペプチド鎖で架橋された，極めて丈夫な網目構造（**ペプチドグリカン**）を有している．PBP は，ペプチド鎖のD-Ala-D-Ala 部を切断し，そのカルボキシ基と近傍の Gly のアミノ基とでアミド結合を形成させることで架橋する酵素（トランスペプチダーゼ）機能を有している（下図）．

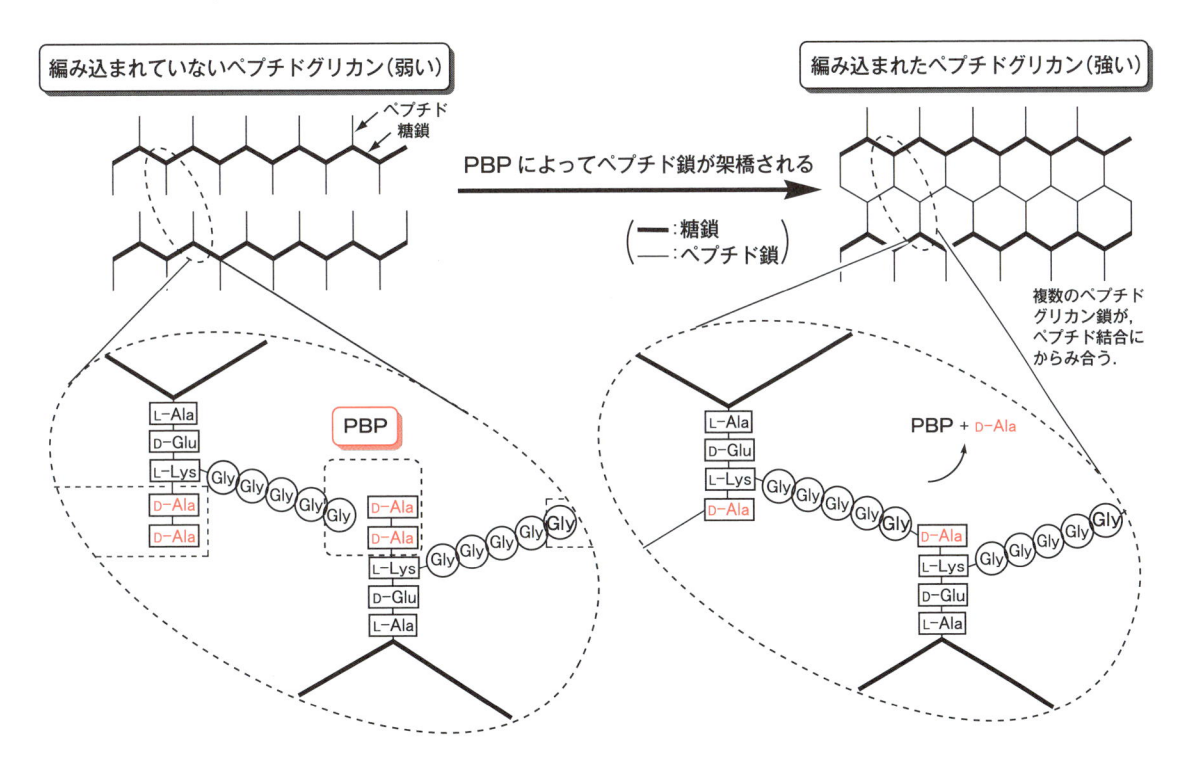

編み込まれていないペプチドグリカン（弱い）　　PBP によってペプチド鎖が架橋される　　編み込まれたペプチドグリカン（強い）

複数のペプチドグリカン鎖が，ペプチド結合にからみ合う．

β-ラクタム系抗生物質は，このD-Ala-D-Ala部と構造が似ているため（下図左），PBPが間違ってこれを取り込み活性中心のセリン残基のOH基と結合することでこの酵素の活性を不可逆的に阻害する（下図右）．結果，細胞壁を構築できなくなり，細菌の細胞は死滅する．

立体構造の類似性

アモキシシリン　　D-Ala-D-Ala

アモキシシリンによるPBPの阻害

2)【歴史】1968年にビーチャム社（現グラクソ・スミスクライン社）から発表された半合成ペニシリン系抗菌剤で，アンピシリンのベンゼン環のパラ位にヒドロキシ基が導入された化合物である．アンピシリンはグラム陰性桿菌にも有効な経口抗菌剤として繁用されてきたが，経口投与時の吸収効率が悪かった．これを改良すべく探索研究が実施され，同等もしくはそれ以上の抗菌スペクトルと抗菌力を持ち，経口吸収性が良好な本抗菌剤が開発された（注射剤はない）．

3) ヘリコバクターピロリの除菌には，4-21-(a) **ランソプラゾール**，4-32-(b) **クラリスロマイシン**，**アモキシシリン**の3者を併用するのが一般的．

4-32-(b)　クラリスロマイシン 局

英名：clarithromycin
IUPAC名：(2*R*,3*S*,4*S*,5*R*,6*R*,8*R*,10*R*,11*R*,12*S*,13*R*)-5-(3,4,6-Trideoxy-3-dimethylamino-β-D-*xylo*-hexopyranosyloxy)-3-(2,6-dideoxy-3-*C*-methyl-3-*O*-methyl-α-L-*ribo*-hexopyranosyloxy)-11,12-dihydroxy-6-methoxy-2,4,6,8,10,12-hexamethyl-9-oxopentadecan-13-olide
性状：白色結晶性の粉末で，味は苦い．
構造式の覚え方：まずは14員環の環状エステル（**ラクトン**）を考えよう．この環の炭素部に5個のヒドロキシ基と一つのカルボニル基を付け，次いで6個のメチル基と一つのエチル基が付く．このうち，2個のヒドロキシ基に2個の糖

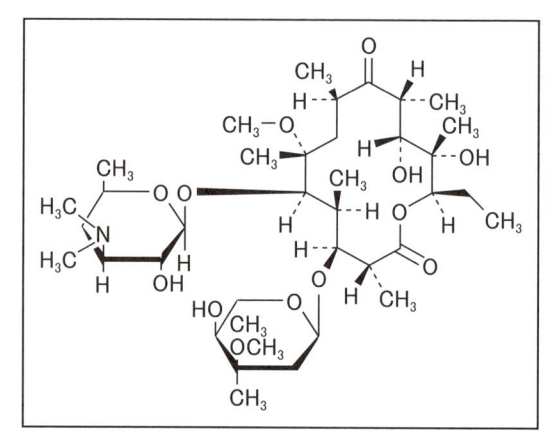

(L-クラジノースとD-デソアミン) がグリコシド結合し，1個のヒドロキシ基がメチル化された構造である．

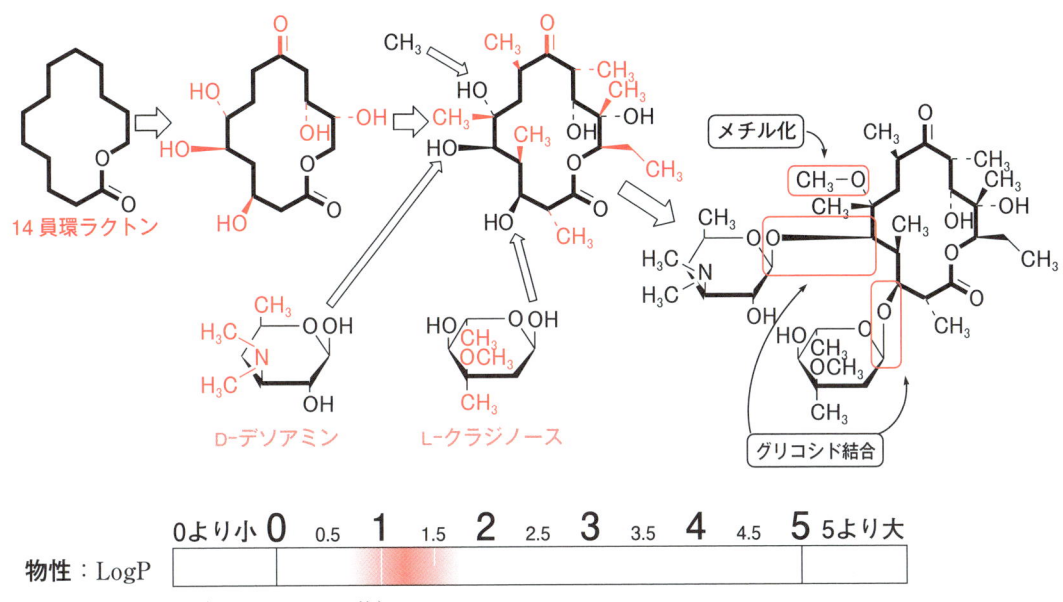

物性：LogP 1〜1.5 付近
pKa 8.48（第三級アミノ基）

本品はアセトン又はクロロホルムにやや溶けやすく，メタノール，エタノール(95)又はジエチルエーテルに溶けにくく，水にほとんど溶けない．

特徴的な確認試験：1) 硫酸を加えて振り混ぜると，液は赤褐色を呈する．

2) アセトンに溶かしてから塩酸を加えると，溶液はだいだい色を呈したのち直ぐに赤色〜深赤色にかわる．

薬効：エリスロマイシン系抗生物質，消化性潰瘍治療薬

解説：1) クラリスロマイシンはマクロライド系薬に分類される抗生物質である．語源としては，マクロとは「巨大な」という意味を持ち，ライドは「環状ラクトン」を示す．マクロライドとは，大きなラクトン環（14，15，16員環など）の骨格にグリコシド結合でアミノ糖が結合した構造を持つ抗生物質の総称である．

2) リボソームの50Sユニットに結合して，たん白質の合成を阻害する（詳細はp.244エピソードを参照）．

3) マクロライド系抗生物質の同族体としてエリスロマイシン（次式）がある．クラリスロマイシンはその6位ヒドロキシ基がメチル化されたものである．この6位ヒドロキシ基を選択的にメチル化することで，エリスロマイシンと同等以上の抗菌力に加え，高く安定した血中濃度と良好な組織移行性を有し，優れた効果を示すようになった．

4) 【歴史】大正製薬は1970年代より新規マクロライド系抗生物質の開発を目指して研究を進めてきた．その結果，エリスロマイシンの6位ヒドロキシ基をアルキル化することで酸に対する安定性が向上することを発見し，1991年，6位ヒドロキシ基のメチル化体をクラリスロマイシンとして発売した．6位がヒドロキシ基の場合，そのヒドロキシ基は酸性下で9位カルボニルとヘミアセタールを形成する．メチル化することでそれを防いでいると説明されている．

4-32-(c) テトラサイクリン塩酸塩 ㊀

英名：tetracycline hydrochloride
別名：塩酸テトラサイクリン
IUPAC名：(4S,4aS,5aS,6S,12aS)-4-Dimethylamino-3,6,10,12,12a-pentahydroxy-6-methyl-1,11-dioxo-1,4,4a,5,5a,6,11,12a-octahydrotetracene-2-carboxamide monohydrochloride
性状：黄色の結晶又は結晶性の粉末
構造式の覚え方：テトラサイクリンの基本骨格は**ナフタセン**（ベンゼン環が4個縮合したもの）が還元された**ヒドロナフタセン**環であり，この4個の6員環が直線状に連結している構造が最も特徴的である．置換基としては，1，3，6，10，11，12，及び12a位に5個のヒドロキシ基と2個のカルボニル基が，また6位にメチル基，4位にジメチルアミノ基，2位に第1級アミド基が結合している．その他，各種テトラサイクリン系抗生物質が開発されているが，全て5，6，7位の置換基だけが本テトラサイクリンと異なった構造である．

4-32 抗生物質

ナフタセン → 還元された構造 → ヒドロナフタセン →〔テトラサイクリン骨格 1~12a位〕

物性：LogP（0より小）

pKa 3.3（トリカルボニルメチル基：3位ヒドロキシ基のプロトン，実測値）

本品は水に溶けやすく，エタノール（95）にやや溶けにくい．

薬効：テトラサイクリン系抗生物質

解説：1) テトラサイクリン系薬抗生物質は，リボソームの 30S ユニットに結合して，たん白質の生合成を阻害する（詳細は p.244 エピソード参照）．すなわち，tRNA が取り込まれる部分に結合し，アミノ酸を持った tRNA の取り込みをブロックすることでたん白質の生合成を阻害するわけである．広い抗菌スペクトルを持ち，一般細菌だけでなく，スピロヘータ，マイコプラズマ，リケッチア，クラミジアなどにも作用する．

2) 現在テトラサイクリン，オキシテトラサイクリン，ドキシサイクリン，ミノサイクリンが主に使用されている．オキシテトラサイクリン，ドキシサイクリン，ミノサイクリンの構造式を以下に示す．それぞれ，5, 6, 7 位置換基がテトラサイクリンと異なった構造である（赤色部分：テトラサイクリンと異なる部位）．

オキシテトラサイクリン oxytetracycline　ドキシサイクリン doxycycline　ミノサイクリン minocycline

3)【歴史】レダリー研究所は1948年に放線菌からクロルテトラサイクリン（販売名オーレオマイシン：右式）を発見し，ついでクロルテトラサイクリンを誘導体化（還元的な脱クロロ化反応）することで1953年にテトラサイクリンを発見した．最初に発見されたクロルテトラサイクリンは，溶液中で著しく不安定であるのに対し，テトラサイクリンはその問題点を克服している．また，同族のオキシテトラサイクリンよりも経口時血中濃度が高く，しかも長時間持続することから，繁用されている．

クロルテトラサイクリン chlortetracycline

4-32-(d) ストレプトマイシン硫酸塩 ㊁

英名：streptomycin sulfate
別名：硫酸ストレプトマイシン
IUPAC名：2-Deoxy-2-methylamino-α-L-glucopyranosyl-(1→2)-5-deoxy-3-C-formyl-α-L-lyxofuranosyl-(1→4)-N,N'-diamidino-D-streptamine sesquisulfate
性状：白色～淡黄色の粉末
構造式の覚え方：三つの環状構造がグリコシド結合でつながっていることに注目して覚えよう．一番上の環は，ストレプタミン（シクロヘキサン誘導体）の二つのアミンにアミジノ基が置換している．ストレプタミンは，イノシトールの2個のヒドロキシ基がアミノ基に置換したものである．中央の環は，五炭糖の一種であるL-リキソースの3位にホルミル基，2位にメチル基が置換している．三つ目の糖は，L-グルコースの2位のヒドロキシ基がメチルアミノ基で置換されている．この三つの環がグリコシド結合でつながっている構造である．

4-32 抗生物質

物性：LogP

| 0より小 | 0 | 0.5 | 1 | 1.5 | 2 | 2.5 | 3 | 3.5 | 4 | 4.5 | 5 | 5より大 |

本品は水に溶けやすく，エタノール(95)に極めて溶けにくい．

特徴的な確認試験：本品を水に溶かし，ニンヒドリン試液とピリジンを加えて加熱すると，溶液は紫色を呈する（ニンヒドリン反応）．加水分解で生成する第一級アミンとニンヒドリンが反応して呈色する．アミノ酸や第一級アミンの確認試験に用いられる．

薬効：抗結核薬，アミノグリコシド系抗生物質

解説：1) ストレプトマイシンはアミノグリコシド系薬に分類される抗生物質である．リボソームの30Sユニットに結合して，たん白質の生合成を阻害する（詳細はp.244エピソード参照）．これは，mRNA上の遺伝情報の読み間違いを起こさせることで，正常なたん白質の生合成を阻害するためである．

2) 分子中に7個の窒素原子を持つことから強い塩基性を示し，安定な硫酸塩として用いられる．抗菌スペクトルは広く，結核菌にも強く作用することから，特に結核治療薬として広く使用されている．

3)【歴史】S.A.Waksmanらがグラム陰性菌（大腸菌など）や抗酸菌（結核菌など）にも有効な抗生物質を系統的に探索した結果，1944年米国ニュージャージー州で分離された放線菌の培養溶液中からストレプトマイシンを発見した．ペニシリンに続いて臨床に使われた二番目の抗生物質である．ペニシリンに無効な菌（グラム陰性桿菌，結核菌など）にも強く作用することから繁用され，特に結核薬として大きく貢献したが，最近では耐性菌の出現により使用頻度は低下している．

4) 経口投与では吸収されないため，筋注もしくは点滴静注で使用される．副作用としては，腎障害，筋弛緩，第Ⅷ脳神経障害（難聴，耳鳴り，めまい）等が知られている．

エピソード
クラリスロマイシン，テトラサイクリン，ストレプトマイシンの作用機構の詳細とその違い

　クラリスロマイシン，テトラサイクリン，ストレプトマイシンの三薬剤は，構造上全く異なるのに作用部位はすべて同じリボソームである．一見不思議に思うかもしれないが，ミクロの視点でみると，それぞれリボソームの異なる部位に作用してたん白質の生合成を阻害している．以下，その詳細を説明する．

　リボソームは50Sユニットと30Sユニットからなる複合体で，たん白質を生合成する構造体である．メッセンジャーRNA（mRNA）上を移動しながら遺伝情報を読み込み，その遺伝情報に従ってトランスファーRNA（tRNA）がアミノ酸を運んでくる．運ばれてきたアミノ酸は，tRNAごとリボソーム内に取り込まれ，次々と結合し，たん白質となる．生成したたん白質は，50Sユニット中のトンネルを通過して外に出るとともに，tRNAもリボソームから離れる（下図）．

　クラリスロマイシンは，50Sユニット中のこのトンネルを塞ぐように結合するため，リボソーム内で製造されたたん白質は外に出ることができず，合成が止まってしまう．

　テトラサイクリンは，30Sユニット中にあるtRNAが取り込まれる部分に結合し，アミノ酸を持ったtRNAの取り込みをブロックする．その結果，リボソーム内にアミノ酸が供給されず，たん白質が合成できなくなってしまう．

　ストレプトマイシンはリボソーム30Sユニット内の遺伝情報読み込み部に結合し，tRNAによるmRNA上の遺伝情報の認識を妨げ，読み間違いを起こさせる．そのため必要とされるたん白質が合成されず，細胞が死滅してしまう．

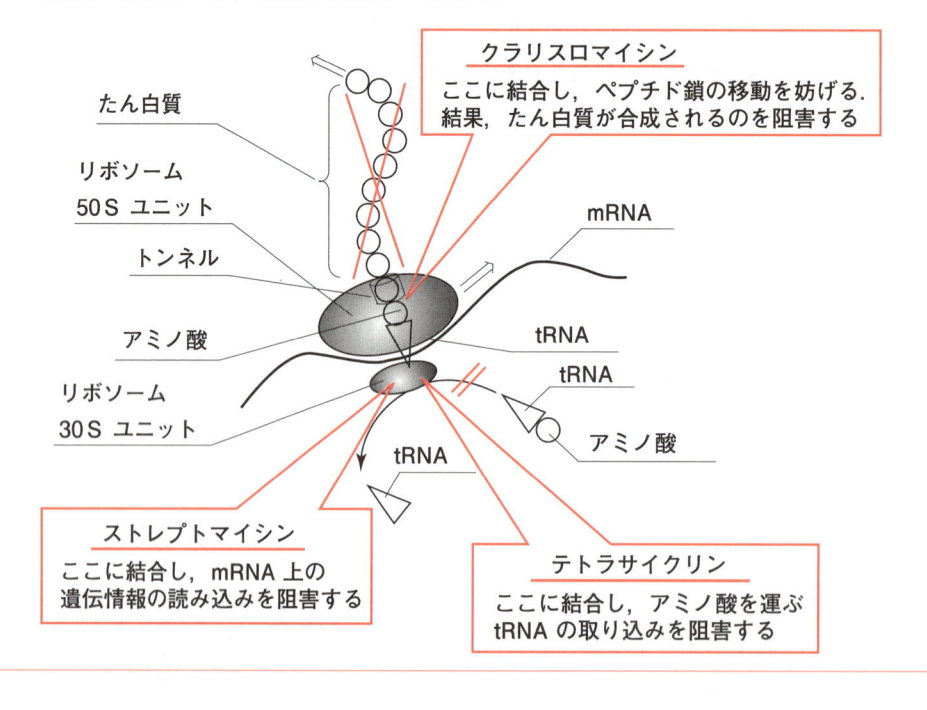

4-33 化学療法剤

4-33-(a) イソニアジド 局

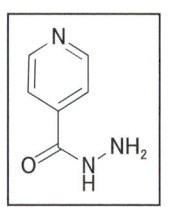

英名：isoniazid
IUPAC 名：Pyridine-4-carbohydrazide
性状：無色の結晶又は白色の結晶性の粉末で，においはない．
構造式の覚え方：まずイソニコチン酸が基本骨格であることに着目して覚えよう．イソニコチン酸とは，ニコチン酸のカルボキシ基（-COOH）が 4 位に置換したものである．このイソニコチン酸とヒドラジンとのアミド構造を形成することでイソニアジドは構成されている．極めてシンプルな構造である．

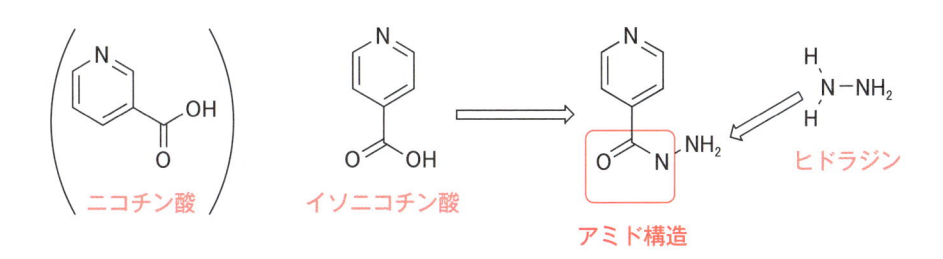

物性：LogP

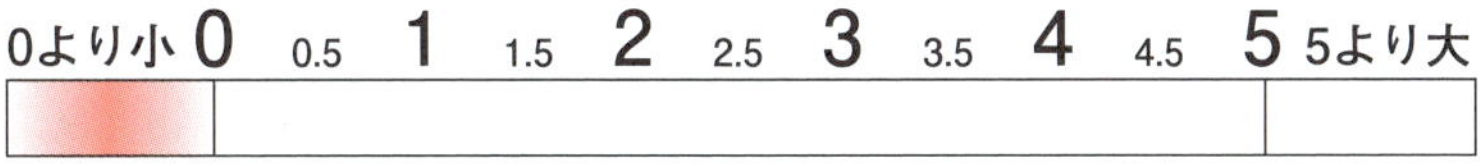

pKa 1.8，3.5，10.8（20℃，実測値）

本品は水又は酢酸(100)に溶けやすく，エタノール(95)にやや溶けにくく，無水酢酸に溶けにくく，ジエチルエーテルに極めて溶けにくい．

薬効：抗結核薬

解説：1）イソニアジドは，結核菌細胞壁構成成分のミコール酸の生合成を阻害することで抗菌活性を示す．ミコール酸は炭素数 70 〜 90 の疎水性の高い長鎖分岐脂肪酸である．次図のようにペプチドグリカン（4-32-(a) アモキシシリンの項参照）と結合しているアラビノガラクタンにエステル結合することで結核菌細胞壁の最も外側に位置し，厚い脂質層を形成している．

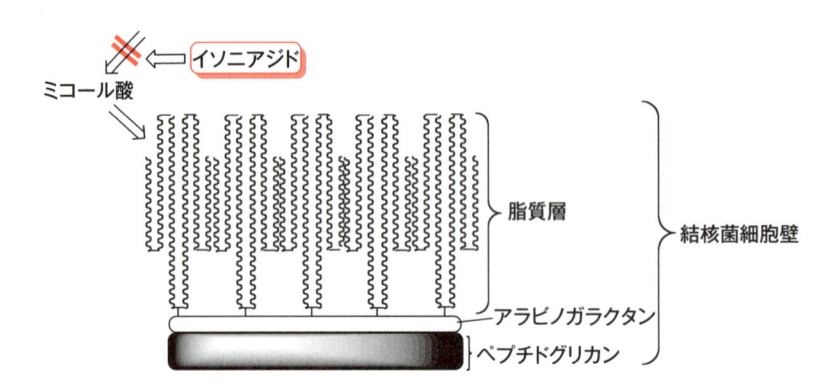

2) イソニアジドはビタミン B_6 と構造が似ており，ビタミン B_6 と拮抗して副作用を引き起こすことがある．ビタミン B_6 にはピリドキシン，ピリドキサール，ピリドキサミンの3型が存在する．

ピリドキシン　　ピリドキサール　　ピリドキサミン

3)【歴史】イソニアジドは，1898年にCurtius, Mohrによって合成された化合物であるが，1952年にFoxによって抗結核菌作用が見いだされたことから世界の注目を集めた化合物である．パラアミノサリチル酸カルシウムやストレプトマイシンとともに，結核に対する代表的な化学療法剤となっている．

エピソード
医薬品で医薬品を確認する？

ヒドラジノ基（-$NHNH_2$）持っている化合物は種々のカルボニル化合物と反応してヒドラゾンを生成する．このヒドラゾンを確認することで，目的の医薬品かどうかを確認する試験法が知られている（日本薬局方確認試験参照）．イソニアジドはこのヒドラジノ基を持つ数少ない医薬品の一つで，カルボニル基を持つベタメタゾンジプロピオン酸エチルの確認試験に，試薬として使用されている．

イソニアジド　ベタメタゾンジプロピオン酸エステル　　　　ヒドラゾン　　黄色

4-33-(b)　リファンピシン 局

英名：rifampicin
IUPAC名：(2*S*,12*Z*,14*E*,16*S*,17*S*,18*R*,19*R*,20*R*,21*S*,22*R*,23*S*,24*E*)-5,6,9,17,19-Pentahydroxy-23-methoxy-2,4,12,16,18,20,22-heptamethyl-8-(4-methylpiperazin-1-yliminomethyl)-1,11-dioxo-1,2-dihydro-2,7-(epoxypentadeca[1,11,13]trienimino)naphtho[2,1-*b*]furan-21-yl acetate

性状：だいだい赤色〜赤褐色の結晶又は結晶性の粉末

構造式の覚え方：まずナフタレン環を含むシクロファン（芳香環の二箇所以上が，炭素などの鎖状構造の架橋によって環状に結び付いた大環状化合物をいう）構造であることに着目して覚えよう．この環状構造は，二箇所だけ炭素の代わりに窒素と酸素が置換し，アミド結合でつながっていることがわかる（次図：シクロファン構造）．この環状構造の置換基として，5個のヒドロキシ基（赤丸部）と7個のメチル基（赤四角部）が置換し，ナフタレン環にジヒドロフラン環（黒丸部）が縮合している．また，赤線で記されている二つの置換基は，後述する代謝や誘導体化で注目する置換基である．

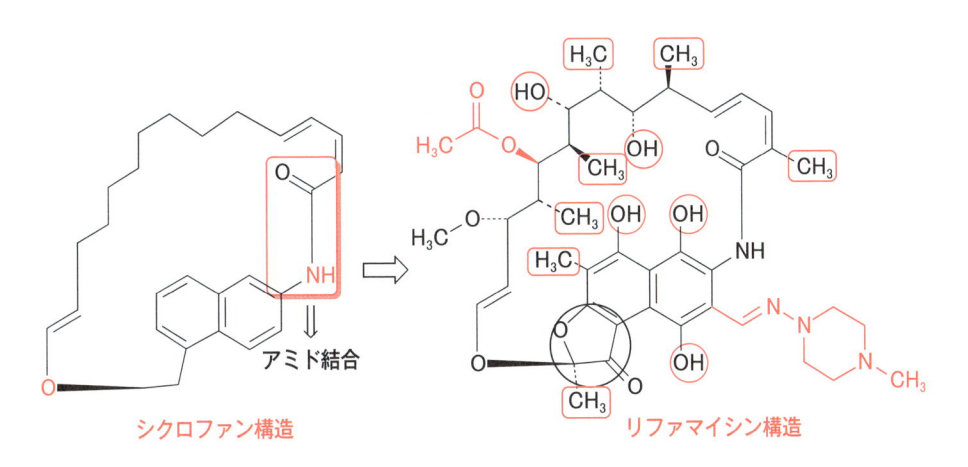

物性：pK_1 1.7, pK_2 7.9（実測値）
本品は水，アセトニトリル，メタノール又はエタノール(95)に溶けにくい．
薬効：抗結核薬，ハンセン病薬

解説：1）リファンピシンは細菌の DNA 依存性 RNA ポリメラーゼを阻害することで RNA 合成を阻害し，抗菌作用を示す．動物細胞の RNA ポリメラーゼには作用しないため，選択毒性が高い抗菌薬である．

2）【代謝】経口吸収によって消化管からよく吸収され，主に胆汁と尿中に排泄される．主な代謝物は加水分解された脱アセチル体である．

3）【歴史】リファンピシンは，1965 年にイタリアの Lepetit 社でリファマイシン B から半合成により得られた化合物である．Lepetit 社は，1957 年に南フランス地中海岸の土壌から分離した放線菌の培養液中にリファマイシン A〜F を発見し，これらより強い抗菌力を持つ誘導体の合成研究を進めてきた．その結果，広範囲の病原菌に作用する誘導体のなかに，特にヒト型結核菌に強い作用を示す本品を発見した．

4）肺結核症の初回療法は必ずリファンピシンとイソニアジドが用いられる．また，肝薬物代謝酵素（CYP3A4）誘導能がある．

4-33-(c)　レボフロキサシン水和物 局

英名：levofloxacin hydrate
別名：レボフロキサシン
IUPAC 名：(3S)-9-Fluoro-3-methyl-10-(4-methylpiperazin-1-yl)-7-oxo-2,3-dihydro-7H-pyrido[1,2,3-de][1,4]benzoxazine-6-carboxylic acid hemihydrate
性状：淡黄白色〜黄白色の結晶又は結晶性の粉末．光によって徐々に暗淡黄白色になる．
構造式の覚え方：まず 4-キノロン が基本骨格であることに着目しよう．この基本骨格の 3 位に

カルボキシ基（-COOH）を，6位にフッ素（-F）を置換させる．これが**ニューキノロン**系薬の基本骨格である．この骨格の7位にメチルピペラジンを，1位と8位に不斉のプロパノールを導入して三環性の化合物にしたものがレボフロキサシンになる．

4-キノロン　　　　ニューキノロン

物性：LogP

pKa₁ 6.11（カルボキシ基，実測値），pKa₂ 8.18（ピペラジンのメチル置換窒素，実測値）
本品は酢酸(100)に溶けやすく，水又はメタノールにやや溶けにくく，エタノール(99.5)に溶けにくい．また，0.1 mol/L 塩酸試液に溶ける．

薬効：ニューキノロン系抗菌薬，眼科用剤，痤瘡治療薬

解説：1) 細菌の DNA ジャイレースに結合し，DNA の複製過程を阻害することで抗菌活性を示す．DNA ジャイレースとは，DNA の二本鎖を切り，鎖を回転させて再度切れ目をつなぐ働きをする酵素である．本剤は，DNA ジャイレースが切断した切断面にはまり込んで安定化し，DNA の再結合を阻害している．この安定化は DNA 塩基と平面性の高い本剤が重なった構造（**スタッキング構造**）によってもたらされる（下図）．このように，キノロン系抗生物質では，DNA 塩基と重なることができるよう（**スタックできるよう**）に**平面構造であることが重要**である．

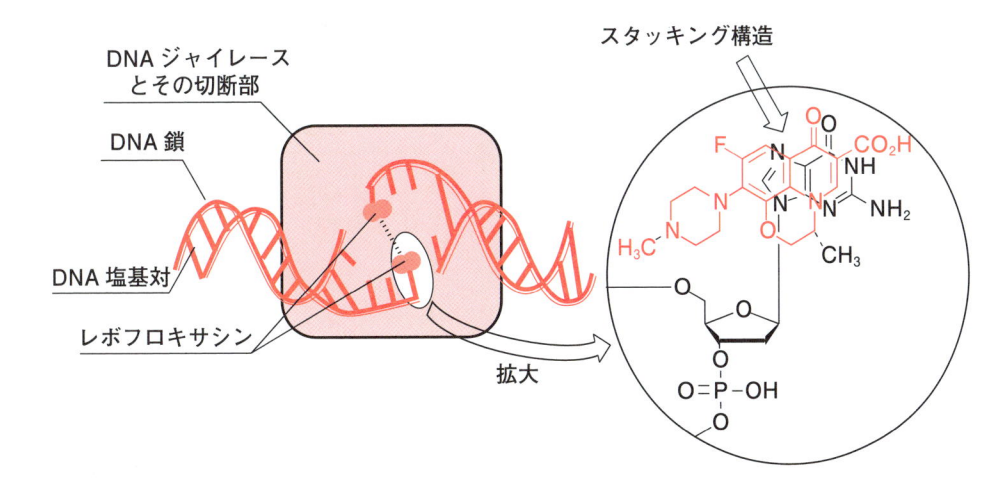

2）本剤は，ラセミ体であるオフロキサシンの一方の光学活性体（S-(−)体）である．

3）【代謝】N-オキサイド体，脱メチル体等が報告されている．

N-オキサイド体　　　脱メチル体

4）【歴史】レボフロキサシンは，販売名をクラビットといい，1993年に第一三共社が開発したものである．

エピソード
キノロン系抗菌薬の開発と構造活性相関

　抗マラリア薬の開発過程で1962年にナリジクス酸が発見されて以来，各種キノロン系薬が開発された（これらのキノロン薬をオールドキノロンという）．しかし，感染症治療薬として満足すべきものはなかった．ところが，**6位にフッ素，7位にピペラジノ基**を導入すると極めて広い抗菌スペクトルと強い抗菌活性を持つことが判明し，多くのキノロン系薬が開発されるようになった．これらを**ニューキノロン**といい，その代表薬の一つがレボフロキサシンである．膨大な開発研究から，ピリドンカルボン酸部（赤色部）は必須の骨格であることが判明している．その他，2位，5位に置換基が入ると活性は低下し，1位は炭素数が2〜3程度の小さい置換基が必要であることもわかった．また8位にメトキシ基（-OCH$_3$）が入ると，副作用（光線過敏症）が低減されることも知られている．このように，基本骨格を特定し，その置換基の効果を丹念に調査し，構造と活性の関係を明らかにした結果を構造活性相関という．医薬品の開発で，最も重要な研究の一つである．

ナリジクス酸（オールドキノロン）　→　レボフロキサシン（ニューキノロン）

- 副作用を低減させることができる（8位）
- 小さな置換基が必要（1位）
- 置換基が入ると活性は低下する（2位）
- ニューキノロンとして必須（6位 F）
- 置換基が入ると活性は低下する（5位）

エピソード
ラセミックスイッチとは？

　すでにラセミ体が医薬品として使用されている化合物については，活性を示す単一の鏡像異性体（エナンチオマー）が新たに医薬品として認可される場合がある．このような医薬品の開発法を**ラセミックスイッチ**という．レボフロキサシンもラセミックスイッチの医薬品である．オフロキサシンは S-($-$)体と R-($+$)体が１：１で混合しているラセミ体の医薬品であるが，このうち S-($-$)体のみが強い抗菌活性を示し，R-($+$)体は抗菌活性を示さない．副作用も R-($+$)体のほうが強い．そのため S-($-$)体が医薬品として再度認可され，レボフロキサシンとなった．その他，日本では未承認の医薬品ではあるが，レバルブテロールやレボセチリジンなども知られている．また，プロトンポンプ阻害剤であるオメプラゾールの S 体であるエソメプラゾール（販売名：ネキシウム，p.185参照）は世界でも最もよく売れている医薬品である．日本では2011年より上市されている．医薬品は，立体構造も極めて重要であることの良い例である．

レバルブテロール　　　　　　レボセチリジン

4-34 抗ウイルス薬

4-34-(a) アマンタジン塩酸塩 局

英名：amantadine hydrochloride
別名：塩酸アマンタジン
IUPAC名：Tricyclo[3.3.1.1^{3,7}]dec-1-ylamine monohydrochloride
性状：白色の結晶性の粉末で、においはなく、味は苦い．
構造式の覚え方：アダマンタンが基本骨格である．まずこれを覚えよう．このアダマンタンの橋頭部にアミノ基が置換している．
物性：pKa 10.3±0.2（アミノ基，実測値・滴定法）
ギ酸に極めて溶けやすく、水、メタノール又はエタノール（95）に溶けやすく、ジエチルエーテルにほとんど溶けない．
特徴的な確認試験：本品にピリジンと無水酢酸加えて煮沸したのち、希塩酸を加えて冷却する．析出した結晶の融点を測定すると 147 ～ 151℃である．この結晶は下式の反応によって生成したアセチル化体である．

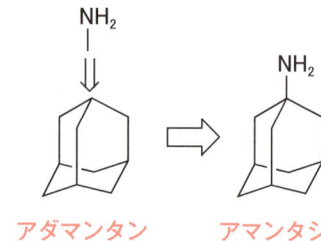

薬効：抗ウイルス薬，抗パーキンソン病薬
解説：1) A型インフルエンザウイルスの宿主細胞への吸着は阻止しないが、脱殻によるウイルスゲノムの細胞内への侵入を阻害する．
2) ドパミン作動性ニューロンからドパミンの遊離を促進することで抗パーキンソン病作用を示す（4-7-(a) 参照）．
3)【歴史】1898年にDupon社（米国）により抗ウイルス薬として開発された第1級アダマンチルアミンで、A型インフルエンザの予防薬として1967年から発売されていた．ところが、1968年パーキンソン病患者の婦人にインフルエンザ感染予防のため本品を投与したところ、パーキンソ

ン病の著しい改善効果が見られた．そのため，抗パーキンソン病薬としても使用されるようになった．

4）生体内でアセチル化されることで不活性化される．副作用としては，ビタミン B_6 欠乏による末梢神経炎，重篤な肝障害が知られている．

4-34-(b)　オセルタミビルリン酸塩

英名：oseltamivir phosphate
IUPAC 名：(−)-Ethyl (3R,4R,5S)-4-acetamido-5-amino-3-(1-ethylpropoxy)cyclohex-1-ene-1-carboxylate monophosphate
性状：白色～微黄白色の粉末又は塊のある粉末．
構造式の覚え方：立体化学もわかるように書かれているので構造式は複雑な印象だが，よく見ると比較的単純な構造であることがわかる．まず基本骨格の **1-シクロヘキセン-1-カルボン酸** を覚えよう．この骨格の 3 位に 3-ペンタノール，4 位にアセトアミド，5 位にアミンを結合させるだけで活性本体になる．ついで 1 位のカルボキシ基をエチルエステルにすることでオセルタミビルとなる．

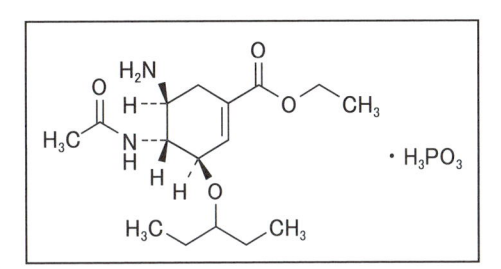

物性：LogP

pKa 7.75（実測値）

本品は水及びメタノールに溶けやすく，エタノール(95)にやや溶けやすく，N,N-ジメチルアセトアミドに溶けにくく，アセトニトリルにほとんど溶けない．
薬効：抗ウイルス薬
解説：1）A 型又は B 型インフルエンザウイルス感染症の治療及び予防に用いる．
2）本品はプロドラッグである．活性体（次図）のカルボキシ基（赤色部分）をエチルエステル化することで経口吸収が可能となった．これは，カルボキシ基をエステル化することで化合物自体

の脂溶性を向上させ，腸管からの吸収を容易にさせたためである．吸収後は肝エステラーゼによって加水分解され，活性本体へと変換される．

3) インフルエンザウイルスは呼吸気道細胞表面にあるシアル酸と結合してから細胞内に入る．細胞内に入った後は，細胞の機能を利用して自己を複製し，宿主細胞から遊離する（出芽という）．このとき，細胞表面のシアル酸はインフルエンザウイルスと結合するため，その遊離を阻害する．そのためインフルエンザウイルスはノイラミニダーゼ（酵素）を放出することでシアル酸とウイルスの結合を切断し，自己の遊離を促進させる．オセルタミビルはこのノイラミニダーゼを阻害することでインフルエンザウイルスの遊離を防ぎ，それ以上の増殖を抑制する．オセルタミビルの活性体の構造を見るとシアル酸と似ていることがわかる（下図）．ノイラミニダーゼがシアル酸と間違ってオセルタミビルを取り込み失活する機構が，構造からも推測できる．

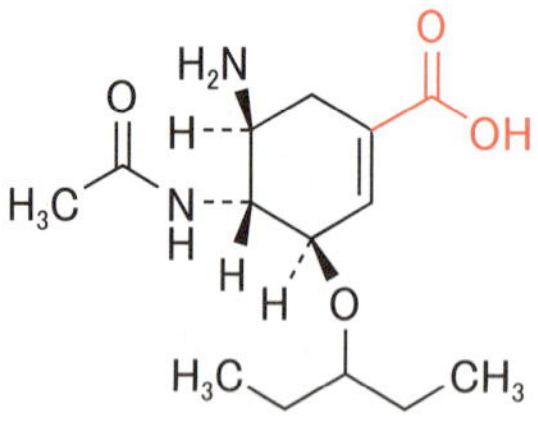

活性本体 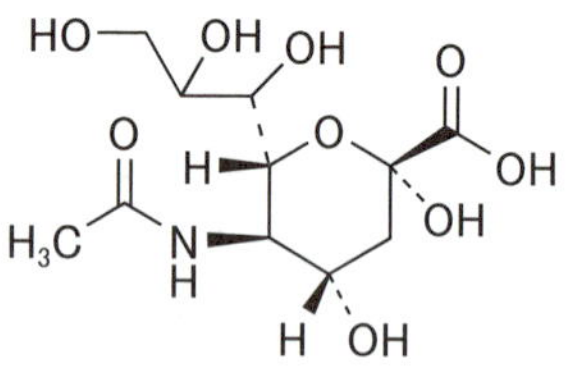　　　　シアル酸

4) オセルタミビル（商品名タミフル）の他に**ザナミビル**（商品名リレンザ）と**ラニナミビルオクタン酸エステル**（商品名イナビル）が開発されている．ともにシアル酸と類似の構造を持ち，ノイラミニダーゼを阻害することで薬効を示す．各薬剤の構造式を示す（下図）．

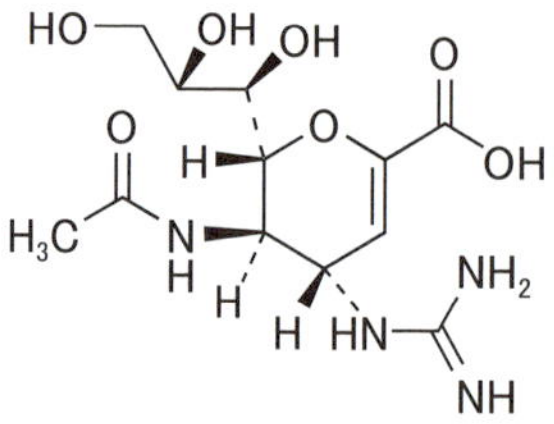

ザナミビル
zanamivir

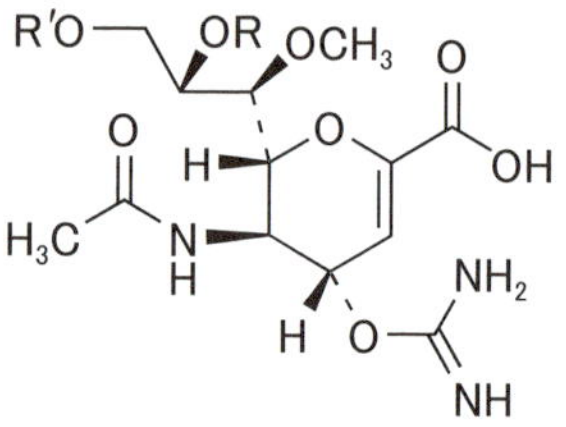

R = H, R' = COC$_7$H$_{15}$
R = COC$_7$H$_{15}$, R' = H

ラニナミビルオクタン酸エステル
laninamivir octanoate
（アシル体の混合物）

5)【代謝】主な代謝産物を示す（次図）．活性本体の他に，エーテル結合している側鎖が酸化されたヒドロキシ化体とカルボン酸体が生成している．

4-34 抗ウイルス薬　　255

ヒドロキシ化体　　**カルボン酸体**

6)【歴史】1995年に米国 Gilead Sciences (GS) 社において合成されたシアル酸類似体であり，エチルエステル型プロドラッグとすることにより経口吸収が可能となった．1977年からスイス F. Hoffmann-La Roche 社と共同開発し，1999年にはインフルエンザ治療薬として各国で承認された．

4-34-(c) アシクロビル 局

英名：aciclovir
IUPAC 名：2-Amino-9-[(2-hydroxyethoxy)methyl]-1,9-dihydro-6*H*-purin-6-one
性状：白色〜微黄白色の結晶性の粉末で，においはなく，味は苦い．
構造式の覚え方：構造は極めてシンプルである．基本骨格は核酸の塩基として有名なグアニンで，その9位にエチレングリコールがメチレンを介して結合していると覚えよう．グアニンはピリミジンとイミダゾールが縮合したプリン骨格を有していることも重要である．

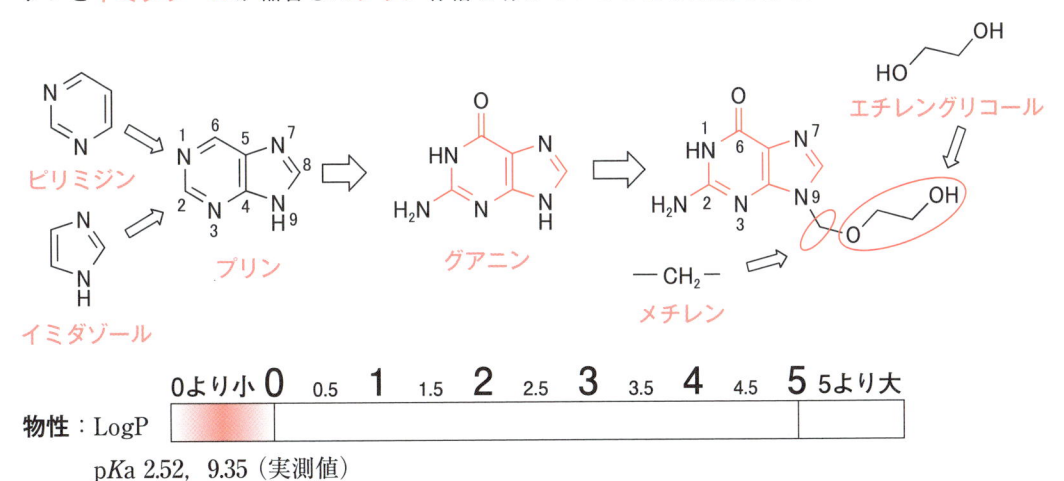

ピリミジン　イミダゾール　⇒　プリン　⇒　グアニン　⇒　（アシクロビル構造）　エチレングリコール　メチレン

物性：LogP （0より小〜0の範囲に色付け）
p*K*a 2.52, 9.35（実測値）

本品は水又は酢酸(100)に溶けやすく，エタノール(95)にやや溶けにくく，無水酢酸に溶けにくく，ジエチルエーテルに極めて溶けにくい．

薬効：抗ウイルス薬，眼科用剤

解説：1) 帯状疱疹，単純疱疹に用いる．

2) アシクロビルは単純ヘルペスや水痘・帯状疱疹ウイルスのDNAポリメラーゼを阻害する薬剤である．ウイルスが宿主細胞の中に入ると，アシクロビルはリン酸化されてアシクロビル三リン酸となる．このアシクロビル三リン酸は，DNA合成の正常な基質であるデオキシグアノシン三リン酸と極めて構造が似ているため（下図），競合してウイルスDNAポリメラーゼに取り込まれる．その結果，DNAポリメラーゼの働きを阻害するとともに，ウイルスのDNA鎖にアシクロビルが組み込まれ，DNA鎖の伸長を停止させ，ウイルスDNAの複製を阻害する．

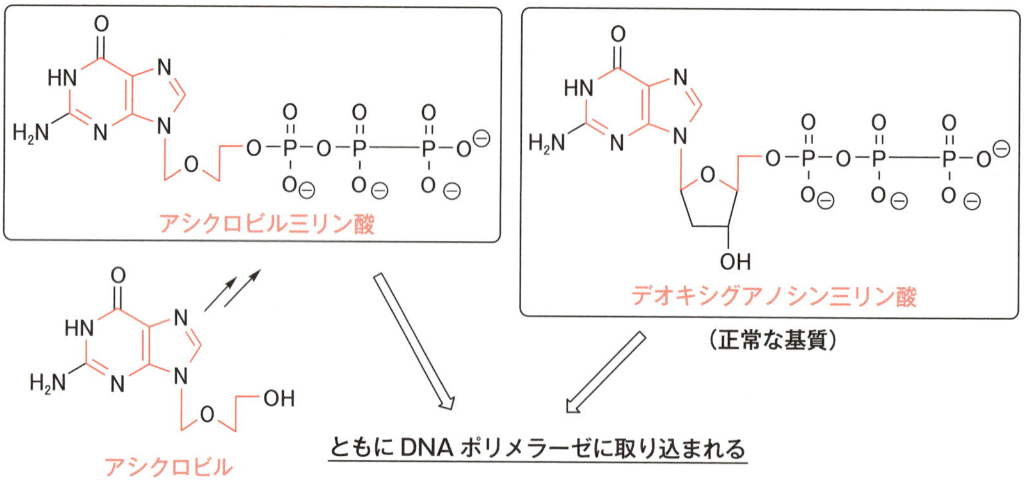

3) アシクロビルのプロドラッグとしてバラシクロビルが開発されている．L-バリンがヒドロキシ基にエステル結合したものである（下図）．消化管から吸収され，主に肝臓で加水分解される．アシクロビルに比べて生物学的利用率が向上し，投薬量と回数を減らすことができる．

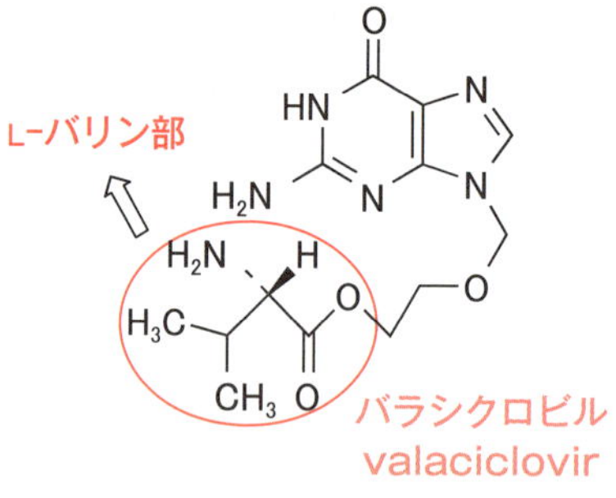

4) フルオロウラシルのようなピリミジン系化合物との相互作用を起こしにくい（次ページのエ

ピソード：ソリブジン事件参照).

> **エピソード**
> **ソリブジン事件**
>
> 　1993年に日本で起こった薬害事件である．ソリブジンは単純ヘルペスや水痘・帯状疱疹ウイルスに対する抗ウイルス作用が強く，帯状疱疹の治療薬として期待されていた．それまでこれら単純ヘルペスなどの治療に処方されてきたアシクロビルは生物学的利用率に問題があり1日に4〜5回服用する必要があったが，ソリブジンは2〜3回で済んだ．問題は5-フルオロウラシル（抗がん剤）を併用した場合に起こった．5-フルオロウラシルを服用しているがん患者が帯状疱疹を併発してソリブジンを併用すると，死に至る重大な副作用を発症した．理由は以下のとおりである．ソリブジンは腸内細菌によってブロモビニルウラシルに変換されるが，**この化合物は5-フルオロウラシルと類似の構造であった．**そのため，5-フルオロウラシルの代謝に重要なジヒドロピリミジン脱水素酵素に間違って取り込まれ，酵素の働きを阻害してしまう．結果として5-フルオロウラシルは代謝されず，体内に過剰に蓄積され，5-フルオロウラシルの副作用である骨髄抑制や血液障害，腎不全，肝不全などを発症させてしまった（下図）．つまりソリブジンとの併用によって5-フルオロウラシルの作用増強と副作用の発現がソリブジン事件の原因である． 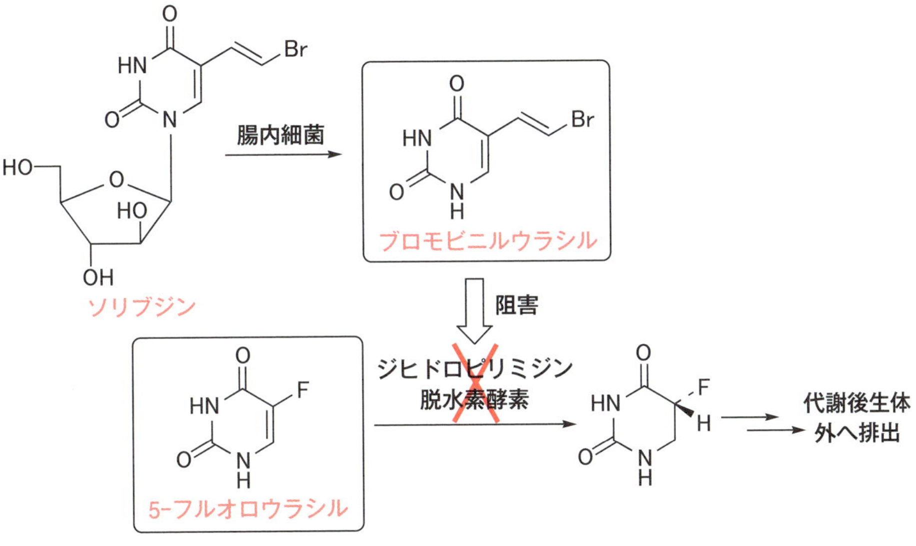
>
> 　これは極めて残念な事件である．化学を学んでいる薬学生でも，ソリブジンの代謝物のブロモビニルウラシルが5-フルオロウラシルと似ていることはわかるはずである．その結果，なんらかの影響が体内で起こるであろうことも予測可能であったと考えられる．

4-35 抗真菌薬

4-35-(a) アムホテリシン B 局 毒

英名：amphotericin B
IUPAC 名：(1*R*,3*S*,5*R*,6*R*,9*R*,11*R*,15*S*,16*R*,17*R*,18*S*,19*E*,21*E*,23*E*,25*E*,27*E*,29*E*,31*E*,33*R*,35*S*,36*S*,37*S*)-33-(3-Amino-3,6-dideoxy-β-D-mannopyranosyloxy)-1,3,5,6,9,11,17,37-octahydroxy-15,16,18-trimethyl-13-oxo-14,39-dioxabicyclo[33.3.1]nonatriaconta-19,21,23,25,27,29,31-heptaene-36-carboxylic acid

性状：黄色～だいだい色の粉末

構造式の覚え方：まず 7 個の二重結合が共役した（ポリエン部）**38 員環ラクトン**が基本骨格であることに着目しよう．この基本骨格の 15 位と 13 位炭素が酸素原子を介してエステル結合を形成し，更に 1 位と 35 位がエーテル結合でつながっている．次に，マンノースのヒドロキシメチル基がメチルに，ヒドロキシ基がアミノ基に置換したアミノ糖が 33 位に結合する．あとは，36 位にカルボキシ基を置換させ，8 個のヒドロキシ基と 3 個のメチル基を導入することでアムホテリシン B となる．

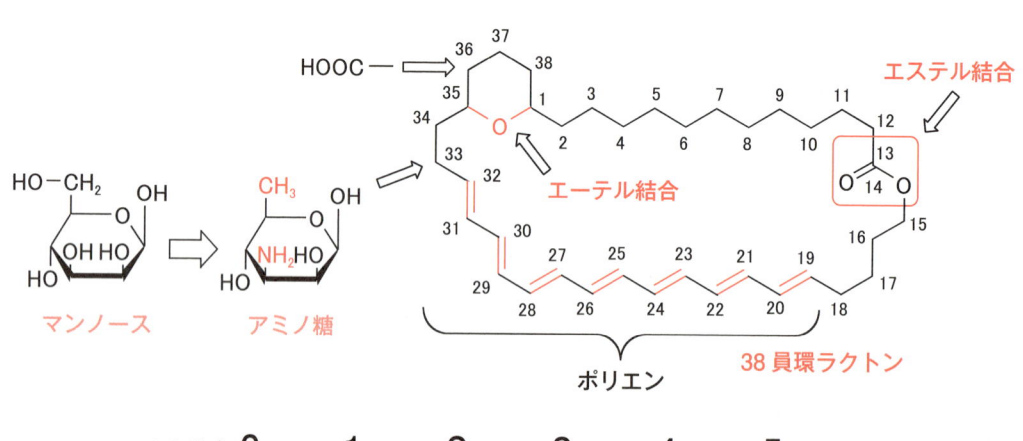

物性：LogP

ジメチルスルホキシドに溶けやすく，水又はエタノール(95)にほとんど溶けない．
特徴的な確認試験：本品のジメチルスルホキシド溶液にリン酸を加え振り混ぜると青色を呈する．この溶液に水を加えて振り混ぜると黄色から淡黄褐色を呈する．その呈色機構は不明である．類似の構造を持つナイスタチンでも同様に呈色する．

ナイスタチン
nystatin

薬効：ポリエンマクロライド系抗生物質，抗真菌薬
解説：1) ポリエンマクロライド系深在性真菌症治療薬である．構造的には，大環状ラクトン環を持つマクロライド系抗生物質のグループに入るが，細菌に対する作用機序は全く異なる．本剤は，細胞膜の**エルゴステロール**と不可逆的に結合して膜構造を変化させ，細胞内成分を漏出させることで殺菌的に作用する．エルゴステロールは真菌細胞の細胞膜を構成するステロールであり，動物細胞のステロールはコレステロールである．

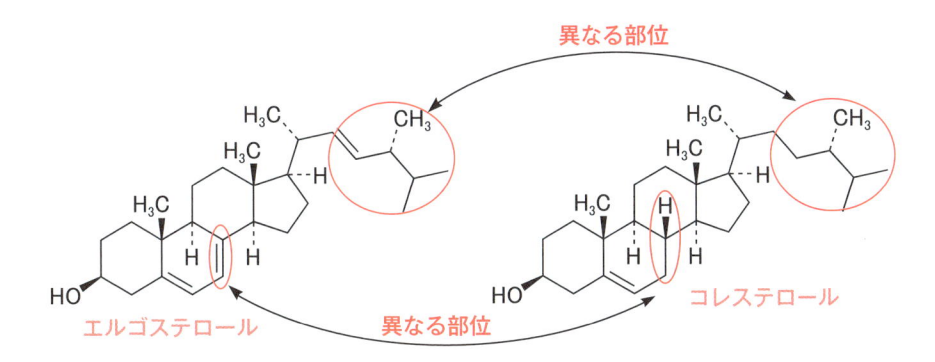

異なる部位

エルゴステロール　　異なる部位　　コレステロール

2)【副作用】本剤は，動物細胞で使用されているコレステロールよりも，真菌細胞で使用されているエルゴステロールに強く結合するため選択毒性を示す．しかし，エルゴステロールとコレステロールは構造上極めて似ている化合物である（上図）ため，コレステロールにも結合する．結果，腎機能低下等の副作用を発症させてしまう．
3)【歴史】ある種の放線菌の培養菌体中から見つかったポリエンマクロライド系の抗真菌性抗生物質で，1956年にSuquibb社から発表された．ナイスタチンの2〜20倍の活性を示し，深在性

真菌に対してもすぐれた活性を示すことから開発研究が進められた．
4）溶解剤として生理食塩水や電解質液は，沈殿が生じるため使用できない．注射用水又は5％ブドウ糖を使用する．

4-35-(b) ミコナゾール 局

英名：miconazole
IUPAC名：1-[(2RS)-2-(2,4-Dichlorobenzyloxy)-2-(2,4-dichlorophenyl)ethyl]-1H-imidazole
性状：白色〜微黄白色の結晶性の粉末である．
構造式の覚え方：まずエチルメチルエーテルに着目して覚えよう．このエーテルのエチル基末端に，本薬剤で重要な官能基であるイミダゾールを結合させ，さらにメチル基とエチル基のメチレン部の二箇所にもジクロロベンゼンをつなげる．

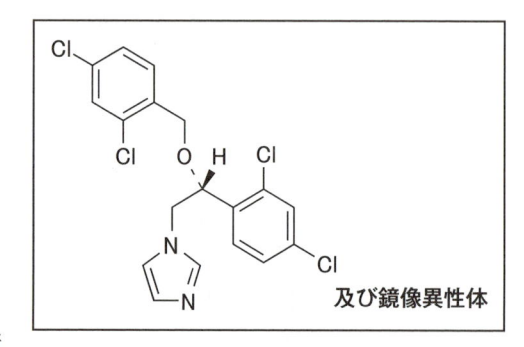

イミダゾール　エチルメチルエーテル　ジクロロベンゼン　ミコナゾール

物性：LogP （5より大）
pKa 5.65（塩酸塩，実測値）

本品は水にやや溶けにくく，エタノール(99.5)又はジエチルエーテルにほとんど溶けない．
薬効：抗真菌薬
解説：1）ミコナゾールは，アゾール系抗真菌薬に分類され，エルゴステロールの生合成を阻害することで抗真菌活性を示す．エルゴステロールは，アセチルCoAからメバロン酸，スクワレン，ラノステロールを経由して生合成される．本薬剤は，このラノステロールからメチル基を脱離させるC-14脱メチル化酵素（薬物代謝酵素シトクロムP450の一種）を阻害することでエルゴステロールの合成を阻害する．

2) アゾール系抗真菌薬には，フルコナゾールやイトラコナゾールが開発されている．ともに，ミコナゾールと同じ，C-14脱メチル化酵素の阻害薬である．構造上，共通したパーツがあることがわかる．とりわけ，アゾールといわれるイミダゾールやトリアゾールを持つことが特徴的である．これらはP450の活性中心のヘム鉄の配位子となって強力に阻害する．

3)【歴史】ミコナゾールは，1967年ベルギーのJanssen Pharmaceutica社によって強い抗菌活性を示す抗真菌剤として開発された．現在，あらゆる真菌感染症に対応すべく複数の剤形が開発され，世界各国で広く使用されており，WHOの必須医薬品にも指定されている．

4)【薬物代謝阻害】ミコナゾールを含むアゾール系抗真菌薬はシトクロムP450（CYP3A4）と親和性があるため，それらで代謝される薬剤の代謝を阻害する．

4-36 抗原虫薬

4-36-(a) キニーネ塩酸塩水和物 局

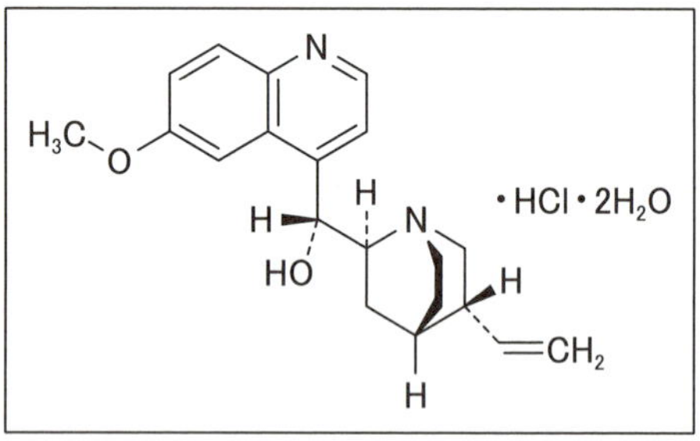

英名：quinine hydrochloride hydrate
別名：塩酸キニーネ，キニーネ塩酸塩
IUPAC名：(8S,9R)-6′-methoxycinchonan-9-ol monohydrochloride dihydrate
性状：白色の結晶で，においはなく，味は極めて苦い．

構造式の覚え方：二つの複素環 6-メトキシキノリン 及びキヌクリジンがカルビノール構造（-CH(OH)-）に結合していることに着目しよう．これとジアステレオマー（立体異性体のうち，鏡像異性体でないもの）の関係にある キニジン とは，カルビノール部と キヌクリジン 環の二つの結合炭素の立体配置が逆転した関係であることに注目して記憶しよう．

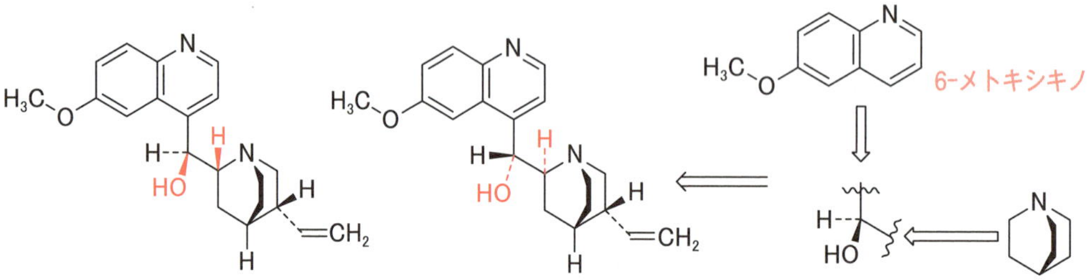

キニジン　キニーネ　カルビノール　キヌクリジン骨格　6-メトキシキノリン

物性：LogP

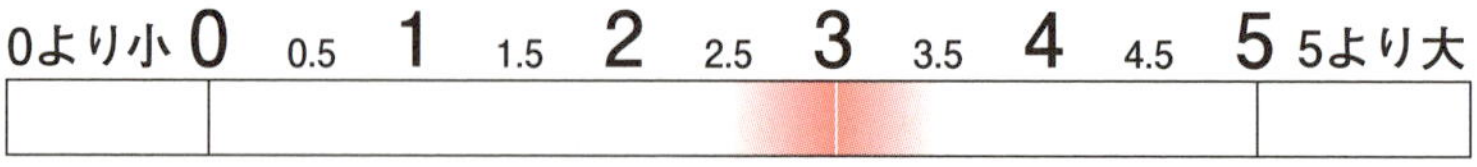

pKa₁ 4.3，pKa₂ 8.4（実測値）

エタノールに極めて溶けやすく，酢酸，無水酢酸，又はエタノールに溶けやすく，水にやや溶けやすく，ジエチルエーテルにほとんど溶けない．また，本品の乾燥物はクロロホルムに溶けやすい．本品は光によって徐々に褐色になる．

特徴的な確認試験：1) 本品の水溶液 (1 → 50) は蛍光を発しないが，その 1 mL に水 100 mL 及び希硫酸 1 滴を加えるとき，青色の蛍光を発する（水溶液が蛍光を発しない理由は自己消光のためであるが，大量の水を加えることで蛍光を発する）．

2）本品の水溶液（1→1000）5 mL に臭素試液 1〜2 滴及びアンモニア試液 1 mL を加えるとき，液は緑色を呈する（タレイオキン反応：キニーネに特有の反応で，6-メトキシあるいは 6-ヒドロキシキノリン骨格に基づいているといわれている）．

薬効：マラリア治療

解説：1）キナ皮から得られるキノリンアルカロイドであり，抗マラリア原虫薬として利用されている．

2）キニーネとジアステレオマーの関係にあるキニジンは，抗マラリア原虫薬としてではなく抗不整脈薬として利用されていることに注目しよう．

3）キニーネエチル炭酸エステルは，キニーネの 9 位水酸基を炭酸エステルへ誘導化したものであり，苦みをほとんど感じない．これは，水にほとんど溶解しないためである．

4）キニーネの構造を参考に，合成マラリア治療薬としてクロロキンやメフロキンが開発された．

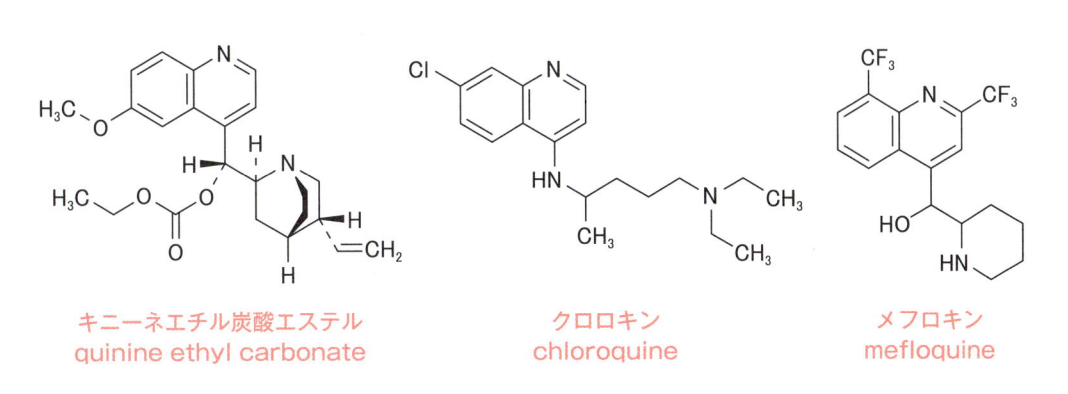

キニーネエチル炭酸エステル
quinine ethyl carbonate

クロロキン
chloroquine

メフロキン
mefloquine

4-37 抗腫瘍薬

4-37-(a) イリノテカン塩酸塩水和物

英名：irinotecan hydrochloride hydrate
別名：塩酸イリノテカン
IUPAC名：(+)-(4S)-4,11-diethyl-4-hydroxy-9-[(4-piperidinopiperidino)carbonyloxy]-1H-pyrano[3′,4′:6,7]indolizino[1,2-b]quinoline-3,14(4H,12H)-dione hydrochloride trihydrate
性状：微黄色〜淡黄色の結晶又は結晶性の粉末
構造式の覚え方：複雑な分子構造を持つため，正確な構造式を記憶する必要は必ずしもない．**キノリン環**（キノリンアルカロイド）や**ラクトン**を持つことを記憶しておくこと．イリノテカンは**ピペリジノピペリジノカルボニルオキシ**基が生体内のカルボキシルエステラーゼによる加水分解を受け，抗がん活性を示す．したがって，水溶性を向上させたプロドラッグといえる．

物性：LogP （0より小〜0の範囲）
pK_{a1} 1.07, pK_{a2} 7.89

本品は酢酸に極めて溶けやすく，メタノールにやや溶けにくい．水，エタノールには溶けにくい．
薬効：肺がん，子宮頸がん，卵巣がん，消化器がん，乳がん
解説：1）イリノテカンは **DNA トポイソメラーゼ I** を阻害することで DNA 合成を阻害し，**S期**の細胞に殺細胞効果を示す．DNA トポイソメラーゼは，二本鎖 DNA の切断と再結合を行い，DNA の高次構造を変換する酵素であり，I 型と II 型に大別される．トポイソメラーゼ I は二本鎖 DNA の**一方の鎖のみ**を切断・再結合し，トポイソメラーゼ II は**両方の鎖**を切断し再結合する．

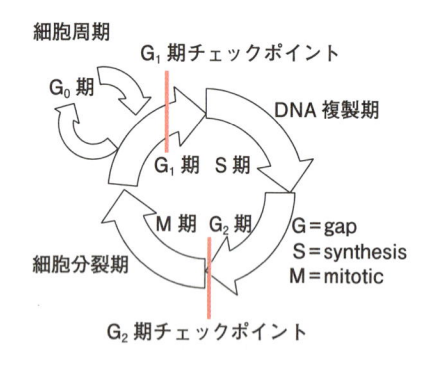

細胞周期
G₁期チェックポイント
G₀期
DNA 複製期
G₁期 S期
M期 G₂期
G=gap
S=synthesis
M=mitotic
細胞分裂期
G₂期チェックポイント

DNA トポイソメラーゼの分類

I 型 DNA トポイソメラーゼ（Topo I）
　二本鎖 DNA の 1 本を切断してひずみを解消したのち，再結合する．

II 型 DNA トポイソメラーゼ（Topo II）
　二本鎖 DNA の両方を切断してひずみを解消したのち，再結合する．

2）イリノテカン塩酸塩水和物は**プロドラッグ prodrug** であり，体内の**エステラーゼ**でピペリジノピペリジノカルボニルオキシ基が加水分解を受け，SN-38 と呼ばれる活性代謝物へと変化する．この SN-38 がトポイソメラーゼ I と複合体を形成し，その複合体が安定化されることにより，DNA の再結合が阻害されると考えられている．

SN-38　R^1=OH, R^2=C_2H_5
カンプトテシン　R^1=R^2=H

3）小細胞肺がんにはイリノテカンとシスプラチンとの併用療法（**IP 療法**）が推奨される．薬物の副作用としては**骨髄機能抑制**による感染症の併発や高度な**下痢症状**による電解質異常がある．

4）【歴史】中国原産の植物である喜樹（キジュ *Camptotheca acuminata*）から抽出単離された**カンプトテシン** camptothecin をもとにイリノテカンが日本で開発された．

5）真核生物のトポイソメラーゼ II を阻害する作用を有する薬剤として，アントラサイクリン系の抗生物質（ドキソルビシン塩酸塩（DNA ポリメラーゼ，RNA ポリメラーゼも阻害），ダウノルビシン塩酸塩，エピルビシン塩酸塩，イダルビシン塩酸塩，アムルビシン塩酸塩（完全合成品））及び，エトポシドがあり，いずれも抗悪性腫瘍薬として用いられている．一方，細菌が持つトポイソメラーゼ II は，DNA ジャイレースと呼ばれ，キノロン系抗生物質の分子標的である．

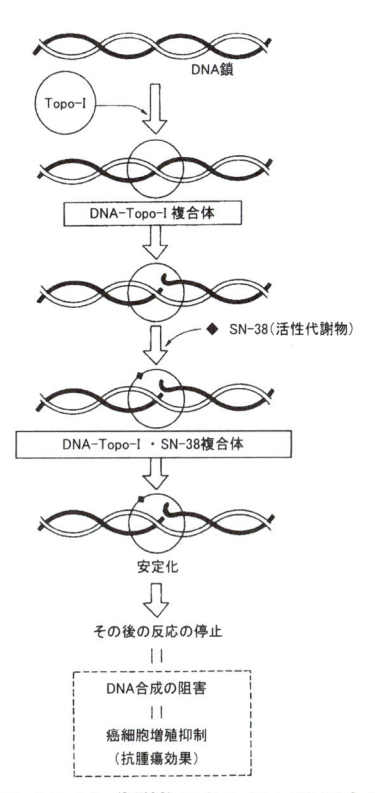

**イリノテカン代謝物である SN-38 による
トポイソメラーゼ I の阻害**
（ヤクルト，カンプト点滴静注インタビューフォームより）

4-37-(b) エトポシド 局

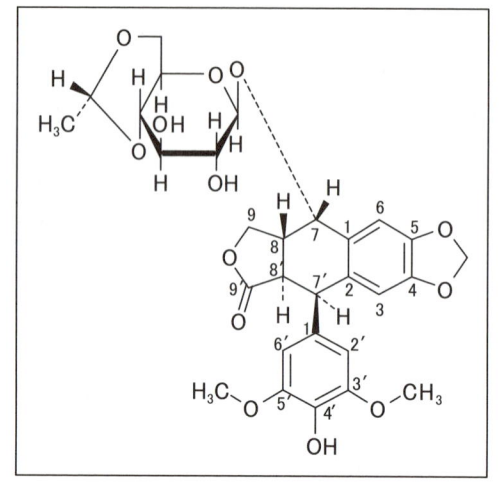

英名：etoposide
IUPAC 名：(5R,5aR,8aR,9S)-9-{[4,6-O-(1R)-Ethylidene-β-D-glucopyranosyl]oxy}-5-(4-hydroxy-3,5-dimethoxyphenyl)-5,8,8a,9-tetrahydrofuro[3',4':6,7]naphtho[2,3-d][1,3]dioxol-6(5aH)-one
性状：白色の結晶又は結晶性の粉末
構造式の覚え方：複雑な分子構造を持つため，正確な構造式を記憶する必要は必ずしもない．ベンゼン環にn-プロピル基が置換したC_6-C_3単位2個からなる化合物を**リグナン**と呼ぶ．テトラヒドロナフタレン型リグナンのC7位ヒドロキシ基に**グルコース**誘導体が**β-グリコシド結合**した構造である．エトポシドのコア構造は，テトラヒドロナフタレンにフェニル基が結合した構造に，それぞれ，γ-ラクトンと1,3-ジオキソランが縮環した構造として覚えておこう．

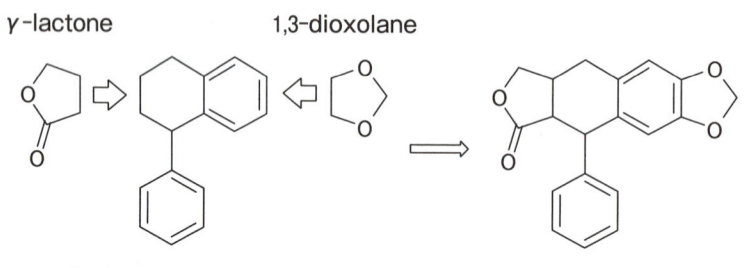

物性：LogP

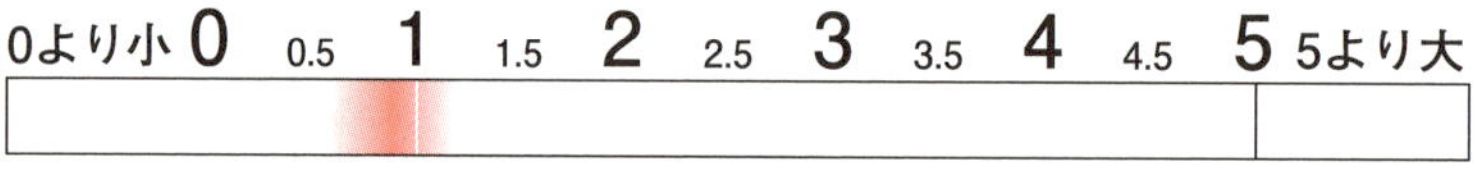

本品はメタノールにやや溶けにくく，エタノールに溶けにくい．水には極めて溶けにくい．

薬効：抗悪性腫瘍薬，小細胞肺がん，悪性リンパ腫

解説：1) エトポシドは**DNA トポイソメラーゼ（DNA topoisomeraseⅡ）**と結合して安定な複合体を形成するために，二本鎖DNAの切断後の再結合が阻害され，殺細胞効果を示す．この効果は細胞周期が**S期後半**から**G_2期**にある細胞が高い感受性を示す．小細胞肺がんにはシスプラチンとエトポシドの併用療法（**PE療法**）が行われる．主たる副作用としては骨髄抑制や間質性肺炎がある．

2)【歴史】メギ科植物であるポドフィルム（*Podophyllum peltatum*）の根茎から得た**ポドフィロトキシン** podophyllotoxin をもとにエトポシドが開発された．ポドフィロトキシンの半合成誘導

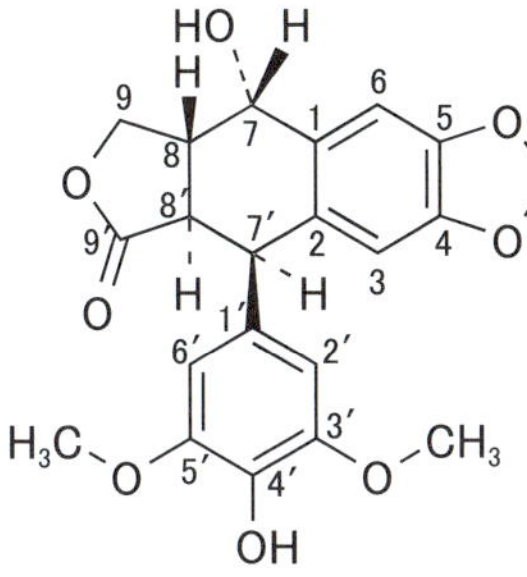

ポドフィロトキシン

3）その他のトポイソメラーゼⅡ阻害剤として日本で開発されたソブゾキサンがある．ビス-2,6-ジオキソピペラジン誘導体で，悪性リンパ腫，成人T細胞白血病リンパ腫に使用される．ソブゾキサンは *in vitro* ではほとんど活性を示さず，活性型代謝物 ICRF-154 のプロドラッグと考えられる．

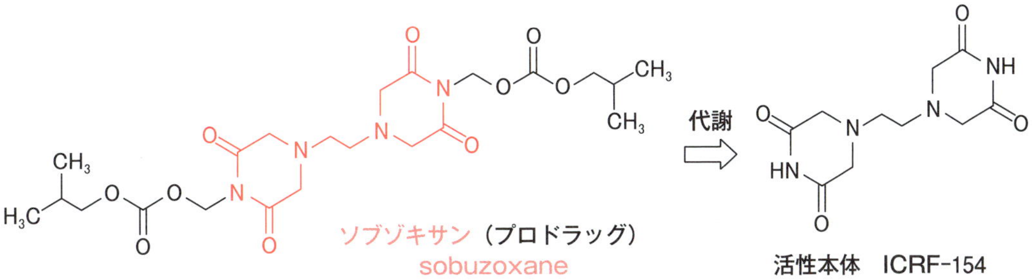

ソブゾキサン（プロドラッグ）
sobuzoxane

代謝

活性本体　ICRF-154

4）また，トポイソメラーゼⅡを阻害する抗悪性腫瘍薬として，アントラサイクリン系の抗生物質がよく知られている．ドキソルビシン塩酸塩（DNAポリメラーゼ，RNAポリメラーゼも阻害），ダウノルビシン塩酸塩，エピルビシン塩酸塩，イダルビシン塩酸塩（ダウノルビシンの脱メトキシ体），アムルビシン塩酸塩（全合成品）が臨床で用いられている．

ドキソルビシン
doxorubicin

ダウノルビシン
daunorubicin

エピルビシン
epirubicin

イダルビシン
idarubicin

アムルビシン
amrubicin

トポイソメラーゼⅡ阻害活性を有するアントラサイクリン系抗悪性腫瘍薬

4-37-(c) シクロホスファミド水和物 局

英名：cyclophosphamide hydrate
別名：シクロホスファミド
IUPAC 名：N,N-Bis(2-chloroethyl)-3,4,5,6-tetrahydro-2H-1,3,2-oxazaphosphorin-2-amine 2-oxide monohydrate
性状：白色の結晶又は結晶性の粉末で，においはない．
構造式の覚え方：リン酸の構造に注目し，3-aminopropanol がリン酸アミド及びエステル結合を形成し環化したものに，抗がん活性発現に重要な N,N-bis(2-chloroethyl)amine がリン酸アミド結合で脱水縮合した構造と考えれば良い．

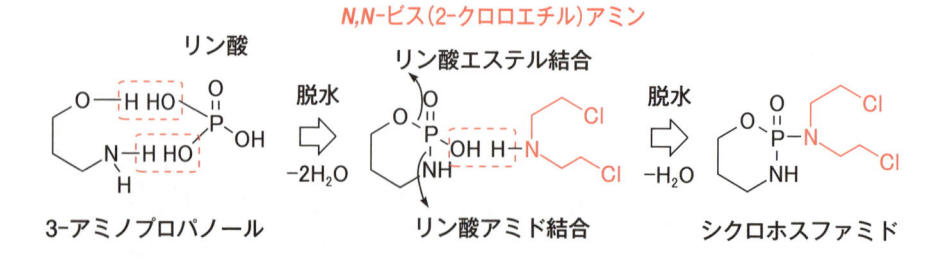

リン酸
3-アミノプロパノール
脱水 −2H₂O
N,N-ビス(2-クロロエチル)アミン
リン酸エステル結合
リン酸アミド結合
脱水 −H₂O
シクロホスファミド

4-37 抗腫瘍薬

物性：LogP

| 0より小 | 0 | 0.5 | 1 | 1.5 | 2 | 2.5 | 3 | 3.5 | 4 | 4.5 | 5 | 5より大 |

酢酸に極めて溶けやすく，エタノール，クロロホルムに溶けやすい．水にはやや溶けやすい．

特徴的な確認試験：本品を水に溶かし，硝酸銀試液を加えるとき，沈殿を生じない．この液を煮沸するとき，白色の沈殿を生じる．沈殿を分取し，この一部に希硝酸を加えても溶けない．また他の一部に過量のアンモニア試液を加えるとき溶ける（塩化アルキルの確認試験）．

薬効：抗悪性腫瘍薬，［単独で使用する疾患］多発性骨髄腫，悪性リンパ腫，乳がん，急性白血病，肺がん［併用で使用する疾患］慢性リンパ性白血病，慢性骨髄性白血病，乳がん，咽頭がん，胃がん，膵がん，肝がん，結腸がん，子宮頸がん，子宮体がん，卵巣がん，睾丸腫瘍

解説：1）シクロホスファミドはナイトロジェンマスタード系に属する抗悪性腫瘍薬であり，肝臓の CYP2B6 で代謝されて 4-ヒドロキシシクロホスファミドとなり，その後加水分解を受けホスホラミドマスタードとアクロレインを生じるプロドラッグである．

シクロホスファミドの代謝活性化

ホスホラミドマスタード及びその分解物であるノルナイトロジェンマスタードが三員環構造を持つエチレンイミニウムイオンへと変化し，DNA 構成塩基のグアニンの 7 位窒素をアルキル化することにより，DNA の複製を阻害し，腫瘍細胞の増殖を抑制すると考えられている．

クロロエチルアミン構造と DNA のアルキル化

> クロロエチルアミン構造はエチレンイミニウムイオンへと変化する．エチレンイミニウムイオンは分子内にひずみのかかった三員環構造を持つため，強力なアルキル化剤として働き，DNA の核酸塩基のグアニンの 7 位窒素と反応する．このため，DNA がアルキル化され，その複製が阻害される．

2）シクロホスファミドが代謝され副生するアクロレインが惹起する出血性膀胱炎を軽減するために，**メスナ**（メルカプトエタンスルホン酸ナトリウム）を併用することがある．メスナはアクロレインの共役二重結合に付加反応を起こすことで，アクロレインの毒性を消失させる．

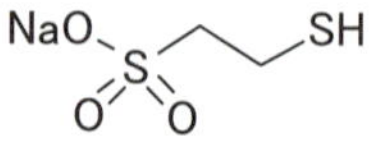

メスナ
（メルカプトエタンスルホン酸ナトリウム）

3）DNAの構成塩基をアルキル化することで抗がん作用を示すその他の薬物を以下に示す．マイトマイシンCは生体内でキノン部の還元と脱メトキシ反応を起こしたのちに，アジリジン環やウレタンの隣接炭素への核酸塩基の求核置換反応によりアルキル化する．

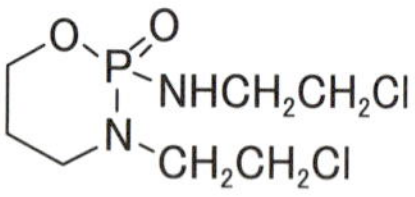

イホスファミド　　　メルファラン　　　チオテパ　　　マイトマイシンC
ifosfamide　　　　melphalan　　　thiotepa　　　mitomycin C

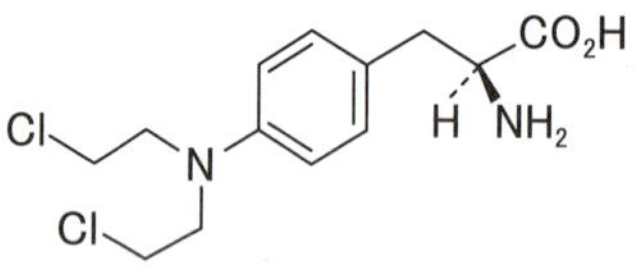

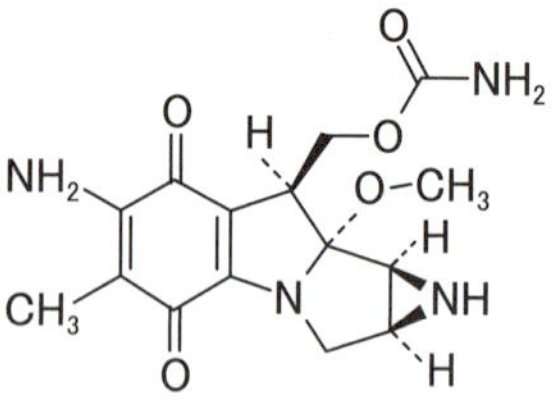

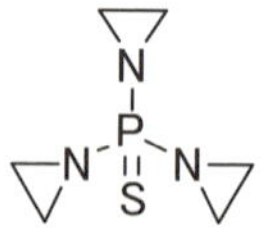

DNAのアルキル化反応に基づくその他の抗がん剤

> これら医薬品にはエチレンイミニウムイオン形成の前駆体となる**クロロエチルアミン構造**，又は**アジリジン環**（窒素を含んだ三員環）を共通して含むことに注意しよう．

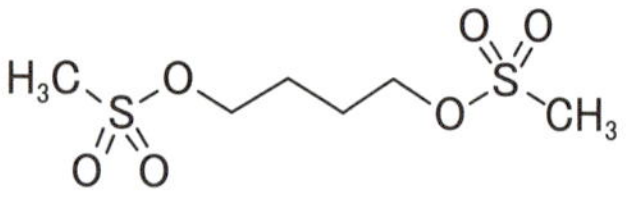

ブスルファン
busulfan

> ブスルファンは二つのメタンスルホン酸エステルを持ち，DNA塩基のアルキル化剤として働く．

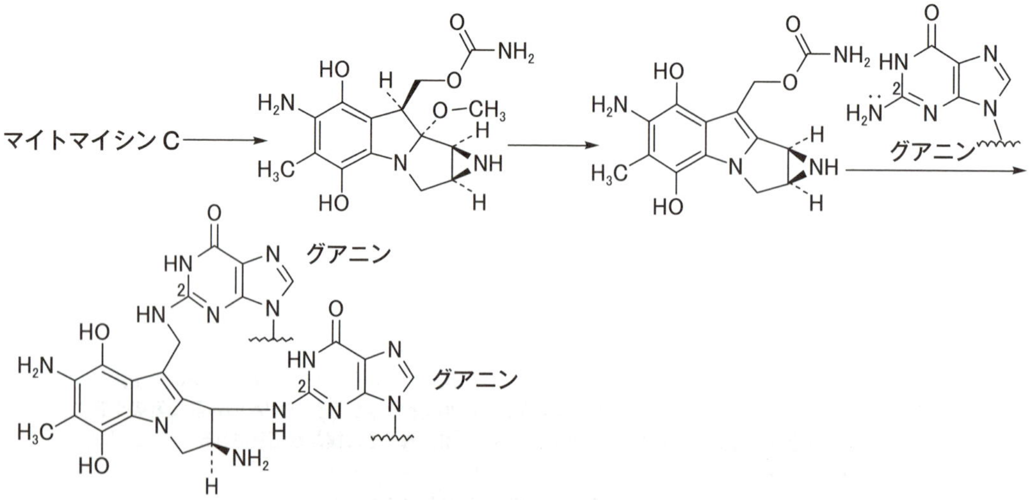

マイトマイシンC → 　　　　　　　　　　　　　　　　　　→ グアニン →

グアニン

グアニン

マイトマイシンCによるDNAのアルキル化反応

4-37-(d) シスプラチン 局 毒

英名：cisplatin
IUPAC 名：(*SP*-4-2)-Diamminedichloroplatinum
性状：黄色の結晶性の粉末
構造式の覚え方：白金 Pt にアンモニア NH₃ と塩素 Cl がそれぞれシスに配位している．シスプラチンは四面体型錯体ではなく，**平面四角形型**の錯体である．このため幾何異性が存在する．

シスプラチンとトランスプラチンの化学構造

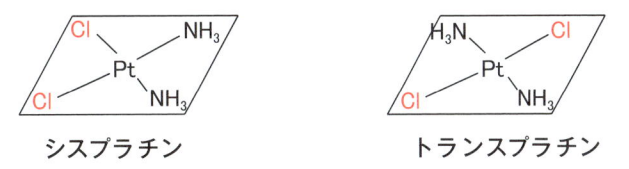

シスプラチン　　　　　トランスプラチン

PtCl₂(NH₃)₂ は平面四角形型（四面体型ではない）の錯体構造をとる．したがって，*cis, trans* 異性体が存在する．シスプラチンに比べてトランスプラチンは抗がん作用が弱いことが知られている．

物性：LogP （0より小）

本品は *N,N*-ジメチルホルムアミドにやや溶けにくく，水に溶けにくく，エタノールにはほとんど溶けない．

確認試験：本品の水溶液に塩化スズ(Ⅱ)二水和物溶液を加えると，褐色の沈殿を生じる．
薬効：抗悪性腫瘍薬，泌尿生殖器がん，消化器がん，小細胞肺がん，骨肉腫
解説：1) 細胞内でシスプラチンの**塩素**が脱離し，核酸塩基（グアニンやアデニン）と結合し，DNA の 1 本鎖内や 2 本鎖間に架橋が形成される．このため，DNA の複製が阻害されて細胞分裂が抑制され，細胞分裂が抑制される．

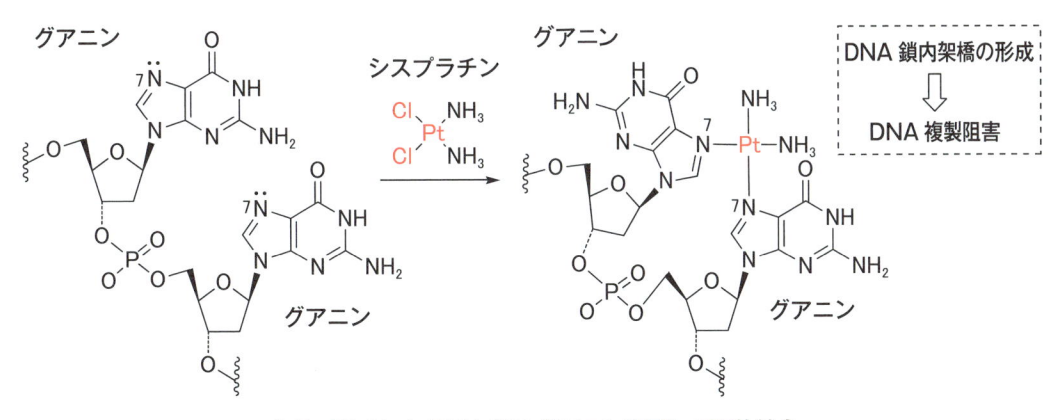

DNA 鎖内架橋の形成
⇩
DNA 複製阻害

シスプラチンと DNA 鎖のグアニン塩基との配位結合

2) 作用は**細胞周期特異的ではない**が，G_1期の感受性が高いとされている．小細胞肺がんの治療に対しては，**PE療法**（シスプラチン，エトポシド），**IP療法**（イリノテカン，シスプラチン）が適用され，尿路上皮がんに対しては**M-VAC療法**（メトトレキサート，ビンブラスチン，アドリアシン，シスプラチン）が適用される．シスプラチンを点滴静注する場合に，塩素（Cl）イオン濃度が低い輸液を用いると，活性が低下するため，**生理食塩液**と混和する．またシスプラチンは錯化合物であるため，他の抗がん薬とは混注しない．なおシスプラチンの腎毒性を減弱させた**カルボプラチン**（シスプラチンの塩素をカルボン酸で置換した構造）がある．

オキサリプラチン
oxaliplatin

カルボプラチン
carboplatin

ネダプラチン
nedaplatin

その他の白金製剤

3)【副作用】**急性腎不全**，**骨髄抑制**，消化器症状（食欲不振・嘔吐），脱毛，**聴覚障害**
腎毒性を低減させるため，多量の水分補給と利尿剤の投与が行われる．嘔吐を抑制するため，**セロトニン（5-HT$_3$）受容体遮断薬**（ドラセトロン，グラニセトロン，オンダンセトロン，パロノセトロン）の併用が行われる．

エピソード

白金電極から偶然生まれた抗がん剤

1965年，米国ミシガン州立大学の細菌学者 Barnett Rosenberg らは，細菌の増殖に対する電場の影響について検討した際，大腸菌が分裂せず，通常の300倍もの長さのフィラメントを形成することを発見した．この原因を探索したところ，実験に用いた白金電極から電解質溶液中に漏れ出した白金化合物によるものであることがわかった．そこで，白金化合物による増殖の速いがん細胞の細胞分裂阻害を期待し，マウス腫瘍 Sarcoma 180 を用いた検討から，シスプラチンは生まれた．最初の臨床研究では，抗腫瘍効果もさることながら，強い腎毒性が観察されたが，大量の水分負荷並びに利尿剤の併用で，腎毒性軽減が達成され，1978年カナダ，米国及びイタリアにおいて最初の製造が許可された．

4-37-(e) パクリタキセル ㊤

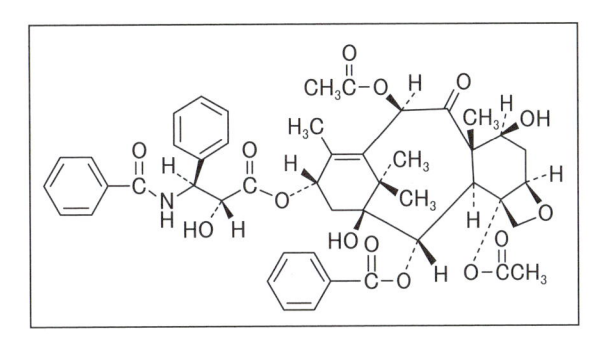

英名：paclitaxel
IUPAC名：(−)-(1S,2S,3R,4S,5R,7S,8S,10R,13S)-4,10-Diacetoxy-2-benzoyloxy-5,20-epoxy-1,7-dihydroxy-9-oxotax-11-en-13-yl (2R,3S)-3-benzoylamino-2-hydroxy-3-phenylpropionate
性状：白色の粉末

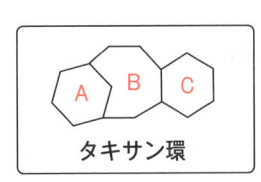

構造式の覚え方：複雑な分子構造を持つため，正確な構造式を記憶する必要は必ずしもない．六員環，八員環，六員環からなるタキサン環に四員環（オキセタン環）が縮環した化合物であることを記憶しておく．また母核上の多くのヒドロキシ基がエステル化されており，水溶性の乏しい化合物であることを化学構造から推測できることが重要である．もう一つの構造的特徴は，A環部のヒドロキシ基にβ-アミノ酸の一種であるN-ベンゾイルフェニルイソセリンがエステル結合していることである．

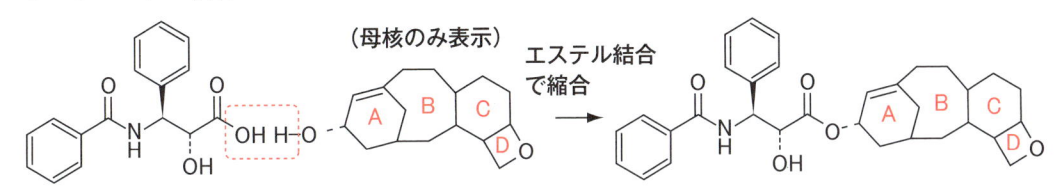

N-ベンゾイルフェニルイソセリン（N-ベンゾイル化されたβ-アミノ酸の一種）

A及びC環：シクロヘキサン
B環：シクロオクタン
D環：オキセタン

物性：LogP （4付近）

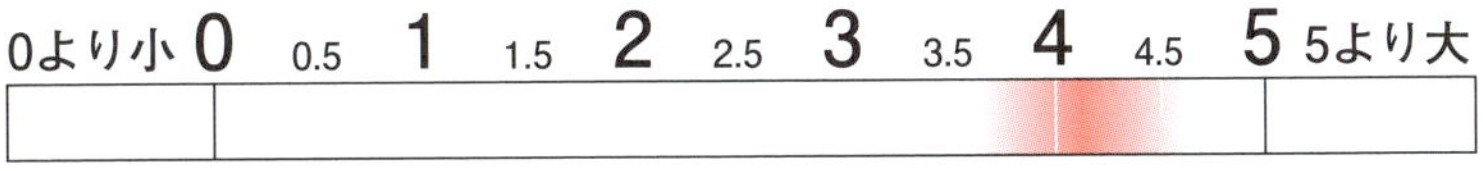

本品はメタノール，エタノール，ジメチルスルホキシドにはやや溶けやすい．水に対する溶解度はきわめて乏しく，0.5 mg/mL 未満である．

薬効：卵巣がん，乳がん，子宮体がん，非小細胞肺がん，胃がん

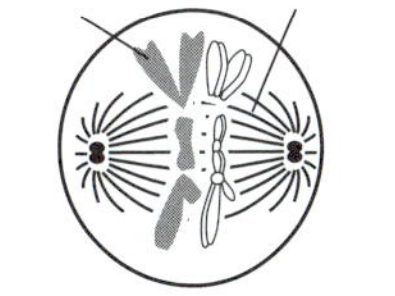

解説：1) M期（分裂期）の細胞では染色体が細胞中央の赤道面に配列し，紡錘糸が娘細胞になる両極にそれぞれの染色体を引き寄せる．紡錘糸は微小管（マイクロチューブル microtubule）から構成されており，更に，微小管はたん白質のチュブリン tubulin から構成されている．パクリタキセルはM期の細胞に対して，チュブリンの重合化を促進し，微小管の安定化・過

剰形成を起こすために細胞分裂が阻害され，抗がん活性を示す．

2)【副作用】ショック・アナフィラキシー様症状，骨髄抑制，末梢神経障害，間質性肺炎
パクリタキセルにより重篤な過敏症状を防止するため，前投与薬としてデキサメタゾンリン酸エステルナトリウム，ジフェンヒドラミン塩酸塩，ラニチジン塩酸塩が用いられる．

3) パクリタキセルはタイヘイヨウイチイの樹皮から得られる．樹皮からは十分な量が得られないため，現在はセイヨウイチイの葉から得られる 10-デアセチルバッカチンⅢ に側鎖を導入する半合成法 semisynthesis により供給されている．

4) 微小管に作用するその他の医薬品としては，ビンブラスチンやビンクリスチンが知られている．これらは微小管のチュブリンに結合することにより，微小管の重合を阻止し，細胞周期をM 期の分裂中期で停止させる．

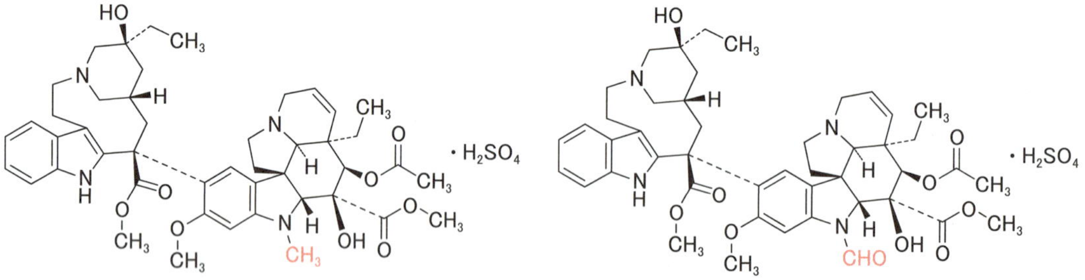

ビンブラスチン
vinblastine

ビンクリスチン
vincristine

微小管の重合を阻止することにより抗がん作用を示す医薬品

ビンブラスチン，ビンクリスチンはニチニチソウ（キョウチクトウ科；*Vinca rosea* Linn.）から抽出されたビンカアルカロイドである．微小管のチュブリンに結合することにより，微小管の重合を阻止し，細胞周期を分裂中期で停止させる．

5) 商品名タキソールとして市販されている．

4-37-(f) ブレオマイシン塩酸塩 ㊂

英名：bleomycin hydrochloride
IUPAC 名：N^1-[3-(Dimethylsulfonio)propyl]bleomycinamide chloride hydrochloride
別名：塩酸ブレオマイシン
性状：白色～黄色の粉末
構造式の覚え方：複雑な分子構造を持つため，正確な構造式を記憶する必要は必ずしもない．分子内に多くの**グリコシド結合**や**アミド結合**を持つ**糖ペプチド**性の化合物であることを覚えておく．また，**ピリミジン**や**チアゾール**，**イミダゾール**などの複素環が存在することを記憶しておく．
ブレオマイシン塩酸塩はRの構造が異なる混合物として用いられているが，主成分は図で示したブレオマイシン A_2 であり，その含有量は 55～70% である．

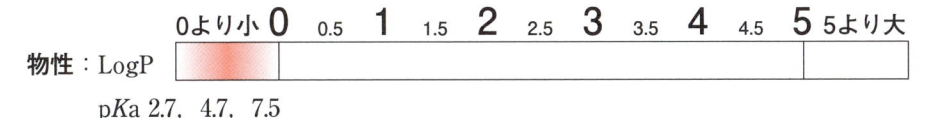

物性：LogP（0より小～5より大のスケール，0より小に位置）
pKa 2.7, 4.7, 7.5

本品は水に溶けやすく，エタノールに溶けにくい．
薬効：皮膚がん，頭頸部がん，肺がん，食道がん，悪性リンパ腫，子宮がん
解説：1) ブレオマイシン自体は金属錯体ではないが，投与後，生体内で鉄(II)イオンが結合し錯体を形成する．この鉄錯体が酸素分子と配位し六配位八面体構造をとり，酸素分子から**活性酸素**であるスーパーオキシドイオンが生成する．スーパーオキシドイオンがDNA鎖の切断反応を

引き起こすことで抗がん作用を示す．

想定されている Fe(Ⅱ) とブレオマイシンの錯体構造

Science, **1989**, *245*, 1396-1399.

2) ブレオマイシンの二つのチアゾール環部分が DNA の塩基対に**インターカレート**することで，ブレオマイシンが DNA に選択的にはまり込むと考えられている．DNA の核酸塩基にインターカレートするその他の抗がん剤として用いられる医薬品を次にあげる．

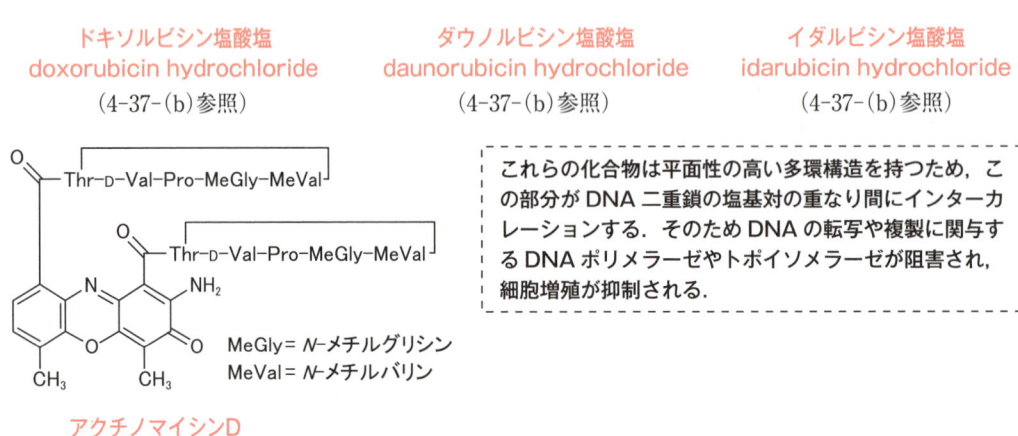

ドキソルビシン塩酸塩
doxorubicin hydrochloride
(4-37-(b)参照)

ダウノルビシン塩酸塩
daunorubicin hydrochloride
(4-37-(b)参照)

イダルビシン塩酸塩
idarubicin hydrochloride
(4-37-(b)参照)

MeGly = *N*-メチルグリシン
MeVal = *N*-メチルバリン

アクチノマイシンD
actinomycin D

これらの化合物は平面性の高い多環構造を持つため，この部分が DNA 二重鎖の塩基対の重なり間にインターカレーションする．そのため DNA の転写や複製に関与する DNA ポリメラーゼやトポイソメラーゼが阻害され，細胞増殖が抑制される．

DNA インターカレートする抗がん剤

3) ブレオマイシンのようにラジカルによる DNA 鎖の切断に基づき抗がん活性を示す医薬品には，ジノスタチン スチマラマーがある．ジノスタチン スチマラマーの一つの二重結合と二つの三重結合からなる九員環**エンジイン** enediyne 構造がラジカルを生成させるために重要な構造となる．

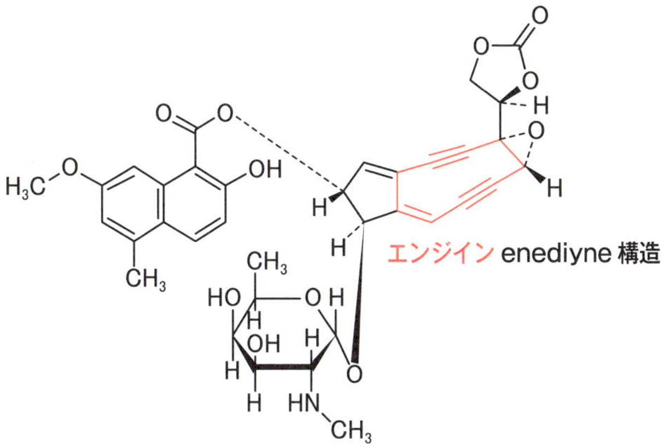

4-37 抗腫瘍薬　　　277

ジノスタチン スチマラマーのクロモフォア部分

ラジカル反応により DNA 鎖を切断する抗がん剤

ジノスタチン スチマラマーは上記のクロモフォア部分とアポプロテイン（113 個のアミノ酸からなるポリペプチド）よりなるジノスタチン 1 分子に，部分ブチルエステル化したスチレン-マレイン酸交互共重合体 2 分子を結合させて得られる分子量 15000 の物質である．

4-37-(g)　メトトレキサート 局

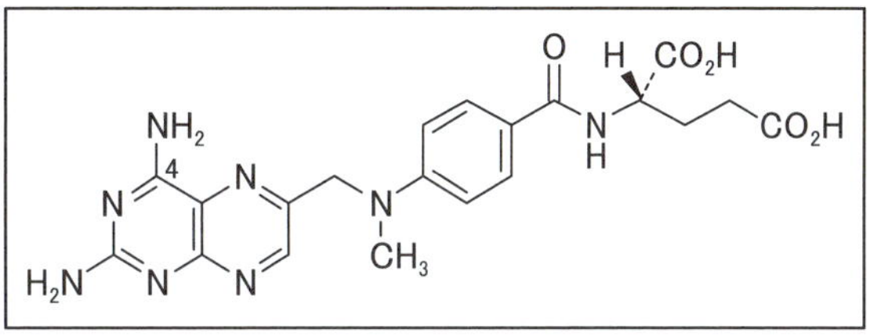

英名：methotrexate
IUPAC 名：N-{4-[(2,4-Diaminopteridin-6-ylmethyl)(methyl)amino]benzoyl}-L-glutamic acid
性状：黄褐色の結晶性の粉末
構造式の覚え方：プテリジン pteridine 環，*p*-アミノ安息香酸 *p*-aminobenzoic acid，グルタミン酸 glutamic acid 残基が分子内に存在することを記憶しておこう．特に 4 位アミノ基がヒドロキシ基となり，カルボニルに異性化した分子は葉酸 folic acid（ビタミン B₉）と呼ばれ，生体内において dUMP から dTMP の合成（メチル基の付加）に関与する．

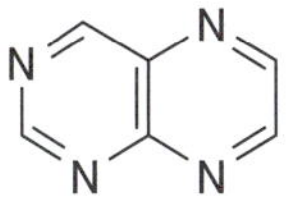

プテリジン 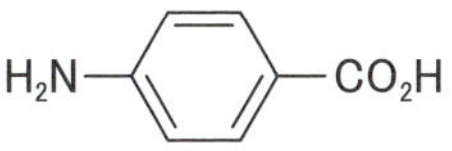　　　*p*-アミノ安息香酸 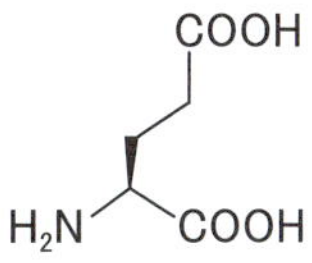　　　グルタミン酸

物性：LogP

```
0より小 0  0.5  1  1.5  2  2.5  3  3.5  4  4.5  5  5より大
```

本品はピリジンに溶けにくく，水，エタノールにはほとんど溶けない．

薬効：抗悪性腫瘍薬，白血病（急性白血病，慢性リンパ性白血病，慢性骨髄性白血病），絨毛性疾患（絨毛がん，破壊胞状奇胎，胞状奇胎），関節リウマチ

解説：1）核酸塩基の構成成分であるチミジル酸（dTMP）は，チミジル酸合成酵素の働きにより5,10-メチレンテトラヒドロ葉酸（5,10-methylene THF）を用いてdUMPをメチル化することで合成される（次ページ図，step 1）．このとき5,10-メチレンテトラヒドロ葉酸（5,10-methylene THF）はジヒドロ葉酸（DHF）に変化するが，DHFはジヒドロ葉酸還元酵素（DHFR）により，テトラヒドロ葉酸（THF）となる（同，step 2）．さらにTHFはセリンヒドロキシメチルトランスフェラーゼにより，5,10-メチレンテトラヒドロ葉酸（5,10-methylene THF）を再生する（同，step 3）．このような反応により，DNA合成に必要なdTMPが合成される．メトトレキサートは，図の反応のジヒドロ葉酸をテロラヒドロ葉酸に還元するstep 2において働くジヒドロ葉酸還元酵素（DHFR）を競争的に阻害する．このため結果的にチミジル酸（dTMP）の合成が抑制され殺細胞作用を示す（葉酸代謝拮抗薬）．

4-37 抗腫瘍薬

葉酸代謝拮抗薬の作用機序

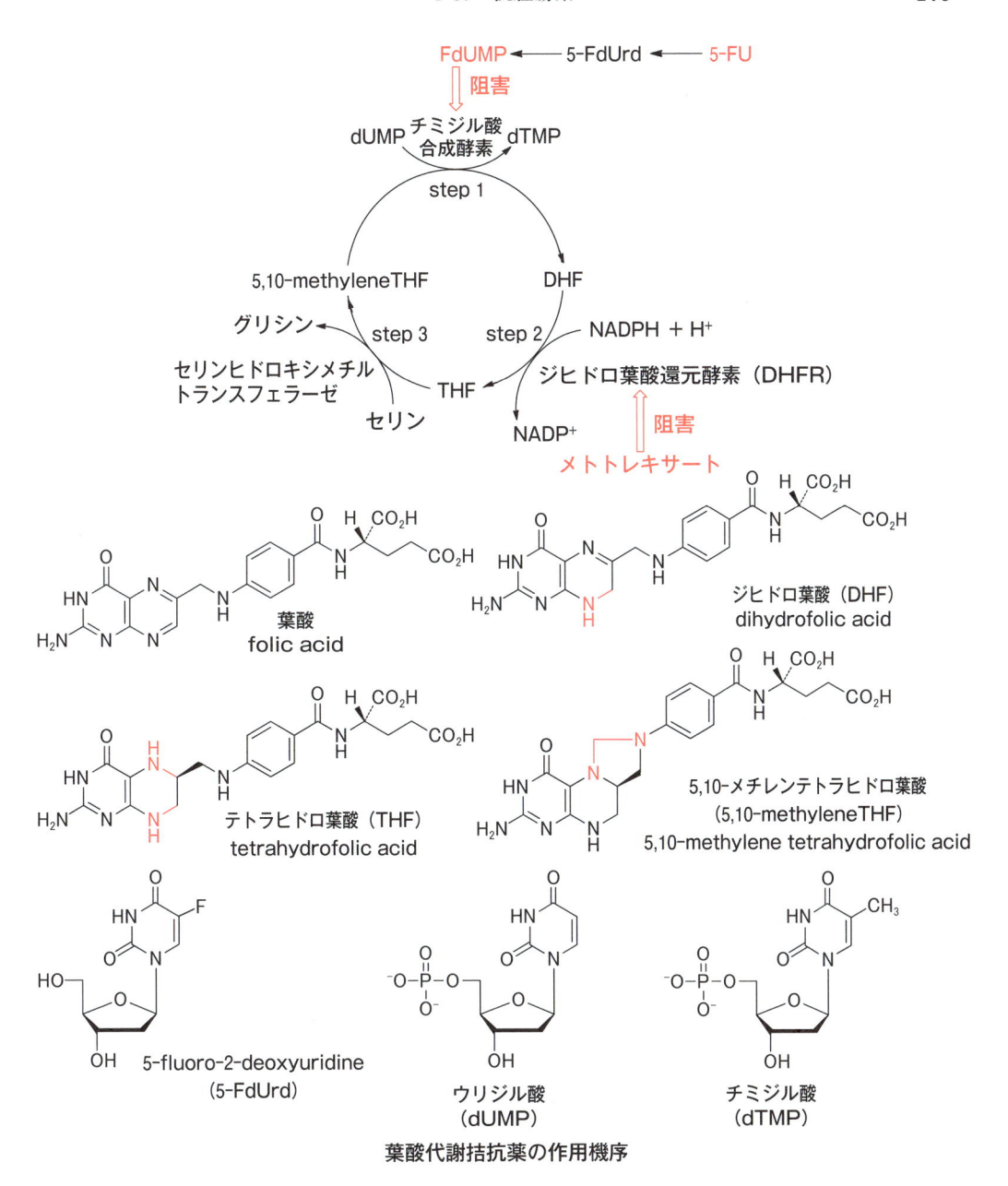

2) メトトレキサートはリウマチ治療の中心的な薬剤と用いられ，生物製剤との併用により有用性が高い．リンパ球の増殖を抑制し，**B細胞**の関与する**体液性免疫**と**T細胞**が関与する**細胞性免疫**を抑制する．メトトレキサートを関節リウマチに用いる場合には，薬用量を一週間 6 mg とし，白血病に用いる場合はこれよりも多くの薬用量が用いられる．

3)【副作用】ショック，アナフィラキシー様症状，**骨髄抑制**，**腎障害**，肝障害

4)【相互作用】尿が酸性化すると本剤が沈殿し，尿細管に沈着するおそれがあるため，尿を酸性

化する利尿薬（フロセミド，エタクリン酸，チアジド系利尿薬）の使用を避ける．プロベネシドがメトトレキサートの腎尿細管の有機アニオン輸送系を競合的に阻害するため，本剤の尿中排泄が低下する．そのため，骨髄抑制などのメトトレキサートの副作用が増強されることがある．メトトレキサートの解毒薬として**ホリナートカルシウム**（ロイコボリンカルシウム）が用いられる（メトトレキサート・ホリナート救援療法）．これはホリナートカルシウムが細胞に取り込まれ，**ジヒドロ葉酸還元酵素** dihydrofolate reductase（**DHFR**）による還元を必要とせずに活性型葉酸（5,10-methylene tetrahydrofolate）となり，核酸合成を促進できるためである．

ホリナートカルシウム
calcium folinate

5）核酸の代謝拮抗作用に基づくその他の抗がん剤を以下に示す．これらのなかでも，5-FU は重要であり，5-FU は生体内で代謝されて FdUMP となり，p.279 の図の step 1 において働く**チミジル酸合成酵素**を阻害することで，核酸塩基の構成成分であるチミジル酸（dTMP）の合成を抑制する．

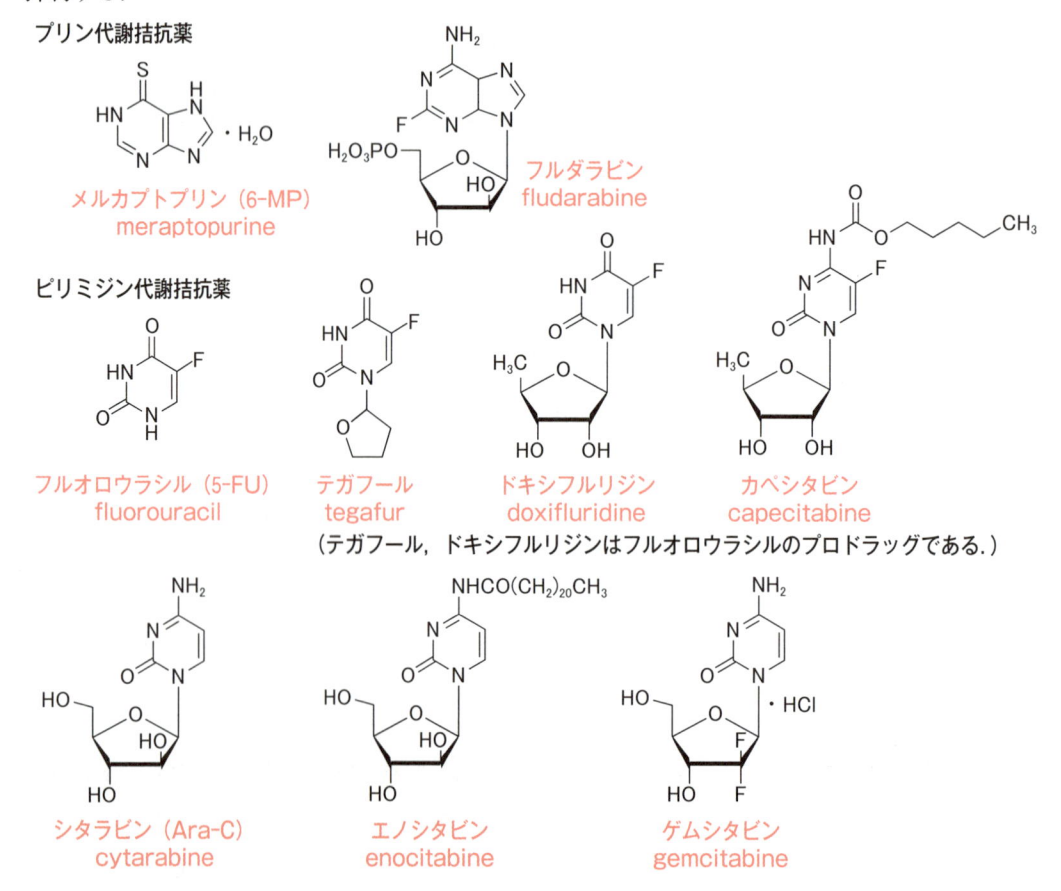

プリン代謝拮抗薬

メルカプトプリン（6-MP）
meraptopurine

フルダラビン
fludarabine

ピリミジン代謝拮抗薬

フルオロウラシル（5-FU）
fluorouracil

テガフール
tegafur

ドキシフルリジン
doxifluridine

カペシタビン
capecitabine

（テガフール，ドキシフルリジンはフルオロウラシルのプロドラッグである．）

シタラビン（Ara-C）
cytarabine

エノシタビン
enocitabine

ゲムシタビン
gemcitabine

4-38　免疫抑制剤

4-38-(a)　アザチオプリン 局

英名：azathioprine
IUPAC名：6-(1-Methyl-4-nitro-1*H*-imidazol-5-ylthio)purine
別名：AZP
性状：淡黄色の結晶又は結晶性の粉末で，においはない．
構造式の覚え方：プリンに硫黄が置換しており（チオプリン），その硫黄にイミダゾリル（imidazolyl）基が結合している．すなわちメルカプトプリン（6-MP）のイミダゾリル誘導体である．

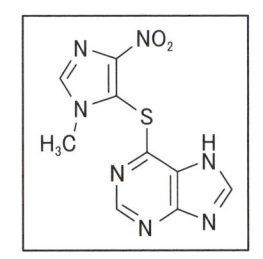

物性：LogP

```
0より小  0   0.5   1   1.5   2   2.5   3   3.5   4   4.5   5   5より大
```

本品はピリジン又は*N*,*N*-ジメチルホルムアミドにやや溶けにくく，水又はエタノールに極めて溶けにくい．

特徴的な確認試験：本品の水溶液に希塩酸及び亜鉛粉末を加えると，液は黄色を呈する（ニトロ基NO_2が亜鉛により還元され，アミノ基NH_2となる）．この液をろ過して得た液は芳香族第一アミンの定性反応を呈する．

薬効：免疫抑制薬，臓器移植における拒絶反応の抑制（腎移植，肝移植，肺移植），クローン病，消化性大腸炎

解説：1）生体内において，ペントースリン酸回路から供給されるリボース 5-リン酸を出発原料として複数の段階を経て **IMP**（5′-イノシン酸）が最初のプリンヌクレオチドとして合成される．5′-イノシン酸から DNA の構成ヌクレオチドである 5′-アデニル酸（AMP）及び 5′-グアノシル酸（GMP）へとそれぞれ変換される（*de novo* 経路，新生経路）．

2）アザチオプリンはプロドラッグであり，生体内で代謝されて **6-MP**（6-メルカプトプリン）へと変化する．更に 5′-チオイノシン酸となり，上記 *de novo* 経路においてイノシン酸からアデニル酸及びイノシン酸からグアニル酸への生合成を阻害し，DNA や RNA の合成を阻害する．このため抗体産生細胞の増殖が抑制されて免疫抑制作用を示す．

プリンヌクレオチドの生合成経路（*de novo* 経路，新生経路）

アザチオプリンの推定代謝経路

3)【副作用】再生不良性貧血,汎血球減少,血小板減少,肝機能障害,感染症
4)【相互作用】病原性を増悪させるおそれがあるため,生ワクチンの併用は禁忌である.

4-26-(c) **アロプリノール**はアザチオプリンの代謝酵素である**キサンチンオキシダーゼ**を阻害する.したがってアロプリノールの投与により,アザチオプリンの作用や副作用を増強する可能性があるため,本薬の投与量を減ずる.なお,同様の理由によりキサンチンオキシダーゼの阻害剤である**フェブキソスタット**は併用禁忌である.

フェブキソスタット
(痛風,高尿酸血症治療薬)

4-38-(b) シクロスポリン 局

Abu = (2S)-2-アミノ酪酸
MeGly = N-メチルグリシン
MeLeu = N-メチルロイシン
MeVal = N-メチルバリン

英名:ciclosporin
IUPAC名:*cyclo* {-[(2S,3R,4R,6E)-3-Hydroxy-4-methyl-2-methylaminooct-6-enoyl]-L-2-aminobutanoyl-*N*-methylglycyl-*N*-methyl-L-leucyl-L-valyl-*N*-methyl-L-leucyl-L-alanyl-D-alanyl-*N*-methyl-L-leucyl-*N*-methyl-L-leucyl-*N*-methyl-L-valyl-}
別名:サイクロスポリンA
性状:白色の粉末
構造式の覚え方:複雑な分子構造を持つため,正確な構造式を記憶する必要は必ずしもない.ア

ミノ酸11残基からなる環状ペプチドであることを記憶しておく．構成アミノ酸はいずれも非極性側鎖を持つアミノ酸であり，N-メチルアミノ酸が多く含まれている．

物性：本品はアセトニトリル，メタノール，エタノール極めて溶けやすく，水にはほとんど溶けない．

薬効：免疫抑制薬，臓器移植における拒絶反応の抑制（腎移植，肝移植，心移植，肺移植，膵移植），骨髄移植における拒絶反応の抑制，自己免疫疾患（再生不良性貧血，ベーチェット病，ネフローゼ症候群）

解説：1）生体内においてT細胞受容体が抗原により刺激されると，細胞内のカルシウム濃度が上昇し，カルシニューリン calcineurin（カルシウム/カルモジュリン依存性脱リン酸化酵素）が活性化される．活性化されたカルシニューリンの働きにより，細胞質のNF-AT (nuclear factor of activated T cell)が脱リン酸化され，その後NF-ATは核内に移行し，インターロイキン-2 interleukin-2（IL-2）などのサイトカイン遺伝子の転写を誘導することで免疫機構が活性化される．

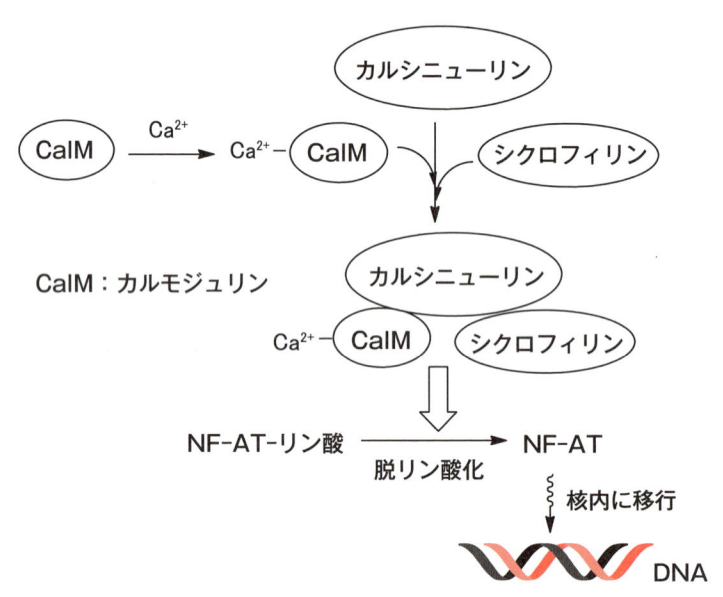

ヘルパーT細胞からのIL-2の産生機構

シクロスポリンはカルシニューリンの活性化を促進するシクロフィリン cyclophilin と複合体を形成する．この複合体がカルシニューリンと結合し，カルシニューリンの脱リン酸化活性を阻害するため，免疫抑制作用が発現する．シクロスポリンはヘルパーT細胞の活性化を阻害するが，サプレッサーT細胞の活性化は抑制しない．

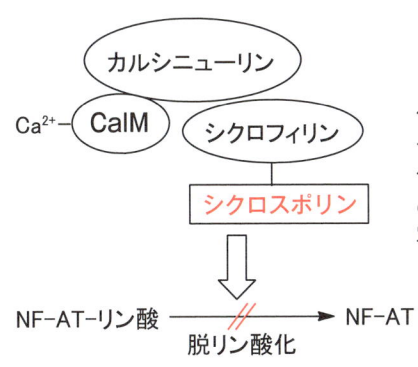

4-38 免疫抑制剤

シクロスポリンはシクロフィリンと結合し，この複合体がカルシニューリンと結合することで，カルシニューリンの脱リン酸化活性を阻害する．そのため NF-AT の産生が阻害され，IL-2 の転写誘導が抑制される．

シクロスポリンによる IL-2 の産生阻害

2) シクロスポリンの血中有効濃度域は狭い．そのため，**治療薬物モニタリング therapeutic drug monitoring（TDM）**を行う．測定においては，血清（又は血漿）中の薬物濃度ではなく，**全血中濃度**を測定する．これはシクロスポリンが赤血球と結合しやすいためである．

4-38-(c)　タクロリムス水和物 局

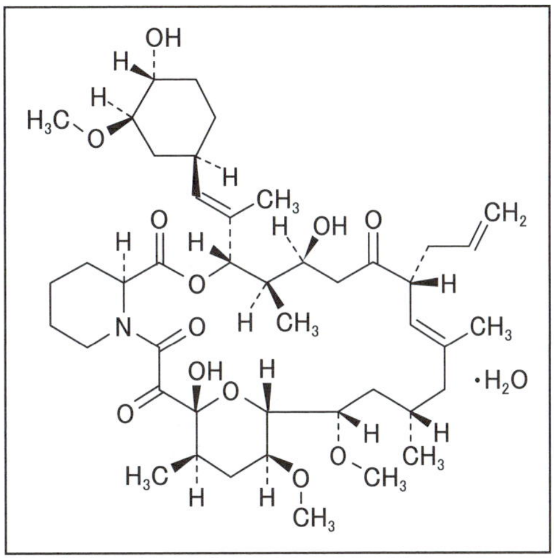

英名：tacrolimus hydrate
IUPAC 名：(3S,4R,5S,8R,9E,12S,14S,15R,16S,18R,19R,26aS)-5,19-Dihydroxy-3-{(1E)-2-[1R,3R,4R]-4-hydroxy-3-methoxycyclohexyl]-1-methylethenyl}-14,16-dimethoxy-4,10,12,18-tetramethyl-8-(prop-2-en-1-yl)-15,19-epoxy-5,6,8,11,12,13,14,15,16,17,18,19,24,25,26,26a-hexadecahydro-3H-pyrido[2,1-c][1,4]oxaazacyclotricosine-1,7,20,21(4H,23H)-tetrone monohydrate
性状：白色の結晶又は結晶性の粉末
構造式の覚え方：複雑な分子構造を持つため，正確な構造式を記憶する必要は必ずしもない．二十三員環**マクロライド**（大環状ラクトン）構造を持つことを記憶しておく．タクロリムスは FKBP（FK506 binding protein）と複合体を形成し免疫抑制作用を示すが，複合体の形成において **α-ケトアミド構造**が重要な働きをする．

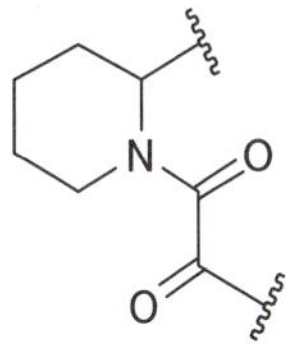

α-ケトアミド構造

物性：LogP

```
0より小  0   0.5   1   1.5   2   2.5   3   3.5   4   4.5   5   5より大
```

本品はメタノール又はエタノールに極めて溶けやすく，水にはほとんど溶けない．

特徴的な確認試験：本品のエタノール溶液に1,3-ジニトロベンゼン試液及び水酸化ナトリウム試液を加えて振り混ぜるとき，液は赤紫色を呈する（Zimmermann反応，カルボニル基に隣接する活性メチレン基の存在による）．

薬効：抗リウマチ薬，アトピー性皮膚炎治療薬（軟骨），免疫抑制剤，**臓器移植における拒絶反応の抑制**（腎移植，肝移植，心移植，肺移植，膵移植），**骨髄移植における拒絶反応の抑制**及び移植片対宿主病（GVHD, graft versus host disease）の抑制，全身型重症筋無力症

解説：1）ヘルパーT細胞においてタクロリムスは**FKBP**（FK506 binding protein）と複合体を形成する．この複合体がカルシニューリンと結合し，カルシニューリンの**脱リン酸化**活性を阻害するため，免疫抑制作用が発現する．タクロリムスはヘルパーT細胞の活性化を阻害するが，サプレッサーT細胞の活性化は抑制しない．

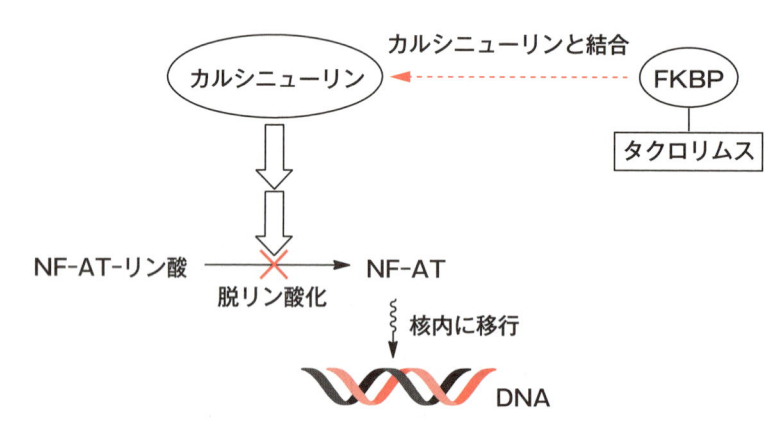

タクロリムスによるIL-2産生阻害

タクロリムスはFKBP（FK506 binding protein）と結合し，これが更にカルシニューリンと結合し，複合体を形成する．このため，カルシニューリンの本来の活性である脱リン酸化活性が阻害され，結果的にIL-2の産生が抑制され，免疫抑制作用を発現する．

2）タクロリムスの血中有効濃度域は狭いため，**治療薬物モニタリング therapeutic drug monitoring（TDM）**を行う．測定においては，血清（又は血漿）中の薬物濃度ではなく，**全血中濃度**を測定する．これはタクロリムスが赤血球と結合しやすいためである．

3）タクロリムスは免疫系に作用する特異な化合物として興味が持たれ，発見当初から基礎的研究が活発に行われた．このため，製薬会社においてタクロリムスに対して使用された開発コード番号**FK-506**が化合物名として論文ではよく用いられる．商品名はプログラフと呼ばれる．

4-39 産婦人科用薬

4-39-(a) エルゴメトリンマレイン酸塩 局

英名：ergometrine maleate
別名：マレイン酸エルゴメトリン
IUPAC名：(8*S*)-*N*-[(1*S*)-2-Hydroxy-1-methylethyl]-6-methyl-9,10-didehydroergoline-8-carboxamide monomaleate
性状：白色～微黄色結晶性粉末，においはない．
構造式の覚え方：インドール骨格を持つリゼルギン酸と 2-アミノプロパノールとのアミドである．

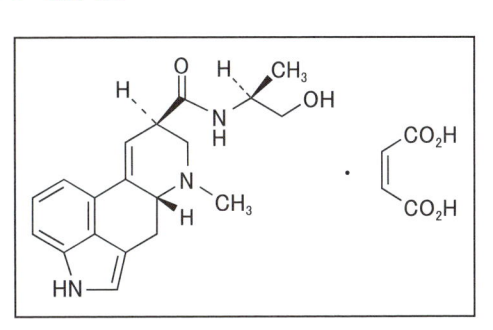

インドール　リゼルギン酸

物性：LogP
水にやや溶けにくく，メタノール又はエタノール(95)に溶けにくく，ジエチルエーテルにはほとんど溶けない．

特徴的な確認試験：1) 水溶液は青色の蛍光．
2) 4-ジメチルアミノベンズアルデヒド・塩化鉄(Ⅲ)試液と振り混ぜ，5～10 放置すると深青色になる（インドール系アルカロイドの反応．4-ジメチルアミノベンズアルデヒド（Ehrlich試薬）はインドール誘導体と縮合し，更に塩化鉄(Ⅲ)により酸化されて青色～赤紫色のキノイド型色素を生成するためと推定される）．

3) 過マンガン酸カリウム試液の赤紫色の消失（マレイン酸の二重結合に対して二重結合を酸化的に開裂する）．

薬効：子宮収縮薬，全身用止血薬

解説：1) **麦角アルカロイド**の一つで，平滑筋（血管や子宮）収縮作用と α 受容体遮断作用を示すが，血管収縮作用と α 遮断作用は弱く，**子宮収縮作用**が強い．臨床的には子宮収縮薬として利用される．

2)【歴史】ヨーロッパでは古くから麦角（ライ麦に寄生する子のう菌が作る菌核）が猛毒であることは知られていたが，分娩促進薬として使用されていた．20世紀に入り麦角からエルゴタミン，エルゴメトリンなどの有効成分が単離された．エルゴタミンは非麻薬性鎮痛薬として片頭痛治療に，エルゴメトリンは子宮収縮薬として供された．

3) 1943 年に麦角から得られるリゼルギン酸を原料にして半合成された LSD（リゼルギン酸ジエチルアミド）に非常に強い幻覚作用があることがわかったが，市販されたために 1960 年代に欧米で乱用されて大きな社会問題となった．日本では 1970 年に麻薬に指定された．

エルゴタミン酒石酸塩
ergotamine tartrate

リゼルギン酸ジエチルアミド（LSD）
lysergic acid diethylamide

4)【関連化合物】局方にはエルゴメトリンマレイン酸塩錠，エルゴメトリンマレイン酸塩注射液などの麦角由来アルカロイドが収載されている．ジヒドロエルゴトキシンメシル酸塩は抗高血圧薬，脳循環代謝改善薬．

4-39 産婦人科用薬

ジヒドロエルゴトキシンメシル酸塩
dihydroergotoxine mesilate

4-39-(b) ジノプロスト 局

英名：dinoprost
別名：プロスタグランジン $F_{2\alpha}$，$PGF_{2\alpha}$
IUPAC名：(5Z)-7-{(1R,2R,3R,5S)-3,5-Dihydroxy-2-[(1E,3S)-3-hydroxyoct-1-en-1-yl]cyclopentyl} hept-5-enoic acid
性状：白色ろう状塊又は粉末，若しくは無色～淡黄色透明の粘稠性のある液，においはない．
構造式の覚え方：プロスタン酸の9, 11-位にα-OHがあり（PGF_α），更に5, 13-位に二重結合があり（$PGF_{2\alpha}$），更に15-位にα-OHを持つ．
物性：LogP
pKa 4.79

N,N-ジメチルホルムアミドに極めて溶けやすく，メタノール，エタノール（99.5）又はジエチルエーテルに溶けやすく，水に極めて溶けにくい．
特徴的な確認試験：硫酸を加え5分間振り混ぜて溶かすと暗赤色．更に硫酸を追加するとだいだい黄色を呈し，緑色の蛍光を発する（ヒドロキシ基が硫酸により脱水されて共役二重結合を形成するので呈色と共に蛍光を発する）．
薬効：子宮収縮薬，消化管機能促進薬，全身用止血薬
解説：1）プロスタグランジン $F_{2\alpha}$ 製剤．子宮や腸管の平滑筋の運度を亢進するなどの $PGF_{2\alpha}$ 作用を示す（2-4 プロスタグランジン参照）．
2）【歴史】1930年代にヒトの精液やヒツジの精嚢中に平滑筋収縮作用を持つ化合物があることがわかり，これをプロスタグランジン（PG）と称した．1960年代にはPGE, PGFの化学構造の決定が行われ，前駆体がアラキドン酸であることが明らかとなった．ところでPGの生合成は，特定の臓器でだけでなく体内のいたるところで行われている．PGは必要な場所で必要に応じて極

微量が生合成され，その場所で生理作用を現し，不必要になれば直ちに代謝され活性を失う．**オータコイド**の一種である．

3)【関連化合物】子宮収縮薬としては 4-39-(a) エルゴメトリンマレイン酸塩を参照．エイコサノイド，PG に関しては 4-24-(a) アスピリンを参照．局方収載の PG には末梢循環障害改善薬としてアルプロスタジル，アルプロスタジル　アルファデクス，リマプロスト　アルファデクスがある．

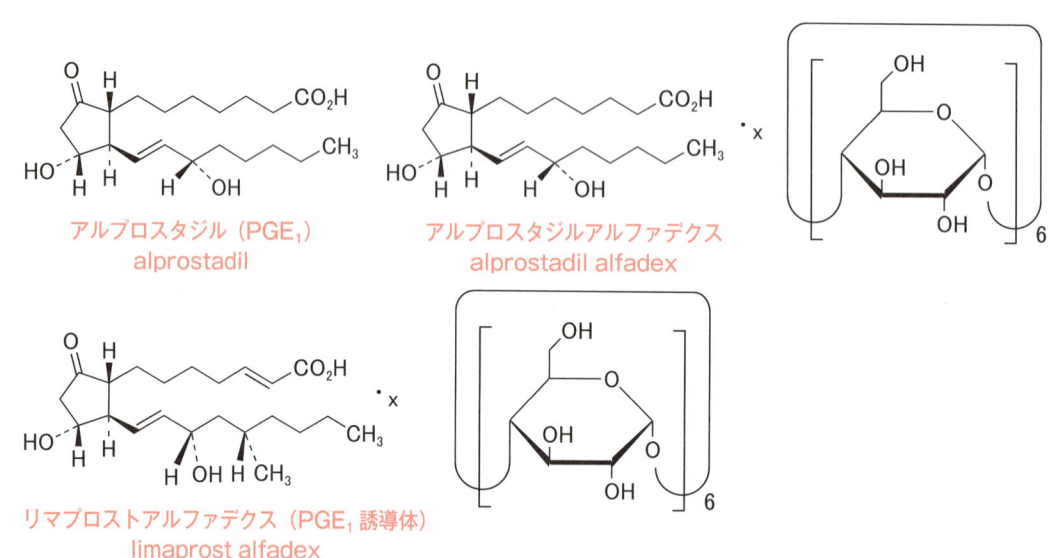

アルプロスタジル（PGE$_1$）
alprostadil

アルプロスタジルアルファデクス
alprostadil alfadex

リマプロストアルファデクス（PGE$_1$ 誘導体）
limaprost alfadex

4-39-(c)　リトドリン塩酸塩 [局]

英名：ritodrine hydrochloride
別名：塩酸リトドリン
IUPAC 名：(1*RS*,2*SR*)-1-(4-Hydroxyphenyl)-2-{[2-(4-hydroxyphenyl)ethyl]amino}propan-1-ol monohydrochloride

及び鏡像異性体

性状：白色結晶性粉末
構造式の覚え方：2-アミノプロパノールの 1 位にアリール基（4-hydoxyphenyl），アミノ基にフェネチル基（4-hydoxyphenethyl）を持つアリールプロパノールアミンである．

物性：LogP（1.5〜2.5 付近）

水，メタノール又はエタノール（99.5）に溶けやすい．光により徐々に淡黄色となる．
特徴的な確認試験：塩化物定性反応
薬効：子宮収縮抑制薬（β$_2$ 刺激薬）

4-39 産婦人科用薬

解説：1) 鎮痙作用を示し血圧降下作用が弱いため，切迫流産の治療薬として用いられる．**選択的アドレナリン β₂ 受容体作動薬**．β₂ 受容体刺激により多くの**平滑筋を弛緩**させる．β₁ 受容体刺激による心臓促進作用は弱い．臨床的には，子宮平滑筋弛緩作用を利用して切迫早産治療薬として用いられる．β 受容体に対する選択性は完全ではないので，心臓興奮に由来する副作用（不整脈など）が全く起こらないわけではない．

2)【歴史】アドレナリン作動薬の開発において，アドレナリンのアミン部分のアルキル置換基の種類により受容体への選択性が高まることが明らかとなり，選択性の高い β₂ 受容体アゴニストであるサルブタモールが気管支喘息薬として開発され，このときにリトドリンも子宮平滑筋に分布する β₂ 受容体作動薬として誕生した．

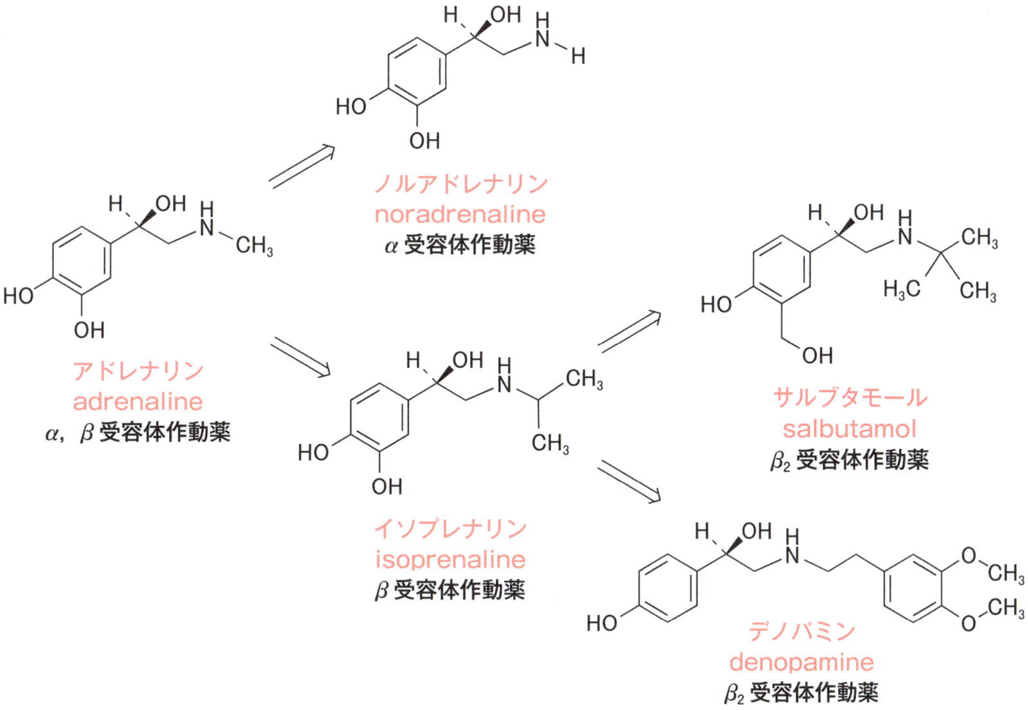

アドレナリン
adrenaline
α, β 受容体作動薬

ノルアドレナリン
noradrenaline
α 受容体作動薬

イソプレナリン
isoprenaline
β 受容体作動薬

サルブタモール
salbutamol
β₂ 受容体作動薬

デノパミン
denopamine
β₂ 受容体作動薬

4-40 抗甲状腺薬

4-40-(a) チアマゾール 局

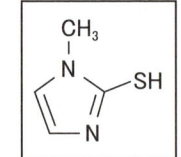

英名：thiamazole
IUPAC名：1-Methyl-1*H*-imidazole-2-thiol
性状：白色～微黄白色の結晶又は結晶性の粉末で，わずかに特異なにおいがあり，味は苦い．
構造式の覚え方：チアマゾールは重要な複素環である**イミダゾール**が基本骨格である．イミダゾールの1位にメチル基及び2位にチオール基を結合させる．イミダゾールの位置番号も合わせて覚えよう．チアマゾール（thiamazole）は，**thia**（硫黄を意味する接頭語）＋**m**（methyl）＋**azole**（アゾール類）から成り立っている．アゾールとは窒素原子を一つ以上含む複素五員環化合物のこと．

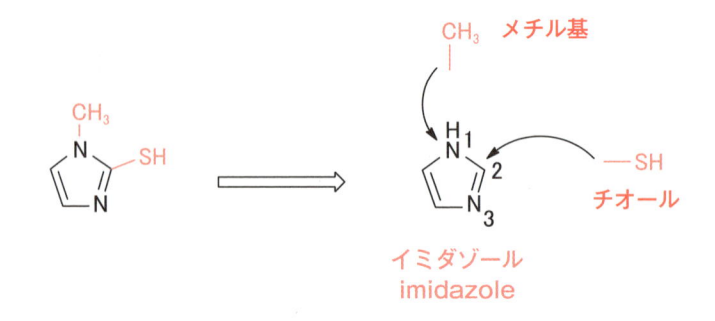

物性：LogP
p*K*a 約11.7（実測値） 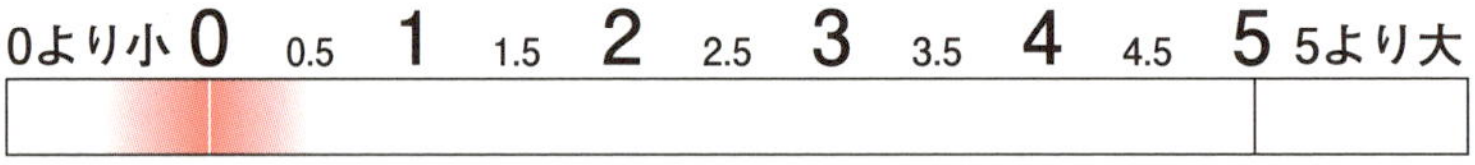

pH：本品1.0 gを水50 mLに溶かした液のpHは5.0～7.0（弱酸性）である．
本品は水又はエタノール(95)に溶けやすく，ジエチルエーテルに溶けにくい．
特徴的な確認試験：本品5 mgを水1 mLに溶かし，水酸化ナトリウム試液1 mLを加えて振り混ぜた後，ペンタシアノニトロシル鉄(Ⅲ)酸ナトリウム試液3滴を加えるとき，液は黄色から徐々に黄緑色～緑色に変わる．この液に酢酸(31) 1 mLを加えるとき，液は青色となる．
ペンタシアノニトロシル鉄(Ⅲ)酸ナトリウム試液は，一般にアルカリ性でSH$^-$又はS^{2-}を持つ化合物と錯塩を形成する．チアマゾールはチオール基が水酸化ナトリウムと反応してSH$^-$に変わる．

4-40 抗甲状腺薬

薬効：甲状腺ホルモン合成阻害薬

解説：1) チアマゾールはペルオキシダーゼによるヨウ化物の酸化のみならず，モノ及びジヨードチロシンからチロキシン及びトリヨードチロニンに至る共役縮合反応のいずれをも競合的に阻害することによって，甲状腺ホルモンの生産を阻止する．

2) チアマゾールの作用機序について，化学的に理解しよう．甲状腺ホルモンのチロキシン又はトリヨードチロニンは以下の通り生合成される．

① アミノ酸のチロシンとヨウ素分子より酸化酵素であるペルオキシダーゼを用いて1箇所ヨウ素化されたモノヨードチロシン又は2箇所ヨウ素化されたジヨードチロシンへ変換される．

② 二つのジヨードチロシンがカップリングをすると**チロキシン**に，また，モノヨードチロシンとジヨードチロシンがカップリングすると**トリヨードチロニン**になる．

チアマゾールのチオール基が有する還元力が，ヨウ素分子をヨウ化物イオンへ還元することでチロキシンの生成が抑制される．チオール基はそれ自身が**ジスルフィド**に酸化されながら，相手を還元する．下図はチロキシンへの変換の例である．

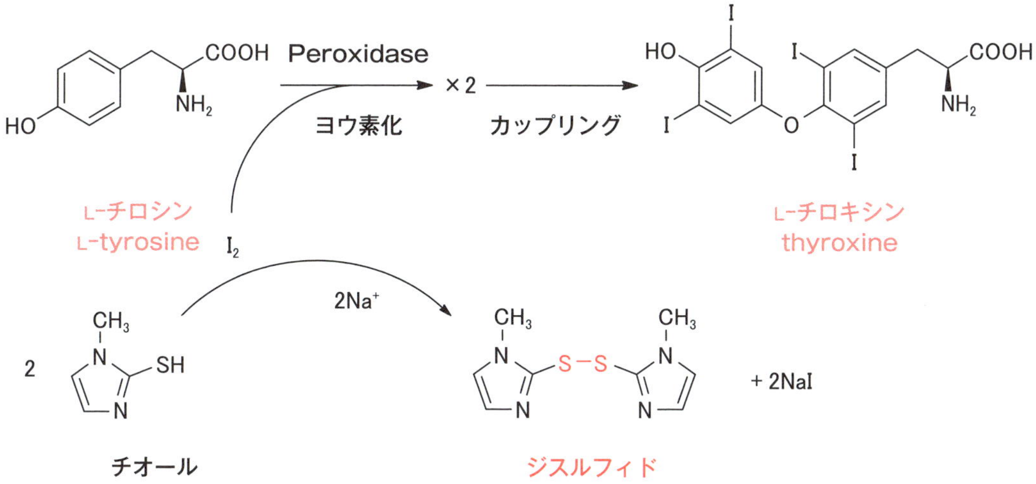

3) 関連医薬品として，抗甲状腺薬プロピルチオウラシルがある．プロピルチオウラシルはヨウ素分子を還元するためのチオール基が見当たらないが，実はケト-エノール互変異性を起こしチオール基（-SH）が生成するため，ヨウ素分子を還元することができる．

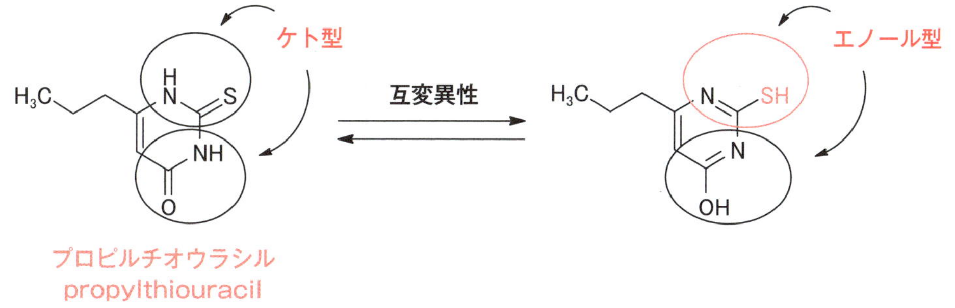

4-41 甲状腺ホルモン

4-41-(a) レボチロキシンナトリウム水和物 局 毒

英名：levothyroxine sodium hydrate
別名：レボチロキシンナトリウム
IUPAC 名：Monosodium *O*-(4-hydroxy-3,5-diiodophenyl)-3,5-diiodo-L-tyrosinate hydrate
性状：本品は微黄白色～淡黄褐色の粉末で，においはない．
構造式の覚え方：レボチロキシンは二つの *m*-ジヨードチロシンが縮合して生成する．したがって一方の *m*-ジヨードチロシンのアラニン部分を切り離した構造と，もう一方の *m*-ジヨードチロシンのフェノール性ヒドロキシ基の酸素原子とがエーテル結合で連結すると考えればよい．更に，カルボン酸をナトリウム塩に変換する．レボチロキシンナトリウムは甲状腺ホルモンのチロキシンのナトリウム塩のことである．**レボ**（levo）とは，**levo**rotatory（**左旋性の**）の意味である．本医薬品の旋光度は左旋性（-）である．

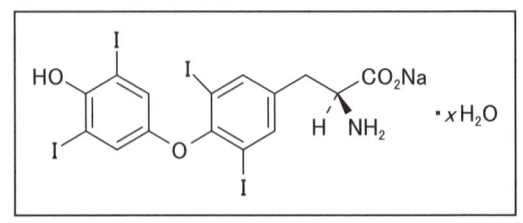

物性：エタノール(95)に溶けにくく，水又はジエチルエーテルにほとんど溶けない．本品は水酸化ナトリウム試液に溶ける．水酸化ナトリウム水溶液中ではフェノール性水酸基もナトリウム塩となり，水溶性が向上すると思われる．本化合物は，光学活性体である．旋光度 $[\alpha]_D^{20}$：-5 ～ $-6°$
特徴的な確認試験：本品 0.1 g を直火で加熱するとき，紫色のガスを発生する．

加熱分解すると紫色～暗紫色のヨウ素の蒸気が発生する．同様の確認試験では**イドクスウリジン**が国家試験で出題されている．

薬効：合成甲状腺ホルモン

解説：1）レボチロキシンナトリウムは，甲状腺に含まれるL-チロキシンをナトリウム塩にしたもので，チロキシン自身よりも速効性でかつ効力も強い．本品は甲状腺ホルモンの補充療法に用い，粘液水腫，クレチン症，甲状腺機能低下症，甲状腺腫に対して効果がある．

2）レボチロキシンナトリウム水和物は毒薬であり，鍵をかけて貯蔵する必要があるが，その製剤は劇薬となり，鍵をかけて貯蔵する必要がない．

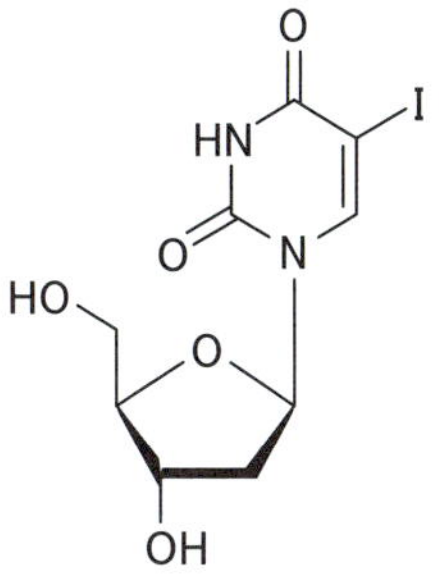

イドクスウリジン
idoxuridine

4-42 麻　薬

4-42-(a) モルヒネ塩酸塩水和物 局 毒 麻

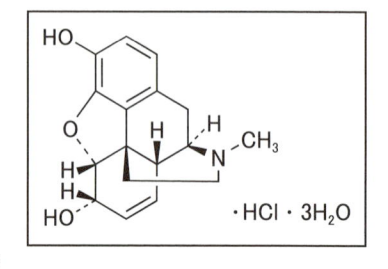

英名：morphine hydrochloride hydrate
別名：塩酸モルヒネ，モルヒネ塩酸塩
IUPAC名：(5*R*,6*S*)-4,5-Epoxy-17-methyl-7,8-didehydromorphinan-3,6-diol monohydrochloride trihydrate
性状：白色の結晶又は結晶性の粉末
構造式の覚え方：二つヒドロキシ基を有するのが特徴であるが，基本骨格はベンジルイソキノリンであり，下図のように化学構造を組み立てることができる．またモルヒネの基本骨格の構造からフェナントレン誘導体に分類される．

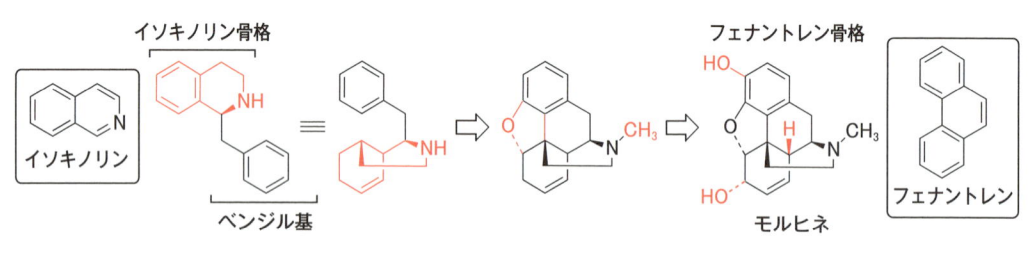

物性：LogP

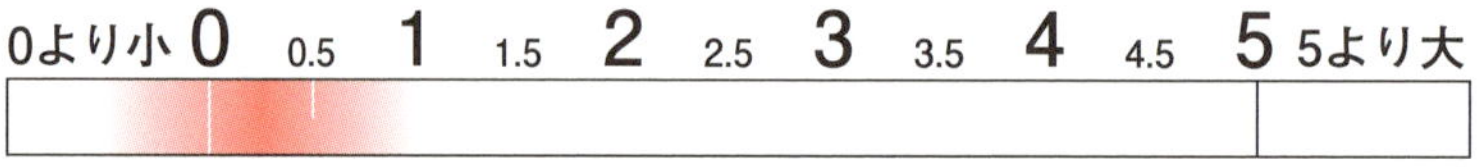

pKa 9.87, pKb 6.27（実測値）

ギ酸に溶けやすく，水にやや溶けやすく，メタノールにやや溶けにくく，エタノール(95)に溶けにくい．光によって徐々に黄褐色を帯びる．

薬効：麻薬性鎮痛薬

解説：1) モルヒネは**モルフィナン系**麻薬性作用薬（オピオイド）に分類され，オピオイド受容体のうち，主としてμ受容体のアゴニストとして，鎮痛作用を示す．また弱いκ受容体アゴニスト作用も有することから，鎮痛（μ1），鎮静（κ），呼吸抑制（μ2：延髄呼吸中枢の抑制），鎮咳（μ2：延髄咳中枢の抑制），多幸感（μ2）などの中枢神経抑制，嘔吐（μ2），縮瞳（κ）などの中枢興奮作用，便秘（μ2）などの末梢作用など様々な薬理作用を呈する．

　鎮痛の機序としては，求心性の痛覚伝導経路（大脳皮質知覚領，視床，脊髄など）の神経活動抑制と下行性痛覚抑制系（中脳水道周囲灰白質，延髄網様体，脊髄後角への下行性抑制系）の活

4-42 麻薬

性化により，強い鎮痛作用をもたらす．一次知覚神経の中でも侵害性（体が傷ついたことを感知する）のC線維と考えられる小細胞（μ受容体が存在）に作用し，非侵害性のAβ線維（この神経線維は触覚に関与し，体の傷には反応しないとされている）と考えられる大細胞（μ受容体が確認されない）には作用しないと考えられる．

副作用として，呼吸抑制，幻覚，錯乱，ふらつき，発汗などの精神神経症状，悪心，嘔吐，口渇，便秘などの消化器症状，過敏症などが見られる．

2)【歴史】モルヒネは一般に1805年ドイツの薬剤師Serturnerによって初めてアヘン中から単離されたといわれているが，これより2年早くDerosneの報告がある．また，Seguinが1804年に書いた論文は1814年まで出版されなかった．しかし初期のモルヒネ研究はSerturnerに負うところが大きい．モルヒネの化学構造研究は1925年Gulland, Robinsonの提案した構造式が証明されないまま，第二次大戦後まで一般的だった．その後1952年ついにGates, Tschudiによって全合成が成功し，ここに結晶単離後一世紀半にしてようやくその構造が確定している．

3)【モルフィナン系麻薬性作動薬/拮抗薬及び関連化合物】

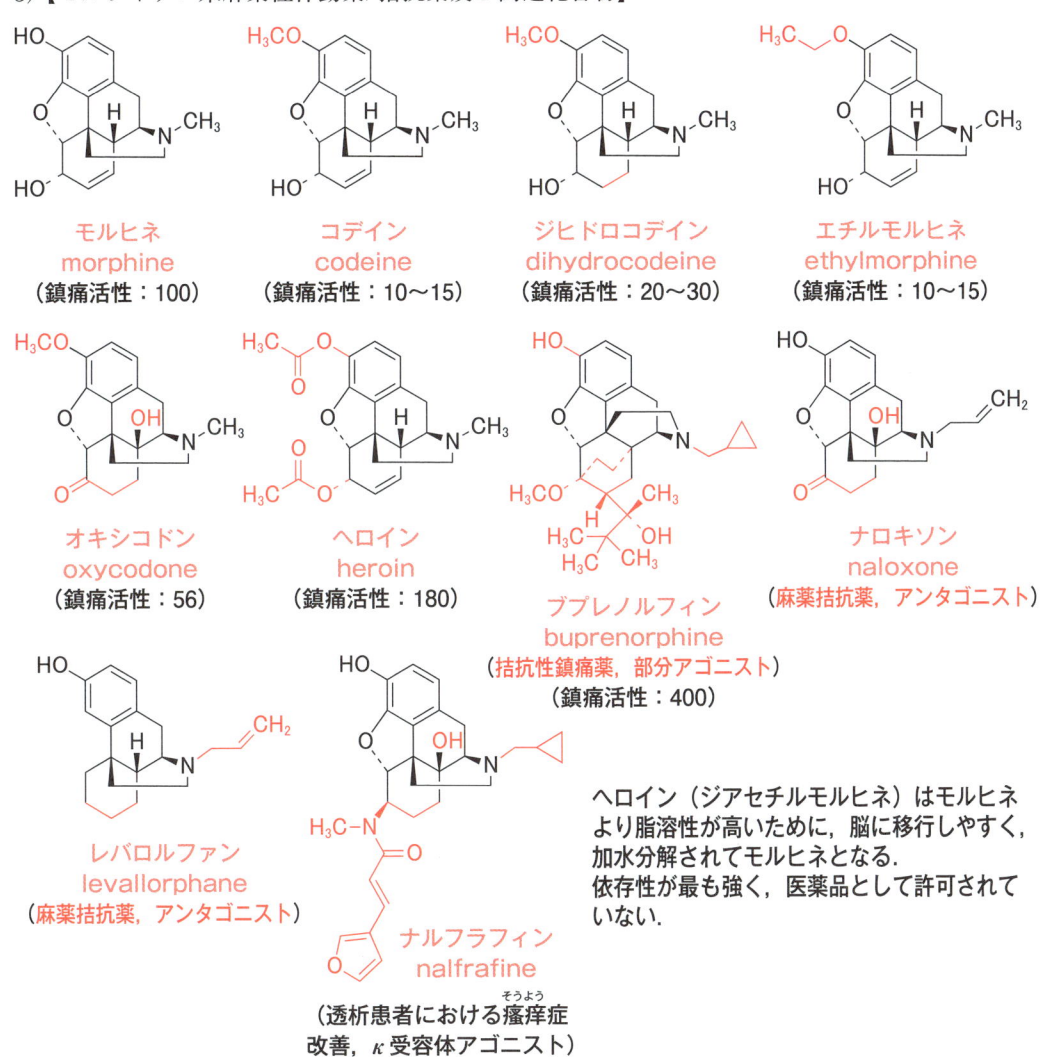

モルヒネ morphine （鎮痛活性：100）

コデイン codeine （鎮痛活性：10〜15）

ジヒドロコデイン dihydrocodeine （鎮痛活性：20〜30）

エチルモルヒネ ethylmorphine （鎮痛活性：10〜15）

オキシコドン oxycodone （鎮痛活性：56）

ヘロイン heroin （鎮痛活性：180）

ブプレノルフィン buprenorphine （拮抗性鎮痛薬，部分アゴニスト） （鎮痛活性：400）

ナロキソン naloxone （麻薬拮抗薬，アンタゴニスト）

レバロルファン levallorphane （麻薬拮抗薬，アンタゴニスト）

ナルフラフィン nalfrafine （透析患者における瘙痒症改善，κ受容体アゴニスト）

ヘロイン（ジアセチルモルヒネ）はモルヒネより脂溶性が高いために，脳に移行しやすく，加水分解されてモルヒネとなる．
依存性が最も強く，医薬品として許可されていない．

4）【動態】肝と消化管での初回通過効果のため経口でのバイオアベイラビリティは低い．

5）【代謝】代謝の主なものはグルクロン酸抱合である．モルヒネの特徴である3位及び6位のヒドロキシ基が抱合体となって排泄される．グルクロン酸抱合を受けた6位のヒドロキシ基は薬理活性がまだ存在する．

エピソード

モルヒネと内因性オピオイドペプチドとの関係

オピオイド受容体のリガンドとして，内在性モルヒネ様物質であるオピオイドペプチドが知られている．β-エンドルフィンはμとδ受容体，エンケファリンはδ受容体，ダイノルフィンはκ受容体に各々親和性が高い．では，何故これらのペプチドとモルヒネは同じ受容体を認識できるのであろうか？

オピオイドペプチドは，いずれもN末端にチロシン残基を有する．このチロシン残基の活性立体配座がモルヒネのそれと一致していたためと考えられている．モルヒネの立体構造を基に合成麻薬ペチジンが開発されている．

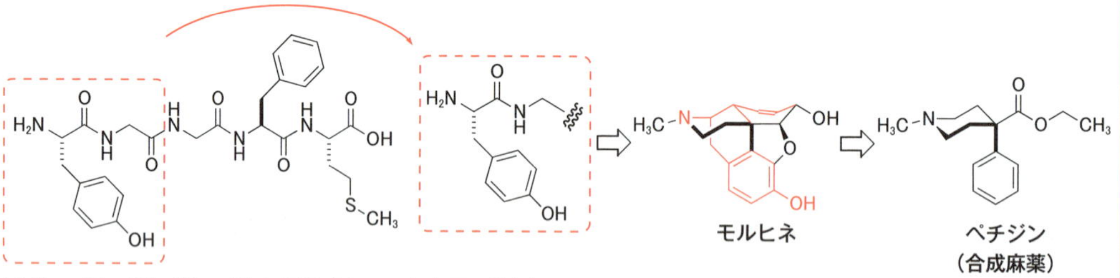

H-Tyr-Gly-Gly-Phe-Met-OH（Met-エンケファリン）
エンケファリンはモルヒネと同様なコンフォメーションをとり，オピオイド受容体と結合する

4-42-(b) ペチジン塩酸塩 局 麻

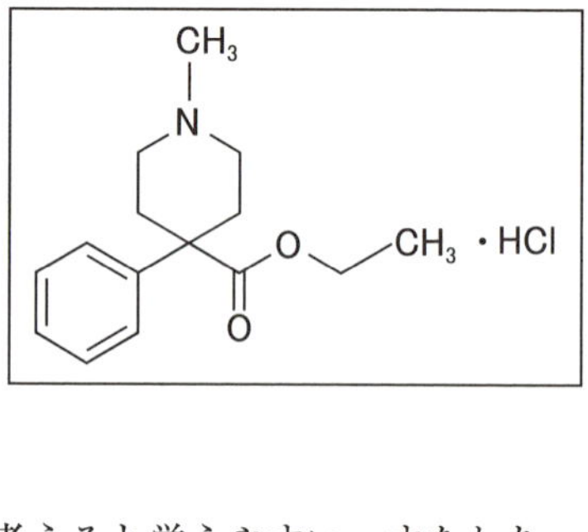

英名：pethidine hydrochloride

別名：オペリジン，メペリジン，塩酸ペチジン

IUPAC名：Ethyl 1-methyl-4-phenylpiperidine-4-carboxylate monohydrochloride

性状：白色の結晶性の粉末

構造式の覚え方：次図のようにペチジンの化学構造を分解して考えると覚えやすい．すなわち，N-メチルピペリジン-4-カルボン酸を母核として，このエチルエステル体のピペリジン環4位にフェニル基を置換した構造をしている．このことからペチジンは，ピペリジン誘導体である．

4-42 麻薬

ペチジン　　　N-メチルピペリジン-4-カルボン酸エチルエステル　　　フェニル基

物性：LogP 0より小 | 0　0.5　1　1.5　2　2.5　3　3.5　4　4.5　5 | 5より大

水又は酢酸(100)に極めて溶けやすく，エタノール(95)にも溶けやすい．無水酢酸にやや溶けにくく，ジエチルエーテルにはほとんど溶けない．

薬効：麻薬性合成鎮痛薬，鎮痙薬

解説：1) 合成鎮痛剤（オピオイド鎮痛薬）であり，薬理作用は，質的にモルヒネに準ずる（4-42-(a) モルヒネ，エピソード参照）．鎮痛作用はモルヒネより弱いが，鎮咳や便秘作用は示さない．呼吸抑制や依存性は弱い．アトロピン様作用とパパベリン様作用を有するので，平滑筋に対して鎮痙作用をもたらす．

2) ピペリジン構造を有する麻薬性鎮痛剤

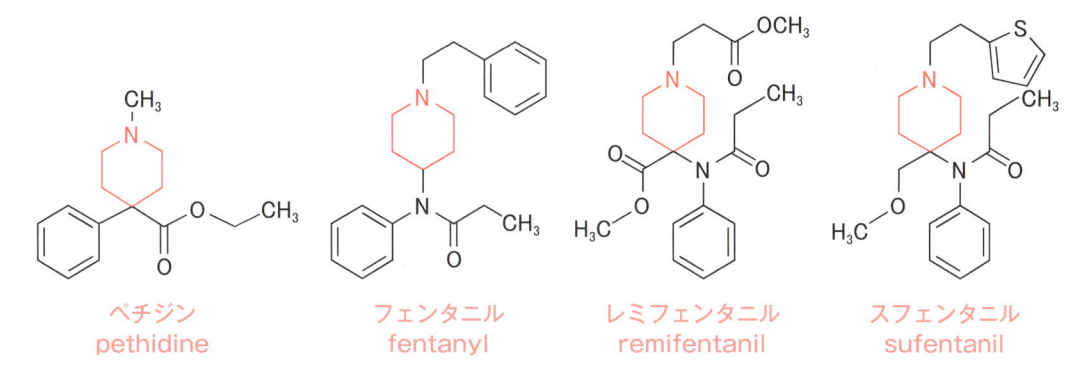

ペチジン　　　フェンタニル　　　レミフェンタニル　　　スフェンタニル
pethidine　　　fentanyl　　　remifentanil　　　sufentanil

3)【歴史】1939年 Eisleb らにより，アトロピン類代用薬の開発研究中偶然に発見された．最初の合成麻薬で，Dolantin の名で有名である．

4-42-(c)　ケタミン塩酸塩 局 麻

英名：ketamine hydrochloride
別名：塩酸ケタミン
IUPAC名：(2RS)-2-(2-Chlorophenyl)-2-(methylamino)cyclohexanone monohydrochloride

及び鏡像異性体

性状：白色の結晶又は結晶性の粉末

構造式の覚え方：シクロヘキサノンのα-位にo-クロロベンゼンとメチルアミンが置換している．化学構造が精神異常を発現するフェンサイクリジンに類似していることからフェンサイクリジン系麻酔薬の一つに分類される．臨床使用しているケタミンは二つの光学異性体を等分に含むラセミ体である．二つの異性体は種々の受容体に対して異なる親和性を示し，S-(+)-ケタミンはR-(−)-ケタミンに比べ，強い鎮痛・鎮静作用を示す一方，精神症状の発現は弱い．

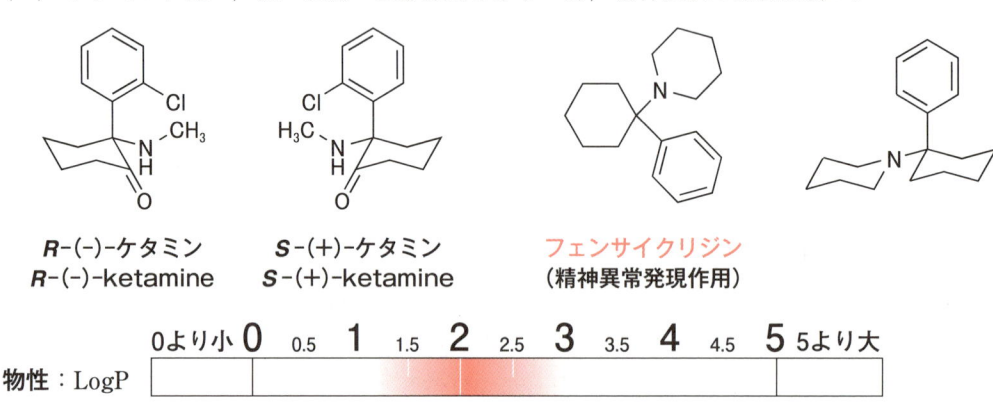

R-(−)-ケタミン　　*S*-(+)-ケタミン　　フェンサイクリジン
R-(−)-ketamine　　*S*-(+)-ketamine　　（精神異常発現作用）

物性：LogP（0より小 0　0.5　1　1.5　2　2.5　3　3.5　4　4.5　5　5より大）

p*K*a 7.5（実測値）

ギ酸に極めて溶けやすく，水・メタノールにも溶けやすい．エタノール・ジエチルエーテルにはほとんど溶けない．

薬効：筋・静脈麻酔薬

解説：1）静注・筋注射で投与する解離性麻酔薬であり，体表性疼痛に対する鎮痛作用が強い．ケタミンを投与すると，脳波上で大脳皮質が抑制され睡眠波を生じるが，大脳辺縁系は賦活化して覚醒波を起こす．この"解離性"がケタミン麻酔中に"悪夢"を見る機序と考えられている．通常の鎮痛薬では治療抵抗性である神経障害性疼痛に対して鎮痛効果が認められるため，ペインクリニックやがん疼痛領域では麻酔薬というより難治性疼痛に対する鎮痛薬としても最近利用される．更に，細胞膜の過分極により活性化するイオンチャネルで，膜電位を脱分極方向に戻す働きをする HCN1（hyperpolarization-activated cyclic nucleotide-gated channel 1）を抑制する．また，ケタミンはモノアミントランスポーターとして，ノルアドレナリントランスポーター，セロトニントランスポーター，ドパミントランスポーターの機能を用量依存的に阻害する．

2）【作用機序】脊髄後角にある侵害刺激の中枢興奮伝達に関与するグルタミン酸受容体の一つである NMDA 受容体に対し非競合性拮抗薬として抑制的に働く．また，麻酔作用に必要な濃度で，同じく興奮性伝達を担う神経型 nACh 受容体（神経型 nicotinic acetylcholine 受容体）に対しても抑制的に働く．このように，各種受容体，各種イオンチャネル，トランスポーターなどの膜たん白質や細胞内情報伝達系たん白質など多くの分子に作用することが明らかになっている．気管支拡張作用・昇圧効果を有し，喘息患者やショック患者に使いやすいなどの特徴を持つ．

3）【副作用】血圧上昇，痙攣誘発配合変化：バルビツール酸系と混合すると沈殿を起こす．

4) 【歴史】1970年から人を対象とした医薬品として市販され，現在では動物用医薬品としても販売されている．平成19年1月1日に麻薬及び向精神薬取締法「麻向法」の麻薬に指定され，輸入，輸出，製造，譲渡，譲受，所持，施用等の取扱いについて規制対象となっている．ケタミンは「K」，「スペシャルK」と呼ばれて主に粉末で密売されている．

5) 【その他の麻酔薬】

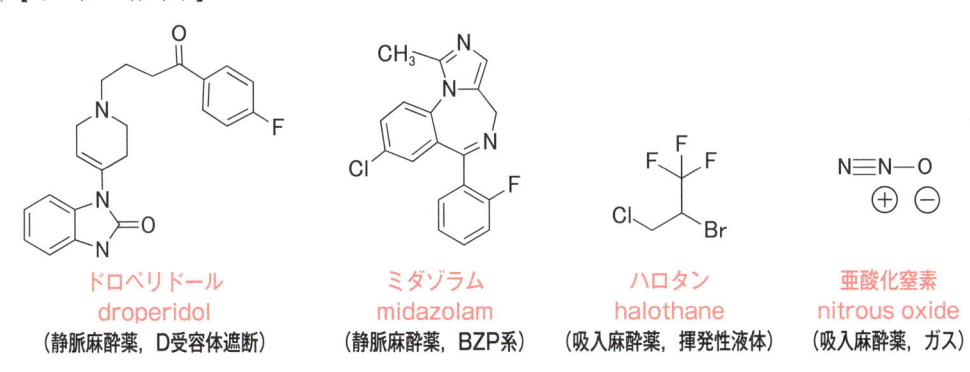

ドロペリドール
droperidol
（静脈麻酔薬，D受容体遮断）

ミダゾラム
midazolam
（静脈麻酔薬，BZP系）

ハロタン
halothane
（吸入麻酔薬，揮発性液体）

亜酸化窒素
nitrous oxide
（吸入麻酔薬，ガス）

エピソード

NMDA受容体（*N*-methyl-D-aspartate receptor）

神経系の主要な興奮性神経伝達物質であるグルタミン酸はイオンチャネル型受容体と代謝型受容体に作用し，興奮性シナプス伝達を担う．イオンチャネル型グルタミン酸受容体は3回膜貫通型受容体であり，薬理学的にNMDA型とnon-NMDA型（カイニン酸型とAMPA型）に分類される．

全身麻酔薬とは

外科的手術などを容易にするために投与されるもので，実際手術できる環境に至るまでにいくつかの段階を経る．導入期で痛覚消失を始めとして，発揚期で更に意識を消失し，そして反射の消失と筋弛緩の状態に至る（手術期）．これより麻酔が進行し，延髄を抑制してしまう（中毒期）と，呼吸麻痺により死んでしまう．ケタミンは，手術・検査・処置時の全身麻酔・吸入麻酔導入目的で投与される．

4-42-(d)　フェンタニルクエン酸塩 局 毒 麻

英名：fentanyl citrate
別名：クエン酸フェンタニール，クエン酸フェンタニル
IUPAC名：*N*-(1-Phenethylpiperidin-4-yl)-*N*-phenylpropanamide monocitrate
性状：白色結晶又は結晶性の粉末．においはほとん

どなく味はわずかに苦い．

構造式の覚え方：ピペリジン窒素にフェニルエタンが結合しており，ピペリジン窒素の反対側の炭素ではアニリン窒素と結合，更にアニリン窒素がプロピオン酸とアミド結合を形成している．

物性：LogP

| 0より小 | 0 | 0.5 | 1 | 1.5 | 2 | 2.5 | 3 | 3.5 | 4 | 4.5 | 5 | 5より大 |

メタノール又は酢酸(100)に溶けやすく，水又はエタノール(95)にやや溶けにくく，ジエチルエーテルによく溶ける．

特徴的な確認試験：クエン酸塩の定性反応を呈する．

・クエン酸塩の定性反応

HO₂C-C(OH)(CO₂H)-CH₂-CO₂H →(無水酢酸)→ (HO-ピラノン-CO₂H) + (無水マレイン酸-CH₂CO₂H) →(ピリジン)→ 赤褐色

薬効：静注麻酔薬，麻薬性鎮痛薬

解説：1) **合成鎮痛薬**であり，オピオイドμ受容体を介してアゴニストとして作用し，典型的なモルヒネ用鎮痛作用と副作用を示す．依存性も強い．鎮痛作用はモルヒネの80倍と非常に強いが，呼吸抑制作用は中等度である．

臨床的には，ドパミンD_2受容体遮断作用を持つブチロフェノン系神経遮断薬で強い鎮静作用を示すドロペリドールと併用して，全身麻酔や局所麻酔の補助薬として用いる．

生物学的半減期が20分と持続時間は短いが，重度の慢性疼痛治療には約72時間作用が持続するフェンタニルパッチ剤（貼付剤）が用いられる．

他の薬との相互作用では，バルビツール酸系剤，向精神薬，麻薬性鎮痛薬などの中枢神経遮断薬との併用により，作用が増強されることがある．

2)【歴史】1963年，ベルギーのJanssenらによって開発されたピペリジン誘導体である．ペチジンに見られる4-フェニルピペリジン骨格を基にした誘導から，4-アニリドピペリジン系のフェンタニルが開発された．鎮痛作用はマウスによる動物実験で（Haffner変法）でモルヒネに比べ約200倍に相当する効力を持つといわれる即効性麻酔補助薬である．

3)【類似医薬品】**超短時間作用薬レミフェンタニルについて**

メチルエステル構造を有し，血液中及び組織内の非特異的エステラーゼで速やかに加水分解（代謝）されるように設計された薬物である．速やかな不活性化に基づく超短時間作用型麻薬性鎮痛薬として使用される．作用機序は選択的μオピオイド受容体アゴニストで強力な鎮痛作用を起こす．

レミフェンタニル
remifentanil

オピオイド関連医薬品のまとめ（代表的な医薬品）

モルヒネ及びモルヒネ誘導体

モルヒネ
morphine

オキシコドン
oxycodone

モルフィナン類

レバロルファン
levallorphane

ベンゾモルフィン類

ペンタゾシン
pentazocine

ピペリジン系

ペチジン
pethidine

フェンタニル
fentanyl

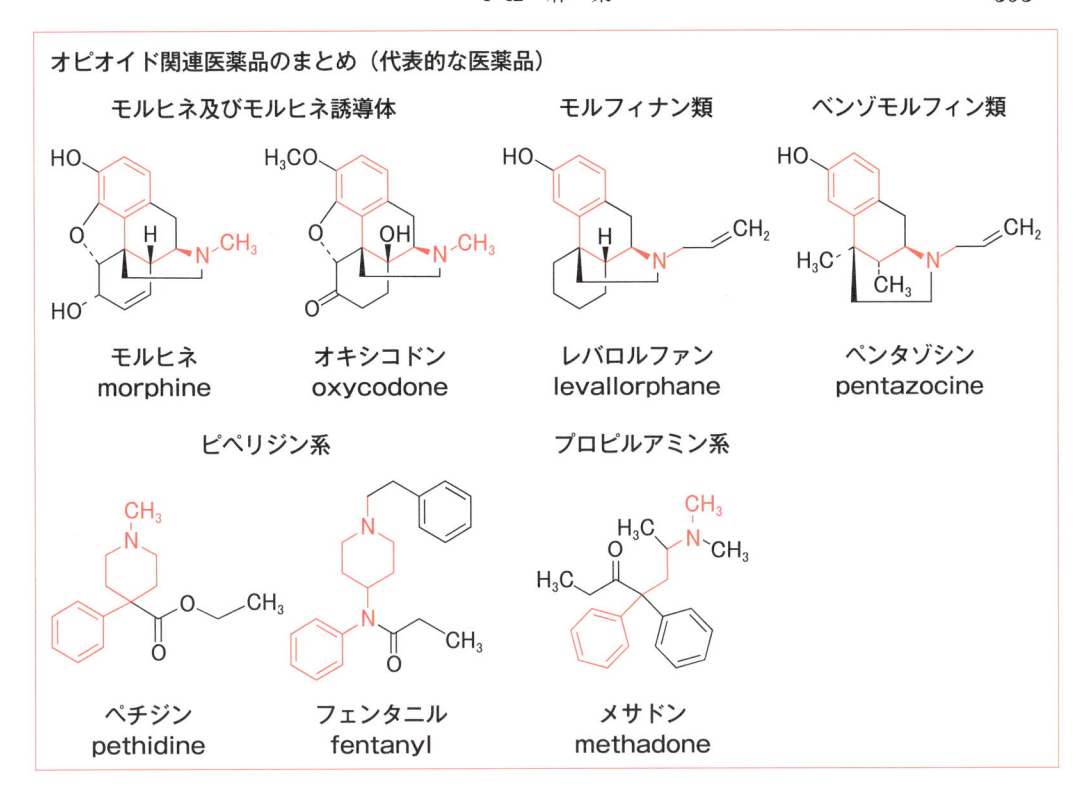

プロピルアミン系

メサドン
methadone

エピソード

オピオイド受容体と麻薬性鎮痛薬

　モルヒネ類や内因性モルヒネ様ペプチド類をオピオイドと総称する．オピオイド受容体とはモルヒネやその関連化合物及びオピオイドペプチドが結合する受容体を総称し，MOP（μ：ミュー），DOP（δ：デルタ），KOP（κ：カッパー）などのサブタイプに分類される．いずれも鎮痛作用に関与している．これらのサブタイプは細胞膜7回貫通型Gたん白質（Gi）共役型受容体で，受容体刺激により，cAMPの生成抑制，K^+チャネル開口促進，Ca^{2+}チャネル開口抑制などが起こる．

受容体	MOP（μ）	DOP（δ）	KOP（κ）
作用	鎮痛，悪心，嘔吐，多幸感，瘙痒感，縮瞳，尿閉，鎮静，呼吸抑制，身体依存，精神依存，消化器運動抑制，鎮咳	鎮痛，鎮静，身体違和感，気分不快，興奮，幻覚，鎮咳，呼吸抑制，縮瞳，利尿	鎮痛，身体依存，精神依存，呼吸抑制

4-43 麻酔薬

4-43-(a) コカイン塩酸塩 局 麻

英名：cocaine hydrochloride
別名：塩酸コカイン
IUPAC名：(1*R*,2*R*,3*S*,5*S*)-2-Methoxycarbonyl-8-methyl-8-azabicyclo[3.2.1]oct-3-yl benzoate monohydrochloride
性状：無色の結晶又は白色の結晶性の粉末
構造式の覚え方：トロパン骨格の隣接する二つの炭素上へ2位はカルボン酸を，3位はヒドロキシ基を置換し，更に各置換基をメチルエステル及び安息香酸エステルに変換した構造を持つ．
母核のトロパン骨格は，六員環のピペリジンの窒素原子をメチル化し，更に窒素原子に隣接する二つの炭素原子に炭素原子2個からなる架橋で繋いだ構造である．トロパン環は次のように複数の表示方法がある．

トロパン環のいくつかの表記法

物性：LogP

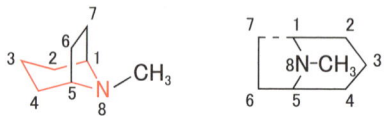

水に極めて溶けやすく，エタノール又は酢酸にも溶けやすい．無水酢酸に溶けにくく，またジエチルエーテルにはほとんど溶けない．
特徴的な確認試験：硫酸で加水分解すると安息香酸の白色結晶を生じる．
薬効：局所麻酔薬：表面麻酔の適用はあるが毒性が強く，現在はほとんど利用されていない．
解説：1）コカの葉に含まれるトロパンアルカロイド．最初の**局所麻酔薬**である．
神経細胞膜のNa⁺チャネルを抑制することによって神経の活動電位発生を抑制するという局所麻酔薬共通の作用により，知覚神経の求心性伝導を抑制する．交感神経終末でのノルアドレナリントランスポーターを阻害して，シナプス間隙でのノルアドレナリン濃度を上昇させるので，血管収縮，散瞳や頻脈を起こす．中枢神経系では，ドパミンの取り込み抑制による強い興奮作用

（気分高揚，多幸感）などをもたらす．身体的依存はないが，連用すると強い精神的依存が形成されるので，麻薬に指定されている．

トロパン環を有する他の天然医薬品の例

アトロピン
atropine
（抗コリン剤：ムスカリン受容体遮断薬，l 体はヒヨスチアミン）

スコポラミン
scopolamine
（抗コリン剤：ムスカリン受容体遮断薬）

2)【歴史】コカインは南米，とりわけペルー，ボリビア，コロンビア，その他インドネシア，台湾などで栽培されるコカノキ科 *Erythroxylaceae* の植物 *Erythroxylon coca* Lam. 及び *Erythroxylon novogranatense* Hieronymus の葉，すなわちコカ葉に含まれるアルカロイドである．コカ葉の総アルカロイドは乾燥葉の約 1.5% にあたり，その 70〜80% がコカインである．コカインは 1855 年 Gaedecke によりコカ葉から分離され erythroxylin と名付けられたが，1860 年 Niemann により純粋な結晶として取り出され，コカインと命名された．その局所麻酔作用は 1884 年 Koller によって見出され，初めて医薬品として用いられた．

3)【関連する薬物】
プロカイン（エステル型局所麻酔剤）：中枢作用のあるコカインに代わり，臨床で使用できる最初に開発されたエステル型局所麻酔薬．強い局所麻酔作用を持つが，コカインのような毒性が極めて弱い．アミド型局所麻酔薬よりもアナフィラキシーショックを起こしやすい副作用がある．血管拡張作用を持つため，アドレナリンの併用が必要である．

プロカインの創製

コカイン
cocaine
天然物（アルカロイド）
麻酔作用
麻薬：覚醒作用と依存形成

エウカイン
eucaine
局所麻酔作用の増強
麻薬性は減少
毒性が強い

プロカイン
procaine
局所麻酔剤

その他の局所麻酔剤（黒はエステル型，赤はアミド型）

| テトラカイン tetracaine | リドカイン lidocaine | ジブカイン dibucaine | メピバカイン mepivacaine |

| オキシブプロカイン oxybuprocaine | ロピバカイン ropivacaine | ブピバカイン bupivacaine | プロピトカイン propitocaine |

| アミノ安息香酸エチル ethyl aminobenzoate | ピペリジノアセチルアミノ安息香酸エチル ethyl piperidinoacetylaminobenzoate | オキセサゼイン oxethazaine |

局所麻酔薬：基本構造として，脂溶性芳香族（ベンゼン環）と水溶性アミン（4級アミン）がエステルあるいはアミド結合により連鎖する（ベンゼン環―中間鎖―4級アミン）．したがって，中間鎖として，エステル結合を持つもの，アミド結合を持つものに分別される．

エステル型	コカイン，プロカイン，テトラカイン，ベンゾカイン（アミノ安息香酸エチル） ・血漿中のコリンエステラーゼで速やかに分解される ・加水分解物の p-アミノ安息香酸がアナフィラキシーショックを起こすことがある
アミド型	リドカイン，メピバカイン，プリロカイン，ブピバカイン ・中間鎖をアミド結合に置換することで，高組織浸透性で安定な麻酔薬として合成された ・肝臓の酸化酵素で代謝される．肝不全の患者では中毒を生じやすい

リドカイン（アミド型局所麻酔剤）：最初に合成されたアニリド系局所麻酔薬で，エステル型局所麻酔薬に見られるエステル結合をアミド結合に置換することにより，組織浸透性と安定性を高めた麻酔薬として合成された．他の局所麻酔薬に比べて安全域が広い．

4-43-(b)　セボフルラン 局

英名：sevoflurane
IUPAC 名：1,1,1,3,3,3-Hexafluoro-2-(fluoromethoxy)propane

性状：流動性のある無色透明の液体で特異臭を有す.
構造式の覚え方：プロパンの1位と3位のすべてのHをFに置換し，2位にフッ化メチルエーテルを導入したものであるが，覚え方としては，皆さんおなじみのアセトンから出発したらどうだろう．すなわち，アセトンの二つのメチル基をトリフルオロメチル基（CF₃基）に変えた後，カルボニル酸素にモノフルオロメチル基（CH₂F基）を付加すれば，セボフルランになる.

$$H_3C-CO-CH_3 \xrightarrow{CF_3 基に置換} F_3C-CO-CF_3 \xrightarrow{CH_2F 基を付加} F_3C-CH(OCH_2F)-CF_3$$

アセトン　　　　　　　　　　　　　　　　セボフルラン

物性：比重 2.56，沸点 58.6，揮発性あり．エタノールに溶け，水に極めて溶けにくい.
薬効：吸入麻酔薬，中枢性の鎮痛，意識消失，筋弛緩．最小肺胞内濃度（MAC）1.71%
解説：1) 吸入性全身麻酔薬（揮発性）である．肝臓でほとんど代謝されず，肝障害を生じにくい．揮発性麻酔薬は骨格筋において軽度な弛緩作用を示すので，非脱分極性の筋弛緩薬の作用を強める．セボフルランはハロタンより導入と覚醒が早く，筋弛緩作用はハロタンより強い.

他の吸入麻酔薬

セボフルラン sevoflurane MAC 1.71	ハロタン halothane MAC 0.78	イソフルラン isoflurane MAC 1.4	デスフルラン desflurane MAC 1.68 (2011年承認)

ジエチルエーテル diethyl ether MAC 1.9	亜酸化窒素（笑気ガス） nitrous oxide MAC > 100		MAC：最小肺胞内濃度（v/v%）

2)【歴史】江戸時代の外科医，華岡青洲はチョウセンアサガオやトリカブトなどの数種類の薬草を元に作った麻酔薬により 1806 年世界で初めて全身麻酔手術を行った．西洋では 1846 年アメリカにて，ジエチルエーテルによる手術が最初である.

エピソード

MACとは?

MAC (minimum alveolar concentration)：1気圧下でヒトや動物に皮膚切開を加えて，このうち 50% が体動を示さない吸入麻酔薬の肺胞濃度．鎮痛作用とは相関しない．およそ 1.3 MAC（MACの1.3倍の濃度）で 95% のヒトで体動を示さないといわれている．これを AD95 ということもある．脂溶性の高い物質ほど MAC が低い傾向がある.

別 表

母核構造	化学構造	名 称	索引
	(ラニチジン構造) C*位幾何異性体	ラニチジン	187
benzofuran 環 (構造)	(アミオダロン構造)	アミオダロン	140
	(ベンズブロマロン構造)	ベンズブロマロン	210
coumarin 環 (構造)	(ワルファリンカリウム構造) 及び鏡像異性体	ワルファリンカリウム	231
	(クロモグリク酸ナトリウム構造)	クロモグリク酸ナトリウム	113
isoflavone (構造)	(イプリフラボン構造)	イプリフラボン	228
pyridine, piperidine 環 (構造)	(ジスチグミン臭化物構造) ・2Br	ジスチグミン臭化物	105
	(フェンタニル構造)	フェンタニル	302

母核構造	化学構造	名　称	索引
pyridine, piperidine 環 続き		トロピカミド 及び鏡像異性体	105
		ハロペリドール	78
		ドネペジル 及び鏡像異性体	111
		ジフェンヒドラミン	118
		アムロジピン 及び鏡像異性体	132
		ペチジン	298
		クロルフェニラミン 及び鏡像異性体	117
		オメプラゾール 及び鏡像異性体	184
		ケトチフェン	115

母核構造	化学構造	名　称	索引
		ジピリダモール	128
		サラゾスルファピリジン	204
isoquinoline 環		モルヒネ	296
		コデイン	181
		ナロキソン	234
	及び鏡像異性体	ペンタゾシン	202
quinoline 環	及び鏡像異性体	プロカテロール	166
		キニジン	142

母核構造	化学構造	名　称	索引
quinoline 環 続き		キニーネ	262
		カルテオロール	137
		レバミピド	188
		アルガトロバン	229
indole 環		インドメタシン	198
		エルゴメトリン	287
		LSD	288
		エトドラク	199
		エルゴタミン	288

母核構造	化学構造	名　称	索引
pyrrolidine 環		カプトプリル	156
		エナラプリル	158
		スルピリド	76
succinimide		フェニトイン	88
tropane 骨格		コカイン	305
		アトロピン	99
		スコポラミン	101
imidazole 環		シメチジン	186
		ナファゾリン	106
		クロニジン	159
		チアマゾール	292

母核構造	化学構造	名　称	索引
benzimidazole 環		カンデサルタン シレキセチル	154
thiadiazole 環		アセタゾラミド	147
pyrazolopyrimidine 環		アロプリノール	207
thiazolidine 環		ピオグリタゾン	213
thiazole 環		ファモチジン	187
phenothiazine		クロルプロマジン	74
diazepine 環 （1,4-diazepine）		ブナゾシン	108
		エチゾラム	73

別表

母核構造	化学構造	名　称	索引
benzothiazepine 環		ジルチアゼム	133
benzodiazepine 環		トリアゾラム	69
azepine 環		カルバマゼピン	86
barbituric acid		フェノバルビタール	84
xanthine 骨格		テオフィリン	168
		カフェイン	168
pteridine 骨格		メトトレキサート	277
lignan		エトポシド	266

母核構造	化学構造	名　称	索引
statin 類（母核は異なる）	（プラバスタチン構造、母核は decaline） （アトルバスタチン構造、母核は pyrrole）	プラバスタチン アトルバスタチン	170 173
peptides	（シクロスポリン環状ペプチド構造） Abu= (2S)-2-アミノ酪酸 MeGly=N-メチルグリシン MeLeu=N-メチルロイシン MeVal=N-メチルバリン	シクロスポリン	283
シクロヘキサン環	（ボグリボース構造）	ボグリボース	215
purine 環	（アザチオプリン構造）	アザチオプリン	281
choline analogues	（ベタネコール構造）及び鏡像異性体 （アセチルコリン構造） （エドロホニウム構造）	ベタネコール塩化物 アセチルコリン塩化物 エドロホニウム塩化物	110 98 102
oxypropanol amine analogues	（アテノロール構造）及び鏡像異性体	アテノロール	136

母核構造	化学構造	名　称	索引
tropolone 骨格	(コルヒチン構造)	コルヒチン	206
phenethylamine analogues	(オキセサゼイン構造)	オキセサゼイン	190
	(エフェドリン構造)	エフェドリン	164
	(ラベタロール構造) 及び鏡像異性体	ラベタロール	138
	(メタンフェタミン構造)	メタンフェタミン	165
	(アンフェタミン構造)	アンフェタミン	165
	(ベザフィブラート構造)	ベザフィブラート	178
lidocaine analogues	(リドカイン構造)	リドカイン	145
	(メキシレチン構造) 及び鏡像異性体	メキシレチン	144
salicylic acid	(アスピリン構造)	アスピリン	194
p-aminophenol	(アセトアミノフェン構造)	アセトアミノフェン	196

母核構造	化学構造	名　称	索　引
phenylpropionic acid		ロキソプロフェン	201
phenylacetic acid		ジクロフェナク	200
sulfonamide		グリベンクラミド	212
	（及び鏡像異性体）	トリクロルメチアジド	152
		プロベネシド	209
tetracyclines		テトラサイクリン	240
anthracenes		マプロチリン	81
prostanoids		ジノプロスト	289
bisphosphonate		アレンドロン酸	226
lipids		イコサペント酸エチル	175

別　表

母核構造	化学構造	名　称	索引
catecholamine analogues		アドレナリン	122
		ノルアドレナリン	123
		カルビドパ	95
	及び鏡像異性体	ベラパミル	134
	及び鏡像異性体	ドブタミン	126
		ドパミン	124
		レボドパ	96
steroids		プレドニゾロン	222
		コレステロール	193
		ウルソデオキシコール酸	192
		エチニルエストラジオール	218

母核構造	化学構造	名　称	索引
steroids 続き		プロゲステロン	224
		テストステロン	220
		パンクロニウム臭化物	92
		ジゴキシン	120
		ジギトキシン	121
macrolides		タクロリムス	285

母核構造	化学構造	名　称	索引
macrolides 続き		クラリスロマイシン	238
		リファンピシン	247
		アムホテリシン B	258
		ブレオマイシン	275

母核構造	化学構造	名　称	索引
penam		アモキシシリン	236
その他		ニトログリセリン	129
		シクロホスファミド	268
		スキサメトニウム塩化物	89
		シスプラチン	271
		プラゾシン	162
		プロブコール	174
		メトホルミン	216
		セボフルラン	306
		アマンタジン	252
		テプレノン（モノシス：オールトランス＝2：3）	187
		ケタミン	299

日本語索引

ア

アカルボース 216
アクチノマイシン D 276
アクリジン 62
アクリル酸 55
アクロレイン 48, 130
アザチオプリン 208, 281
　推定代謝経路 282
亜酸化窒素 301, 307
アシクロビル 255, 256
アシクロビル三リン酸 256
アジピン酸 55
アジリジン 63
アシル基 54
アシル尿素類 84
L-アスコルビン酸 27
アスパラギン 9
アスパラギン酸 9
アスピリン 52, 176, 194, 196
アスピリン・ジレンマ 196
アセタゾラミド 66, 147
アセタゾールアミド 147
アゼチジン 63
アセチル基 65
アセチルコリン 92, 99, 103
アセチルサリチル酸 194, 195
$N^ε$-アセチルリジン 10
アセチル CoA 57
アセトアニリド 145, 196, 197
アセトアミノフェン 196, 197
アセトアルデヒド 48
アセト酢酸 56
アセトフェノン 51
アセトン 50, 51, 56, 188
アセトン臭 56
アゼピン 65, 80
アセメタシン 198
アゼラスチン 116
アゾセミド 149, 150
アゾメチン 91

アダマンタン 94, 252
アデニン 19, 65
アデニンヌクレオチド 26
アデノシン三リン酸 20
アデノシン二リン酸 20
アテノロール 136
アトルバスタチン 180
アトルバスタチンカルシウム水
　和物 172, 173
アドレナリン 123, 161, 291
アドレナリン受容体 163
アトロピン 305
アトロピン硫酸塩 99
アトロピン硫酸塩水和物 99
アナボリックステロイド 221
アニリン 60, 61
アノイリナーゼ 24
アフラトキシン B_1 47
アマドリ化合物 49
アマンタジン 252
アマンタジン塩酸塩 94, 252
アミオダロン塩酸塩 140
アミド基 7
アミトリプチリン 81
p-アミノ安息香酸 26, 27, 277
アミノ安息香酸エチル 306
4-アミノアンチピリン試液 97
2-アミノエタノール 61
4-(2-アミノエチル)フェノール
　178
アミノカルボニル反応 49
アミノ基 7
アミノグリコシド系薬 243
5-アミノサリチル酸 204
アミノ酸 7
2-アミノ-2-(ヒドロキシメチ
　ル)プロパン-1,3-ジオール
　61
2-アミノピリジン 204
アミノフィリン 169
3-アミノプロパノール 268
2-アミノ-1,3-プロパンジオー

　ル 215
6-アミノペニシラン酸 236
p-アミノベンゼンスルホンアミ
　ド 27
アミノメチルトリアゾール 73
アミノメチルピロリジン 76
アミン 59
アムホテリシン B 258
アムルビシン 268
アムロジピンベシル酸塩 132
アモキサピン 81
アモキシシリン 186, 238
アモキシシリン水和物 236
アモスラロール塩酸塩 139
アモバルビタール 85
アモバン 71
アラキドン酸 15, 18, 58, 177
アラニン 9
アリシン 24
アリチアミン 24
アリール 38
アリル 38
アリルアルコール 42
アリル基 37
アリルメチルエーテル 45
アルガトロバン 231
アルガトロバン水和物 229
アルカロイド 183
アルカン 35
アルギニン 9
アルキン 35
アルケン 35
アルコキシアルカン 45
アルコキシドイオン 40
アルコール 40
アルコール依存症治療薬 235
アルコール命名法
　官能基命名法 41
　置換式命名法 40
アルツハイマー型認知症治療薬
　111
アルデヒド 47

アルドース　11
アルドステロン　30, 31, 151
アルプロスタジル　290
アルプロスタジルアルファデクス　290
アレルギー性鼻炎　118
アレンドロン酸　226, 227
アレンドロン酸ナトリウム水和物　226
アロステリック効果　207
アロプリノール　169, 207, 283
アンギオテンシンI　155
アンギオテンシンII　154, 155
アンギオテンシン受容体拮抗薬　154
アンギオテンシンII受容体ブロッカー　155
アンギオテンシン変換酵素　155
安息香酸　55, 76
安息香酸アミド　76
安息香酸エチニルエストラジオール　219
安息香酸エチル　58
アントラサイクリン系抗悪性腫瘍剤　268
アントラセン　39, 74
アンドロゲン　28
アンドロスタン　29, 92, 220
アンドロステロン　193
アンドロステンジオン　30
4-アンドロステン-3,17-ジオン　221
アンピシリン　66
アンピロキシカム　201
アンフェタミン　165
アンフェナクナトリウム　200
アンベノニウム塩化物　104
アンモニア　60
α-アミノ酸　7
α-イミノ酸　7
α-グリコシダーゼ阻害薬　213
α-D-グルコピラノース　11, 13
α-ケトアミド構造　285
5α-ジヒドロテストステロン　220
α-水素　51

5α-ステロイド　29
α-炭素　51
α-トコフェロール　23
17α-ヒドロキシプロゲステロン　30
α-リノレン酸　177
IP療法　272
R-A系　155

イ

イオタラム酸　217
イオトロクス酸　217
イオノフォア　46
イオパミドール　217
イオン輸送担体　46
イコサペンタエン酸　177
イコサペンタエン酸エチル　175
イコサペンタエン酸エチルエステル　180
イコサペント酸エチル　175
イコサン　17
イソキサゾール　62
イソキノリン　62
イソグラミン　146
イソチアゾール　62
イソニアジド　65, 245, 246
イソニコチン酸　245
イソブチルアルコール　42
イソブチル基　37
イソフラボン　228
イソフラボン骨格　228
イソフルラン　46, 307
イソプレナリン　124, 127, 291
イソプレン　188
イソプロテレノール　124
イソプロピルアルコール　42
イソプロピル基　37
イソロイシン　9
L-イソロイシン　8
イダルビシン　268
イダルビシン塩酸塩　276
一機能型DTI　231
一次胆汁酸　193
イドクスウリジン　295
イトラコナゾール　261

イナビル　254
イヌサフラン　206
イノシトール　242
$5'$-イノシン酸　281
イブプロフェン　202
イプラトロピウム　166
イプラトロピウム臭化物水和物　101
イプリフラボン　228
イホスファミド　270
イミダゾリジン　63
イミダゾリル　281
イミダゾリル基　7
イミダゾール　7, 62, 186, 255, 260, 261, 292
イミダゾール酢酸　154
イミノ二酢酸　190
イミプラミン　81
イミプラミン塩酸塩　80
イリノテカン塩酸塩水和物　264
陰イオン交換樹脂　180
インスリナーゼ　212
インスリン　ヒト（遺伝子組換え）　211
インターカレート　276
インターロイキン-2　284
インドフェノール縮合反応　97
インドメタシン　198
インドメタシンファルネシル　198
インドール　7, 62, 198, 287
インドール基　7
インドール酢酸系　195, 198
インバースドアゴニスト　156
インフルエンザ脳症　197
EPA製剤　180

ウ

ウラシル　19, 84
ウラピジル　109
ウルソデオキシコール酸　192
ウルソデスオキシコール酸　192
Williamsonエーテル合成　45

エ

エイコサノイド 17
エイコサペンタエン酸エチルエステル 175
エイコサン 17
エウカイン 305
エクダイソン 28
エゴマ油 177
エスシタロプラム 83, 119
エスタゾラム 71
エステル 57
エストラジオール 30, 31, 219
エストラジオール-17β 228
エストラン 29
エストリオール 30, 31
エストロゲン 28, 228
エストロン 30, 31, 219
エゼチミブ 180
エソメプラゾール 184, 185
エタノール 41
エタン酸 55
エタン-1,2-ジオール 41
エタン二酸 55
エチゾラム 71, 73
エチドロン酸 227
エチニルエストラジオール 218
エチルアルコール 42, 57
N-エチルプロパン-1-アミン 61
N-エチル-N-メチルナフタレン-2-アミン 61
4-エチル-6-メチルヘプタナール 48
エチルモルヒネ 297
エチレフリン塩酸塩 107
エチレンイミニウムイオン 269
エチレングリコール 42, 255
エチレンジアミン 169
エーテル 45
エドキサバン 233
1-エトキシ-3-メチルベンゼン 45
エトドラク 199

エトポシド 266
エドロホニウム 104
エドロホニウム塩化物 102
エナラプリラト 158
エナラプリル 155
エナラプリルマレイン酸塩 158
エノシタビン 280
エノラートアニオン 49
エノラートイオン 51, 52
エノール 130
エバスチン 116
D-エピイノシトール 215
エピジェネティック 21
エピネフリン 123
エピルビシン 268
エフェドリン 165, 166
エフェドリン塩酸塩 164
エプラジノン 183
エプレレノン 151
エポキシド 63
エリスロマイシン 207, 240
エルゴカルシフェロール 22
エルゴステロール 28, 259, 260, 261
エルゴタミン酒石酸塩 288
エルゴメトリンマレイン酸塩 287
エルロチニブ 162
塩化アルキル 269
塩化エドロホニウム 102
塩化スキサメトニウム 89
塩化ベタネコール 110
塩基性アミノ酸 8, 9
塩酸アマンタジン 94, 252
塩酸アミオダロン 140
塩酸イプロベラトリル 134
塩酸イリノテカン 264
塩酸エフェドリン 164
塩酸キニーネ 262
塩酸クロニジン 159
塩酸ケタミン 299
塩酸コカイン 304
塩酸ジフェンヒドラミン 118
塩酸ジルチアゼム 133
塩酸チアミン 24
塩酸ドネペジル 111

塩酸ドパミン 124
塩酸ドブタミン 126
塩酸ナファゾリン 106
塩酸ナロキソン 234
塩酸ブナゾシン 108
塩酸プラゾシン 162
塩酸ブレオマイシン 275
塩酸プロカテロール 166
塩酸ペチジン 298
塩酸ベラパミル 134
塩酸メキシレチン 144
塩酸メトホルミン 216
塩酸モルヒネ 296
塩酸ラベタロール 138
塩酸リトドリン 290
エンジイン 276
炎色反応 213
エンタカポン 96
エンドペプチダーゼ 211
エンフルラン 46, 307
ATP 感受性 K^+ チャンネル 213
H_2 ブロッカー 186
H_2 レセプター 187
HMG-CoA 還元酵素阻害薬 171
LDL コレステロール 175
LDL コレステロール取り込み阻害剤 180
LDL 受容体 179
M-VAC 療法 272
NMDA 受容体 301
sp^2 混成軌道 48
sp^3 混成軌道 46
SR-B1 受容体 175

オ

黄体形成ホルモン 221, 224
黄体ホルモン 28, 30, 31, 224
オキサシクロアルカン 45
オキサシクロブタン 45
オキサシクロプロパン 45
オキサシクロペンタン 45
オキサセフェム 237
オキサゾラム 71
オキサゾリジン 63

オキサゾール　62
オキサピウムヨウ化物　102
オキサリプラチン　272
オキシカム系　195, 201
オキシコドン　297, 303
オキシテトラサイクリン　241
オキシブプロカイン　306
オキシプリノール　208
オキシメテバノール　181
オキシラン　47
オキセサゼイン　190, 191, 306
オキセタカイン　190
オキセタン　63
オキセタン環　273
オキソカルボン酸　55
オキソニウムイオン　40
2-オキソブタン二酸　55
2-オキソプロパン酸　55
オクタデカン酸　55
cis-9-オクタデセン酸　55
オセルタミビルリン酸塩　253
オータコイド　290
オピオイド受容体　303
オピオイド鎮痛薬　299
オピオイドμ受容体アゴニスト　181
オフロキサシン　251
オペリジン　298
オメプラゾール　184, 185
オリーブ油　177
オールドキノロン　250
オルトクレゾール　44
オルニチン　9
オルメサルタン　155
オルメサルタンメドキソミル　155, 156
オレイン酸　15, 55
OTC医薬品　187

カ

潰瘍性大腸炎治療薬　204
解離性麻酔薬　300
化学療法剤　245
可逆的コリンエステラーゼ阻害薬　104
核酸　19

核酸塩基　19
カテキン　44
カテコール　124
カフェイン　168
カプトプリル　153, 156, 158
ガベキサート　233
カペシタビン　280
D-ガラクトース　13
ガランタミン　112
カルシウム拮抗薬　132
カルシトニン　228
カルシニューリン　284
カルシフェロール　22, 28
カルダノライド　29
カルテオロール塩酸塩　137
カルバコール　98, 99
カルバゾール　64
カルバペネム　237
カルバマゼピン　86
カルバモイル基　7
カルビドパ　95
カルビドパ水和物　95
カルボキシ基　7
L-カルボシステイン　10
カルボスチリル　189
カルボプラチン　272
カルボン酸　53
環状スルフェンアミド　185
環状ラクトン　239
間接的抗トロンビン剤　231
カンデサルタン　153, 155
カンデサルタンシレキセチル　154, 155
官能基　36
カンプトテシン　265
カンフル　53
カンレノ酸　150
カンレノ酸カリウム　150
γ-アミノ酪酸　9, 70
γカルボキシグルタミン酸　10
γ-ラクタム　64
γ-ラクトン　29, 64
κオピオイド受容体　203

キ

気管支拡張薬　164

ギ酸　55
キサンチン　64, 169, 208
キサンチンオキシダーゼ　208, 283
キジュ　265
m-キシレン　39
o-キシレン　39
p-キシレン　39
吉草酸　55
キナゾリン　62, 108
キニジン　143, 262
キニジン硫酸塩　142
キニジン硫酸塩水和物　142
キニーネ　143
キニーネエチル炭酸エステル　263
キニーネ塩酸塩　262
キニーネ塩酸塩水和物　262
キヌクリジン　63, 142, 262
キノイド型色素　287
キノリン　67, 142
キノリン環　264
4-キノロン　189, 249
キノロン系抗菌薬　250
求電子置換反応　38
吸入麻酔薬　307
狭心症治療薬　128
強心性ステロイド　28
強心配糖体　121
強心薬　120
局所麻酔薬　304, 306
極性アミノ酸　8, 9
虚血性心疾患治療薬　129

ク

グアナベンズ　161
グアニジノ基　7
グアニジン　7, 186, 216
グアニン　19, 255
グアノシン三リン酸　20
グアノシン二リン酸　20
クエン酸フェンタニール　301
クエン酸フェンタニル　301
クマリン　90, 232
クメン　39
クラウンエーテル　46

クラリスロマイシン　186, 207, 238, 244
グリクラジド　215
グリコシド　13
グリコール酸　55
グリシン　9
1-クリセノール　44
グリセリン　11, 42, 58, 114
グリセルアルデヒド　11
グリセロリン脂質　15
グリセロール　42
グリブゾール　210, 215
グリブリド　212
グリベンクラミド　205, 212
グリミジン　205
グリメピリド　205, 215
D-グルコース　11, 13
L-グルコース　242
グルタチオン-インスリン水素転移酵素　212
グルタミン　9
グルタミン酸　9, 277
L-グルタミン酸　26
グルタル酸　55
クレマスチン　119
クロキサゾラム　71
クロニジン　107, 161, 163
クロニジン塩酸塩　159
クロフィブラート　178, 180
クロフェダノール　183
クロペラスチン　183
クロマン　23, 65
クロミプラミン　81
2H-クロメン　65
クロモグリク酸ナトリウム　114
クロモン　65, 114
クロルテトラサイクリン　241
クロルフェニラミンマレイン酸塩　117
クロルプロマジン　66, 75
クロルプロマジン塩酸塩　74, 80
p-クロロ安息香酸　178
1-(2-クロロエトキシ)シクロヘキセン　45
クロロキン　263

ケ

経口抗凝固剤　230
ケジギタリス　120
ケタミン塩酸塩　299
結核治療薬　243
血小板活性化因子　116
ケト-エノール互変異性　51, 130
ケトース　11
ケトチフェンフマル酸塩　115
ケトン　50, 53
ケトン体　50
ゲニステイン　228
解熱・鎮痛・抗炎症薬　194
ケノデオキシコール酸　192, 193
ゲファルナート　188
ゲフィチニブ　162
ゲムシタビン　280
ケラー-キリアニ反応　121
ゲラニルゲラニオール　188
ゲラニルゲラニルピロリン酸　227
ゲラニルネロール　188
ゲラニルピロリン酸　227
Keller-Kiliani 反応　121

コ

降圧薬　154
抗アレルギー薬　114
抗ウイルス薬　252
抗うつ薬　80, 119
抗凝固剤　230
抗血栓薬　229
抗原虫薬　262
抗甲状腺薬　292
抗コリン剤　305
抗酸化作用　175
高脂血症治療薬　170
鉱質コルチコイド　30, 151
抗腫瘍薬　264
甲状腺ホルモン　294
合成鎮痛剤　299, 302

合成副腎皮質ホルモン　222
抗生物質　236
合成卵胞ホルモン　219
抗てんかん薬　84
高尿酸血症治療薬　206
抗不安薬　73
抗不整脈薬　134, 140
抗リウマチ薬　204
コエンザイム A　25, 26
コカイン　305
コカイン塩酸塩　304
コキシブ系　195
呼吸促進薬　234
五炭糖　12
骨粗鬆症薬　226
コデイン　181, 297
コデインリン酸塩　181
コデインリン酸塩水和物　181
コハク酸　55, 89
コハク酸 2Na 塩　89
コラン　29
コリン　89, 98
コール酸　192, 193
コルチコイド　28
コルチゾール　30, 31, 223
コルチゾン　30, 31, 223
コルヒチン　206
コレカルシフェロール　22
コレスタン　29
コレスチミド　180
コレスチラミン　180
コレステロール　28, 193, 259
コレステロール異化促進薬　180
コレステロール生合成　171
コレステロール生合成阻害　180

サ

サイクリックアデノシン一リン酸　20
サイクリックグアノシン一リン酸　20
サイクリック AMP　20
サイクリック GMP　20
サイクロスポリン A　283

催眠・鎮静薬　69
酢酸　55, 57
酢酸エチル　57, 194
サクシニルモノコリン Na 塩　89
ザナミビル　254
サラゾスルファピリジン　27, 204
サリシン　195
サリチルアルコール　195
サリチル酸　55, 194, 204
サリチル酸系　195
サリドマイド　86
サルコシン　9
ザルトプロフェン　202
サルファ剤　27
サルブタモール　127, 161, 167, 291
サルメテロール　167
三環系抗うつ薬　81
38 員環ラクトン　258
酸性アミノ酸　8, 9
三炭糖　12

シ

ジアジリジン　63
ジアゼパム　71
ジアゼピン　65
ジアゾカップリング反応　114, 147, 204
シアノコバラミン　27
シアル酸　254
ジエチルアミン　60, 61
ジエチルエーテル　45, 46, 307
1,4-ジオキサシクロヘキサン　45
1,4-ジオキサン　63
ジギトキシン　28, 121
ジギトキソース　120
シグリタゾン　214
シクロオキシゲナーゼ　17, 18, 195
シクロスポリン　207, 283
シクロバルビタール　85
シクロファン構造　247
シクロフィリン　284

ジクロフェナクナトリウム　200
シクロヘキサンカルボアルデヒド　48
2-シクロヘキセン -1- オール　41
1-シクロヘキセンカルボン酸　253
シクロヘプタノン　115
シクロペントラート塩酸塩　101
シクロホスファミド　268
シクロホスファミド水和物　268
ジクロロベンゼン　260
1,3-ジケトン　201
ジゴキシン　120
脂質　14
脂質異常症治療薬　180
脂質二重層　15
シス-シクロヘキサン-1,4-ジオール　41
ジスチグミン臭化物　104, 105
シスチン　9
システアミン　26
システイン　9
シス（Z）配置　14
シスプラチン　271
ジスルフィド　293
ジスルフィド結合　211
シソ油　177
シタラビン　280
シトクロム P450　187
シトシン　19, 65
ジドロゲステロン　225
2,4-ジニトロフェニルヒドラジン　188
ジノスタチンスチマラマー　277
ジノプロスト　289
ジヒドロエルゴトキシンメシル酸塩　289
ジヒドロキシアセトン　11
ジヒドロコデイン　181, 297
ジヒドロジベンゾアゼピン環　80
ジヒドロ葉酸還元酵素　280

1,2-ジヒドロピリジン　63
1,4-ジヒドロピリジン　63, 132
ジヒドロピリジン系遮断薬　134
ジヒドロプロゲステロン　225
ジヒドロ葉酸　279
ジヒドロ葉酸還元酵素　278, 280
ジピリダモール　128
ジフェニルメタノン　51
ジフェンヒドラミン　119
ジフェンヒドラミン塩酸塩　118
ジブカイン　306
ジブチルヒドロキシトルエン　175
シプロヘプタジン　119
ジベンゾアゼピン環　86, 87
脂肪　15
脂肪酸　14, 53
　分類　177
脂肪族アミン　59
脂肪族複素環　63
シメチジン　65, 186
ジメチルアミノ基　80
4-ジメチルアミノベンズアルデヒド・塩化鉄(III)試液　287
3,3-ジメチルシクロヘキサノール　41
1,1-ジメチル-2 フェニルエチルメチルアミン　190
1,2-ジメチルベンゼン　39
N,N-ジメチルホルムアミド　100
1,2-ジメトキシエタン　45
ジメモルファン　182
臭化ジスチグミン　105
臭化パンクロニウム　92
臭化ベクロニウム　93
シュウ酸　55
重症筋無力症　105
14 員環ラクトン　239
消化管粘膜局所麻酔薬　190
消化性潰瘍治療薬　184
笑気ガス　307
硝酸イソソルビド　131
脂溶性ビタミン　22

女性ホルモン　28, 30
ショ糖　14
自律神経作用薬　98
ジルチアゼム　132
ジルチアゼム塩酸塩　133
シロスタゾール　176
新生経路　281
シンナムアルデヒド　48
シンバスタチン　172
シンフィブラート　179, 180
蕁麻疹　118
シンレスタール　175
C_{18} ステロイド　28
C_{19} ステロイド　28
C_{21} ステロイド　28
C_{27} ステロイド　28
CMF 療法　278

ス

スイッチ OTC 薬　187
水溶性ビタミン　22, 23
スキサメトニウム　90
スキサメトニウム塩化物水和物　89
スクロース　14
スコポラミン　101, 305
スタチン類　170
スタッキング構造　249
スチグマステロール　28
スチレン　39
ステアリン酸　14, 15, 55
ステロイド　28
ストレプタミン　242
ストレプトマイシン　244
ストレプトマイシン硫酸塩　242
スピロノラクトン　150, 152
スフィンゴシン　16
スフィンゴミエリン　16
スフィンゴリン脂質　15
スフェンタニル　299
スリンダク　199
スルトプリド　77, 79
スルピリド　76, 77
スルファサラジン　204
スルファニル基　7

スルファニル酸　204
スルファニル酸誘導体　204
スルファミン　27
スルファミン酸　204
スルファメトキサゾール　27
スルフェン酸　185
スルホニルウレア系　213
スルホンアミド　76, 148

セ

生物学的等価体　148
セカンダリブチルアルコール　42
セコバルビタール　85
セチプチリン　82
セファロスポリン　237
セフェム　64
セボフルラン　46, 306, 307
セリン　7, 9
セルトラリン　83, 119
セルビオース　14
セレギリン　96
セレノシステイン　9
セロトニン-ノルアドレナリン再取り込み阻害薬　83
全身麻酔薬　301
喘息治療薬　164
選択的セロトニン再取り込み阻害薬　83

ソ

相補性　20
ソタロール塩酸塩　141
ゾピクロン　71
ソブゾキサン　267
ソリブジン　257

タ

第一級アミン　60
第一級アルコール　40
第三級アミン　61
第三級アルコール　40
第二級アミン　60
第二級アルコール　40

体表性疼痛　300
ダウノルビシン　268
ダウノルビシン塩酸塩　273
多価フェノール　44
多価不飽和脂肪酸　180
タキフィラキシー　164
タクリン　112
タクロリムス水和物　285
ターシャリーブチルアルコール　42
脱感作　164
脱炭酸反応　56
ダビガトランエテキシラート　233
タミフル　254
タムスロシン　135, 163
タムスロシン塩酸塩　109
タレイオキン反応　143
炭酸脱水素酵素　147
胆汁酸　28, 193
胆汁酸排泄促進薬　180
男性ホルモン　28, 30, 220
胆石溶解薬　192
炭素環式カルボン酸　55
単糖　11
　環状構造　12
　鎖状構造　12
　絶対配置　12
　分類　12
　DL 表記　12
ダントロレンナトリウム水和物　90
タンニン　44
たん白同化ステロイド　221

チ

チアジアゾール　62
チアジアゾール環　148
チアジド系利尿薬　152
チアゾリジン　63
チアゾリジン-2,4-ジオン　214
チアゾール　62
チアマゾール　292
チアミラール　85
チアミン　23, 65
チアミンピロリン酸　24

チイラン 63
チエタン 63
チエノジアゼピン 73
5'-チオイノシン酸 282
チオエステル 57
チオテパ 270
チオフェン 62, 73, 115
チオペンタール 85
チオリダジン 75
チオール基 7, 156
チクロピジン塩酸塩 176
チザニジン塩酸塩 107
チペピジン 182
チミジル酸合成酵素 278, 280
チミン 19
チモプラゾール 184
注射用アセチルコリン塩化物 98
中性アミノ酸 8, 9
チューブリン 206
直接的抗トロンビン剤 231
治療薬物モニタリング 285, 286
チロキシン 9, 293
チロシン 9, 123
鎮咳薬 181

ツ

痛風 209
痛風治療薬 206
津田試薬 147, 204
d-ツボクラリン 90
ツロブテロール 167

テ

10-デアセチルバッカチンIII 274
低級カルボン酸 57
デオキシグアノシン三リン酸 256
デオキシコール酸 193
デオキシリボ核酸 19
デオキシリボース 20
テオフィリン 166, 168
テオブロミン 168

テガフール 280
デカメトニウム 90
デキサメタゾン 223
デキストロメトルファン 182
デシプラミン 81
テストステロン 30, 31, 53, 220, 221
テストステロンエナント酸エステル 221
テストステロンプロピオン酸エステル 221
デスフルラン 307
テトラカイン 306
テトラクロロ金(III)酸試液 100
テトラサイクリン 244
テトラサイクリン塩酸塩 240
テトラゾール 61
テトラヒドロフラン 63
テトラヒドロプロゲステロン 225
テトラヒドロ葉酸 65, 279
テトラヒドロ-2H-ピラン 63
テトロース 12
デノパミン 291
デパス 73
L-デヒドロアスコルビン酸 28
デヒドロエピアンドロステロン 30
テプレノン 187
テモカプリル 159
テルブタリン 167
テルミサルタン 155, 156
転写 19
Δ^4-3-ケト構造 30
δ-ラクトン 29
de novo 経路 281
DNA インターカレート 276
DNA トポイソメラーゼ 264, 266

ト

糖 11
統合失調症治療薬 74
糖質コルチコイド 30, 31, 151

等電点 8
糖尿病薬 211
動揺病 118
ドキシサイクリン 241
ドキシフルリジン 280
ドキソルビシン 268
ドキソルビシン塩酸塩 276
ドコサヘキサエン酸 177
トコフェロール 23
ドネペジル塩酸塩 111
L-ドパ 96, 125
ドパミン 124
ドパミン塩酸塩 124
ドブタミン 127
ドブタミン塩酸塩 126
トポイソメラーゼ I 265
トポイソメラーゼ II 267
トライポッド構造 229
トラセミド 150
トラゾリン 107
トラニラスト 114
トラネキサム酸 10
トランスクリプション 19
トランスファーRNA 19
トランスポーター阻害剤 180
トランス-2-メチルシクロブタノール 41
トランスレート 19
トリアシルグリセロール 15
トリアゾラム 69, 71
トリアゾール 61, 69, 73, 261
トリアムシノロン 223
トリオース 12
1,2,4-トリクロルベンゼン 39
トリクロルメチアジド 152
2,4,6-トリニトロフェノール 75
トリプトファン 9, 65
トリヘキシフェニジル塩酸塩 102
トリメタジオン 65
トリメチルエタノールアミン 89
トリメトキノール 167
トリヨードチロニン 293
トルエン 39
トルブタミド 210

トレオニン　8, 9
トログリタゾン　214
トロパ酸　105
トロパン　64
トロピカミド　102, 105
ドロペリドール　301
トロポロン　206
トロンビン　229
トロンボキサン　17
トロンボキサン A$_2$　18, 196

ナ

ナイアシン　25
ナイスタチン　259
ナイトロジェンマスタード系　269
長井長義　166
長井反応　164
ナファゾリン　163
ナファゾリン塩酸塩　106
ナファモスタット　233
ナフタセン　241
ナフタレン　39
ナフタレン-2-アミン　61
1,2-ナフタレンジカルボアルデヒド　48
ナフトキノン　23
1-ナフトール　44
2-ナフトール　44
ナプロキセン　202
ナリジクス酸　250
ナルトレキソン　235
ナルフラフィン　297
ナロキソン　235, 297
ナロキソン塩酸塩　234
ナンドロロン　222

ニ

二機能型 DTI　231
ニコチン　98
ニコチンアミド　25
ニコチン酸　25, 245
ニコチン酸アミド　25
ニコランジル　131
二次胆汁酸　193

二糖類　14
二糖類加水分解酵素　215
ニトログリセリン錠　129
ニトロベンゼン　39
ニフェカラント塩酸塩　141
ニフェジピン　132, 133
乳酸　55
乳糖　14
ニューキノロン　249, 250
尿酸　169, 208
尿素　84
ニンニク　24
ニンヒドリン　10
ニンヒドリン試薬　97
ニンヒドリン反応　226

ヌ

ヌクレオシド　19
ヌクレオチド　19

ネ

ネオスチグミン臭化物　104
ネオスチグミンメチル硫酸塩　104
ネオペンチルアルコール　42
ネオペンチル基　37
ネダプラチン　272
ネモナプリド　77

ノ

ノスカピン　182
乗り物酔い　118
ノルアドレナリン　124, 161, 291
ノルアドレナリン・セロトニン再取り込み阻害　81
ノルエチステロン　225
(l)-ノルゲストレル　225
ノルトリプチリン　81, 82

ハ

バイオアイソスター　148
配糖体　13

排尿困難　105
バイルシュタイン反応　213
パーキンソン病/症候群治療薬　94
麦芽糖　14
パクリタキセル　273
バクロフェン　10
バター　177
ハチ毒　16
麦角アルカロイド　288
発がん　47
バニリン　48
パラクレゾール　44
バラシクロビル　256
パラセタモール　196
バリン　9
バルサルタン　154, 155
ハルシオン　69
バルビツール酸　64
バルビツール酸系医薬品　85
パルミチン酸　14, 15, 55, 58, 177
パロキセチン　83
ハロタン　301, 307
ハロペリドール　78, 79
パンクロニウム臭化物　92
パントイン酸　26
パントテン酸　25, 26
パントテン酸カルシウム　26
π過剰系複素環化合物　64
π不足系複素環化合物　65
π-π相互作用　39
Haffner 変法　302

ヒ

ピオグリタゾン塩酸塩　213
ビオチン　25, 65
非極性アミノ酸　8, 9
ビグアニド系　206
ピクリン酸　75
微小管たん白質　206
ヒスタミン　114, 187
ヒスタミン H$_1$ 受容体　118
ヒスタミン H$_2$ 受容体拮抗薬　186
ヒスチジン　9, 65

日本語索引

非ステロイド性抗炎症薬　17, 52, 195
ビスホスホネート構造　226
ビスホスホネート製剤　227
ビソプロロールフマル酸塩　137
ピタバスタチンカルシウム　172, 180
ビタミン　21
ビタミンA　22
ビタミンB$_1$　23, 24
ビタミンB$_2$　24
ビタミンB$_6$　26
ビタミンB$_{12}$　27
ビタミンC　27
ビタミンD　22, 28
ビタミンE　23
ビタミンK　23, 231
ビタミンK$_1$　232
ビタミンKエポキシド還元酵素　232
ビダラビン　208
ビタリ反応　100
ヒダントイン　64, 88, 91
ヒダントイン構造　87
ヒドラジン　245
ヒドラゾン　188, 246
ヒドロキサム酸　59
o-ヒドロキシ安息香酸　55
2-ヒドロキシイソ酪酸　178
ヒドロキシエタン酸　55
ヒドロキシエチル基　190
ヒドロキシカルボン酸　55
ヒドロキシ基　7, 39, 42
ヒドロキシブタン二酸　55
2-ヒドロキシプロパン酸　55
4-ヒドロキシプロリン　10
4-ヒドロキシ-3-メトキシベンゼンカルボアルデヒド　48
ヒドロキシルアミン　59
ヒドロキノン　44
ヒドロクロロチアジド　152
ヒドロコルチゾン　30, 151, 223
ヒドロナフタセン　241
ビニル基　37
非標準アミノ酸　9

ビフェニルテトラゾール　154
ピペラジン　63
ピペラジン環　71
ピペリジノアセチルアミノ安息香酸エチル　306
ピペリジノピペリジノカルボニルオキシ基　264
ピペリジン　63
ビペリデン塩酸塩　102
ヒポキサンチン　169, 208
ビマトプロスト　19
非麻薬性鎮咳薬　182
標準アミノ酸　8
ピラジン　62
ピラゾール　62
ピラノ酢酸系　195, 199
ピラノース　13
2H-ピラン　63
ピリジン　61, 65, 184
ピリジン環　71
ピリダジン　62
ピリドキサミン　26, 246
ピリドキサール　26, 246
ピリドキサールリン酸　26
ピリドキシン　26, 246
ピリドスチグミン臭化物　104
ピリミジン　20, 62, 168, 255
ヒルジン　231
ピルビン酸　55
ヒルログ　231
ピレンゼピン塩酸塩水和物　102
ピロカテコール　44
ピロカルピン塩酸塩　99
ピロガロール　44, 206
ピロキシカム　52, 200, 201
ピログルタミン酸　10
ピロドキサールリン酸　26
ピロリ菌　186
ピロリジノ基　7
ピロリジン　7, 63
ピロリン酸　227
ピロール　62, 64
ビンクリスチン　274
ピンドロール　138
ビンブラスチン　274
BZD系医薬品　70

PE療法　266, 272
PI3キナーゼ　212

フ

ファモチジン　187
ファルネシルピロリン酸　227
フィゾスチグミン　103
フィトナジオン　23
フィブラート系　174
フィブリン　230
フェキソフェナジン　116
フェナセチン　197
フェナゾシン　203
フェナム酸系　195
フェナントレン　39
フェナントレン骨格　234
フェニトイン　87
フェニルアラニン　9
1-フェニルエタノン　51
フェニル基　7, 39
フェニル酢酸系　195, 200
フェニルプロピオン酸系　195, 201
フェニレフリン塩酸塩　107
フェネチルアルコール　42
フェノキサチン　64
フェノキシドイオン　43
フェノチアジン　64, 74
フェノチアジン環　80
フェノバルビタール　84, 85, 86
フェノフィブラート　178, 180
フェノール　42, 44
フェブキソスタット　283
フェンサイクリジン　300
フェンタニル　299, 303
フェンタニルクエン酸塩　301
副交感神経作動薬　98
副腎皮質ホルモン　28, 30, 31
複素環アミン　59
ブスルファン　270
ブタ-3-エン-2-オン　51
ブタノール　41
2-ブタノール　41

フタラジン 62
フタル酸 55
n-ブタン 50
ブタン酸 55
ブタン-1,4-ジオール 41
ブタン二酸 55
n-ブチルアルコール 42
sec-ブチル基 37
tert-ブチル基 37
ブチルスコポラミン臭化物 101
ブチルヒドロキシアニソール 44
ブチルヒドロキシトルエン 44
n-ブチルベンゼン 39
tert-ブチルメチルエーテル 45
ブチロフェノン誘導体 78
プテリジン 26, 62, 277
3-ブテン-1-オール 41
cis-ブテン二酸 55
trans-ブテン二酸 55
ブトロピウム臭化物 101
ブナゾシン塩酸塩 108
ブピバカイン 306
ブファジエノライド 29
ブファノライド 29
ブプレノルフィン 297
ブプレノルフィン塩酸塩 203
不飽和脂肪酸 14, 177
不飽和脂肪族カルボン酸 55
ブホルミン 217
フマル酸 55
フマル酸ケトチフェン 115
プラゾシン塩酸塩 109, 162
フラノース 13
プラバスタチンナトリウム 170, 172, 180
フラビンアデニンジヌクレオチド 25
フラボノイド 44
フラン 62
プリミドン 87
プリミドン 87
プリン 20, 62, 168, 207, 255
プリンヌクレオチド
　生合成経路 282
フルオキセチン 119

フルオロウラシル 280
5-フルオロウラシル 65, 257
D-フルクトース 13, 53
フルコナゾール 261
フルスルチアミン 24
フルダラビン 280
フルバスタチンナトリウム 172, 180
フルフェナジン 75
フルボキサミン 83, 119
ブレオマイシン塩酸塩 275
プレグナン 29, 222, 224
プレグネノロン 30
プレドニゾロン 222
プレドニゾロンコハク酸エステル 223
プレドニゾロン酢酸エステル 223
プレドニゾロンリン酸エステルナトリウム 223
プレドニゾン 223
プロカイン 305
プロカインアミド 77
プロカインアミド塩酸塩 146
プロカテロール 161, 166, 167, 189
プロカテロール塩酸塩水和物 166
プログラフ 286
プロゲステロン 30, 224
プロゲストーゲン 28
プロスタグランジン 17
プロスタグランジン I$_2$ 196
プロスタグランジン E$_2$ 18
プロスタグランジン F$_{2\alpha}$ 18, 289
プロスタグランジン G$_2$ 18
プロスタグランジン H$_2$ 18
プロスタグランジン I$_2$ 18
プロスタサイクリン 17
プロスタン酸 17
フロセミド 149, 152
ブロチゾラム 71
プロドラッグ 58, 265, 281
プロトロンビン 230
プロトン受容体 46
プロトンポンプ阻害剤 184,

186
1-プロパノール 41, 50
プロパルギルアルコール 42
プロパン-2-オール 41
プロパン-2-オン 51
プロパン酸 55
プロパンテリン臭化物 102
プロパン-1,2,3-トリオール 41
プロパン二酸 55
プロピオン酸 55
プロピトカイン 306
n-プロピルアルコール 42
プロピルチオウラシル 293
プロピレングリコール 42
プロブコール 174, 180
プロプラノロール 136
プロプラノロール塩酸塩 138
プロベネシド 209
プロペリシアジン 75
プロペン酸 55
プロメタジン 119
ブロモクリプチンメシル酸塩 95, 125
ブロモビニルウラシル 257
ブロモペリドール 79
プロリン 7, 9, 65, 158
プロリン誘導体 156
フロログルシノール 44
Fischer 投影図 12
von Gerichten 反応 106

ヘ

ヘキサデカン酸 55
ヘキサン-1-アミン 61
ヘキサン-3-アミン 61
ヘキサン二酸 55
ヘキソース 12
ベザトール 179
ベザフィブラート 178, 180
ベシル酸アムロジピン 132
ベタネコール 99
ベタネコール塩化物 110
ベタメタゾン 223
ベタメタゾンジプロピオン酸エステル 246
ペチジン 79, 299, 303

ペチジン塩酸塩　298
ヘテロ環　61
ペナム　64, 237
ペニシリン　237
ペニシリン骨格　236
ベニバナ油　177
ペネム　237
ヘパリン　231
ヘビ毒　16
ペプチドグリカン　237
ペプチド結合　8
ペプチドマッピング法　211
ベラパミル　132
ベラパミル塩酸塩　134
ヘリコバクター・ピロリ　186
ペルオキシソーム増殖因子活性化受容体　178
ペルオキシソーム増殖活性化受容体γ　214
ペルタゾン　235
ペルフェナジン　75
ヘロイン　297
ベンジルアルコール　42
ベンジル基　39
ベンズアミド　76
ベンズアルデヒド　48
ベンズオキサゾール　62
ベンズブロマロン　140, 210
ベンズヨーダロン　140
ベンゼン　7, 39
ベンゼンカルボン酸　55
1,2-ベンゼンジカルボン酸　55
1,2,4-ベンゼントリオール　44
ベンゾイミダゾール　62, 184
ベンゾイル基　54
1,4-ベンゾジアゼピン　64
ベンゾジアゼピン系医薬品　70
ベンゾジアゼピン骨格　133
ベンゾチアジアジン　152
2H-1,2-ベンゾチアジン　200
ベンゾチアゼピン骨格　133
ベンゾチアゾール　62
ベンゾチオフェン　62
ベンゾナテート　183
4H-ベンゾピラン　228
ベンゾピレン　47
ベンゾフェノン　51

ベンゾフラン　62
ペンタゾシン　202, 235, 303
ペンタン酸　55
2,4-ペンタンジオン　52
ペンタン二酸　55
3-ペンチン-2-オール　41
ペントキシベリン　183
ペントース　12
ペントバルビタール　85
ベンプロプリン　183
β-アラニン　9
β-D-ガラクトピラノース　13
β-N-グリコシド結合　19
β-D-グルコピラノース　13
β-ケト酸　56
β遮断薬　136
5β-ステロイド　29
3β-ヒドロキシ-5-エン構造　30
β-D-フルクトフラノース　13
β-D-マンノピラノース　13
β-ラクタム　64, 236
β-ラクトン　64
β-リボフラノース　13
Henderson-Hasselbalchの式　56

ホ

芳香族アミン　59
芳香族化合物　38
芳香族スタッキング作用　39
芳香族性　38
芳香族第一アミンの定性反応　147, 149
芳香族複素環　62
飽和脂肪酸　14, 177
飽和脂肪族ジカルボン酸　55
飽和脂肪族モノカルボン酸　55
ボグリボース　215
補酵素A　25
ホスフファチジルイノシトール　58
ホスファチジルエタノールアミン　16
ホスファチジルコリン　16
ホスファチジルセリン　16

ホスファチジン酸　16
ホスホアシルグリセロール　15, 16
ホスホセリン　10
ホスホチロシン　10
ホスホリパーゼ　16
ホスホリパーゼA$_2$　17, 18
ボセンタン　213
ポドフィルム　266
ポドフィロトキシン　266
ホマトロピン臭化水素酸塩　101
ホモセリン　9
ホリナートカルシウム　280
ポリフェノール　44
ホルミル基　54
ホルムアルデヒド　48
ホルモン製剤　218
翻訳　19

マ

マイトマイシンC　270
麻黄　165
マーガリン　177
マクロライド　285
麻酔薬　304
マプロチリン　82
マプロチリン塩酸塩　81
麻薬拮抗薬　235
麻酔性鎮咳薬　181
麻薬中毒治療薬　234
マルキス反応　203
マルトース　14
マレイン酸　55
マレイン酸エナラプリル　158
マレイン酸エルゴメトリン　287
マレイン酸クロルフェニラミン　117
マロン酸　55
マンデリン試薬　106
D-マンノース　13

ミ

ミアンセリン　82

ミコナゾール 260, 261
ミダゾラム 301
ミノサイクリン 241
ミルナシプラン 83
μオピオイド受容体 203

ム

ムスカリン 98
ムスカリン受容体 110
ムスカリン受容体遮断薬 305
ムスコン 53

メ

メイラード反応 49
メキシレチン塩酸塩 144
メキタジン 116
メクロフェノキサート 59
メサドン 303
メスタノロン 222
メスナ 270
メタクレゾール 44
メタコリン 99
メタノール 41
メタン酸 55
メタンフェタミン 165
メチオニン 9
メチルアルコール 42
メチルエチルエーテル 260
3-メチルシクロペンタンカルボン酸 54
メチルジゴキシン 121
メチルドパ 10, 95, 161
メチルノルアドレナリン 161
N-メチルピペリジン 92
2-メチルプロパノール 41
2-メチルプロパン-2-オール 41
メチルベナクチジウム臭化物 102
4-メチルペンタン-2-オン 51
3-メチルペンタン酸 54
メチレン 255
メッセンジャー RNA 19
メテノロン 222
6-メトキシキノリン 262

3-メトキシシクロペンタ-1-エン 45
3-メトキシペンタン 45
メトクロプラミド 77
メトトレキサート 277
メトホルミン塩酸塩 216
メドロキシプロゲステロン酢酸エステル 225
メバロチン 173
メバロン酸 170, 227
メピバカイン 306
メフルシド 152
メフロキン 263
メペリジン 298
メペンゾラート臭化物 101
メルカプトエタンスルホン酸ナトリウム 270
メルカプト基 156
メルカプトプリン 208, 280, 282
メルファラン 10, 270

モ

モネンシン 46
モノアミン再取り込み阻害 81
モノバクタム 237
モルヒネ 181, 234, 235, 297, 303
モルヒネ塩酸塩水和物 296
モルホリン 63

ユ

熊胆 192
油脂 15

ヨ

葉酸 26, 27, 277, 279
葉酸代謝拮抗薬 278
　作用機序 279
4環系抗うつ薬 82
四炭糖 12

ラ

ライネッケ塩 108, 135
酪酸 55
ラクタム 189
ラクチム 189
ラクトース 14
ラクトン 57, 238, 264
ラセミックスイッチ 251
ラタノプロスト 19
ラニチジン塩酸塩 187
ラニナミビルオクタン酸エステル 254
ラノステロール 261
ラベタロール 153
ラベタロール塩酸塩 138
ラベプラゾールナトリウム 185
ランソプラゾール 185
卵胞刺激ホルモン 224
卵胞ホルモン 30

リ

L-リキソース 242
リグナン 266
リジン 9
リセドロン酸 227
リゼルギン酸 287
リゼルギン酸ジエチルアミド 288
リドカイン 145, 191, 306
リトコール酸 193
リトドリン塩酸塩 290
利尿薬 166
リノール酸 15, 177
リバスチグミン 112
リバーロキサバン 233
リピトール 172, 174
リファマイシン構造 247
リファマイシン B 248
リファンピシン 247
リボ核酸 19
5-リポキシゲナーゼ 18
リボース 13, 20
リボソーム RNA 19

リボフラビン　24, 25
リマプロストアルファデクス　290
硫酸アトロピン　99
硫酸キニジン　142
両性化合物　169
リレンザ　254
リンゴ酸　55
リン酸コデイン　181
リン酸ジエステル結合　19
リン脂質　15

レ

レゾルシノール　44
レチノール　22
レチノール酢酸エステル　22
レニン-アンギオテンシン系　155
レバミピド　188
レバルブテロール　251
レバロルファン　235, 297, 303
レボセチリジン　251
レボチロキシンナトリウム水和物　294
レボドパ　10, 95, 96, 125
レボノルゲストレル　225
レボフロキサシン　250
レボフロキサシン水和物　248
レボメプロマジン　75
レミフェンタニル　299, 302

ロ

ロイコトリエン　17
ロイコトリエン A_4　18
ロイコトリエン C_4　18, 114
ロイコトリエン D_4　18, 114
ロイコトリエン E_4　18
ロイシン　9
ロキソニン　201
ロキソプロフェンナトリウム水和物　201
六炭糖　12
ロサルタン　154
ロスバスタチンカルシウム　172, 180
ロピバカイン　306
ロレルコ　175
ロンドン分散力　39

ワ

ワルファリン　230, 232
ワルファリンカリウム　210, 231

外国語索引

A

acarbose 216
ACE 155
acemetacin 198
acetaldehyde 48
acetaminophen 196, 197
acetanilide 145, 197
acetazolamide 66, 147
acetic acid 55, 57
acetone 51
acetophenone 51
acetyl 54
acetylcholine 99
acetylcholine chloride for injection 98
acetyl CoA 57
acetylene 37
aciclovir 252
acridine 62
acrolein 48
acrylic acid 55
actinomycin D 276
adamantine 37
adenine 65
adipic acid 55
ADP 20, 26
adrenaline 123, 161, 291
aflatoxine B$_1$ 47
D-Ala-D-Ala 238
aldosterone 151
alendronate sodium hydrate 226
alkaloid 183
alkane 35
alkene 35
alkoxyalkane 45
alkyne 35
allopurinol 169, 207
allyl 37, 38
allyl alcohol 42

allyl methyl ether 45
alprostadil 290
alprostadil alfadex 290
amadori rearrangement 49
amantadine hydrochloride 94, 252
ambenonium chloride 104
amfenac sodium 200
p-aminobenzoic acid 277
2-aminoethanol 61
2-amino-2-(hydroxymethyl) propane-1,3-diol 61
amiodarone hydrochloride 140
amlodipine besilate 132
amosulalol hydrochloride 139
amoxicillin hydrate 236
amphetamine 165
amphotericin B 258
ampicillin 66
ampiroxicam 201
amrubicin 268
angiotensin II receptor blocker 154
aniline 61
anthracene 39
anthranilic acid 149
Ara-C 280
arachidonic acid 58
ARB 155
argatroban hydrate 229
aryl 38
aspirin 176, 194
atenolol 136
atorvastatin calcium hydrate 172, 173
ATP 20
atropine 305
atropine sulfate hydrate 99
azathioprine 208, 281
azelastine 116
azepine 64

azetidine 63
azetidin-2-one 64
aziridine 63
azosemide 149
AZP 281

B

barbiturate 64
benzaldehyde 48
benzbromarone 140, 210
benzene 39
benzenecarboxylic acid 55
1,2-benzenedicarboxylic acid 55
1,2,4-benzenetriol 44
benzimidazole 62
benziodarone 140
1,4-benzodiazepine 64
benzofuran 62
benzoic acid 55
benzophenone 51
benzothiazole 62
benzothiophene 62
benzoxazole 62
benzoyl 54
benzyl 39
benzyl alcohol 42
betamethasone 223
bethanechol 99
bethanechol chloride 110
bezafibrate 178
BHA 44
BHT 44, 175
biotin 65
biperiden hydrochloride 102
bisoprodol hydrochloride 137
bleomycin hydrochloride 275
bromocriptine mesilate 95, 125
brotizolam 71
buformine 217

bunazosin hydrochloride 108
bupivacaine 306
buprenorphine 203, 297
busulfan 270
butanedioic acid 55
butane-1,4-diol 41
butanoic acid 55
butanol 41
butenedioic acid 55
but-3-en-1-ol（3-buten-1-ol）41
but-3-en-2-one 51
butropium bromide 101
butyl 37
butyl alcohol 42
n-butylbenzene 39
tert-butyl methyl ether 45
butyric acid 55

C

caffeine 168
calcineurin 284
calcium folinate 280
camptothecin 265
candesartan cilexetil 154
capecitabine 280
captopril 156
carbachol 99
carbamazepine 86
carbazole 64
carbidopa 95
carbidopa hydrate 95
carbonic anhydrase 147
carboplatin 272
carteolol hydrochloride 137
catechol 44
cephem 64
1-(2-chloroethoxy)
 cyclohexene 45
chlorpheniramine maleate 117
chlorpromazine 66, 75
chlorpromazine hydrochloride 74
chlortetracycline 241
choline 98

chroman 23, 64
2*H*-chromene 64
chromone 64, 114
1-chrysenol 44
ciclosporin 283
ciglitazone 214
cilostazol 176
cimetidine 65, 186
cinnamaldehyde 48
cisplatin 271
clarithromycin 238
clemastine 119
clonidine 107, 163
clonidine hydrochloride 159
cloxazolam 71
CoA 25, 26
cocaine 305
cocaine hydrochloride 304
codeine 181, 297
codeine phosphate hydrate 181
colchicine 206
Colchicum autumnale 206
cortisol 223
cortisone 223
coumarin 232
COX 17, 195, 196
COX-1 17, 195
COX-2 17, 195, 199
cresol 44
18-crown-6 K$^+$complex 46
12-crown-4 Li$^+$complex 46
15-crown-5 Na$^+$complex 46
cumene 39
cycloheptanone 115
cyclohexanecarbaldehyde 48
cis-cyclohexane-1,4-diol 41
cyclohex-2-en-1-ol
 (2-cyclohexen-1-ol) 41
cyclopentolate hydrochrolide 101
cyclophilin 284
cyclophosphamide hydrate 268
CYP 187
CYP3A4 261
cyproheptadine 119

cytarabine 280
cytosine 65

D

dantrolene sodium hydrate 90
daunorubicin 268
daunorubicin hydrochloride 276
decalin 37
denopamine 291
desflurane 307
dexamethasone 223
DHA 177
DHFR 280
diazepam 71
diazepine 64
diaziridine 63
dibenzo[*a*]pyrene 47
dibucaine 306
diclofenac sodium 200
diethylamine 61
diethyl ether 45, 307
digitoxin 121
digoxin 120
dihydrocodeine 181, 297
dihydroergotoxine mesilate 289
dihydrofolate reductase 280
dihydrofolic acid 279
dihydropyridine 63
diltiazem hydrochloride 133
1,2-dimethoxyethane 45
1,2-dimethylbenzene 39
3,3-dimethylcyclohexanol 41
dinoprost 289
1,4-dioxacyclohexane 45
1,4-dioxane 45, 63
diphenhydramine 119
diphenhydramine
 hydrochloride 118
diphenylmethanone 51
dipyridamole 128
direct thrombin inhibitor 231
distigmine bromide 104, 105
DNA 19

DNA topoisomerase I 264
DNA topoisomerase II 266
dobutamine 127
dobutamine hydrochloride 126
donepezil hydrochloride 111
L-dopa 125
dopamine 124
dopamine hydrochloride 124
doxifluridine 280
doxorubicin 268
doxorubicin hydrochloride 276
doxycycline 241
droperidol 301
DTI 231
dydrogesterone 225

E

ebastine 116
edrophonium chloride 102
eicosane 17
enalapril maleate 158
enediyne 276
enflurane 307
enocitabine 280
enolate anion 49
entacapone 96
EPA 177
EPA-E 175
ephedrine hydrochloride 164
epirubicin 268
eplerenone 151
epoxide 45, 63
ergometrine maleate 287
ergotamine tartrate 288
erlotinib 162
erythromycin 240
escitalopram 83
esomeprazole 185
estazolam 71
ethanedioic acid 55
ethane-1,2-diol 41
ethanoic acid 55
ethanol 41
ethene 37

ether 45
ethinylestradiol 218
1-ethoxy-3-methylbenzene 45
ethyl acetate 57
ethyl alcohol 42, 57
ethyl aminobenzoate 58, 306
ethylene 37
ethylene glycol 42
ethyl icosapentate 175
4-ethyl-6-methylheptanal 48
N-ethyl-N-methylnaphthalen-2-amine 61
ethylmorphine 297
ethyl piperidinoacetylamino-benzoate 306
N-ethylpropan-1-amine 61
ethyne 37
etilefrine hydrochloride 107
etizolam 71, 73
etodolac 199
etoposide 266
eucaine 305

F

FAD 25
famotidine 187
fentanyl 299, 303
fentanyl citrate 301
fexofenadine 116
FK506 286
FK506 binding protein 286
FKBP 286
fluconazole 261
fludarabine 280
fluorouracil 65, 280
fluoxetine 119
fluphenazine 75
fluvastatin 172
fluvoxamine 83
folic acid 277, 279
formaldehyde 48
formic acid 55
formyl 54
fructofuranose 13
fructose 13

5-FU 280
fumaric acid 55
furan 62
furosemide 149

G

GABA 9, 70
galactopyranose 13
galactose 13
galantamine 112
GDP 20
gefarnate 188
gefitinib 162
gemcitabine 280
glibenclamide 205, 212
gliclazide 215
glimepiride 205, 215
glucopyranose 13
glucose 13
GLUT 4 212, 216
glutamic acid 277
glutaric acid 55
glutathion-insulin transhydrogenase 212
glybuzole 210, 215
glycerin 58, 114
glycerol 42
glycolic acid 55
glymidine 205
GTP 20
guanabenz 161

H

haloperidol 78
halothane 301, 307
HCN1 300
Helicobacter pylori 186
heroin 297
hexadecanoic acid 55
hexanedioic acid 55
histamine 114
L-histidine 65
HMG-CoA 171
homatropine hydrobromide 101

5-HPETE　18
hydantoin　64
hydrochlorothiazide　152
hydrocortisone　151, 223
5-hydroperoxyeicosatetraenoic
　　acid　18
hydroquinone　44
hydroxamate　59
o-hydroxybenzoic acid　55
hydroxybutanedioic acid　55
hydroxyethanoic acid　55
hydroxylamine　59
4-hydroxy-3-methoxybenzene-
　　-carbaldehyde　48
3-hydroxy-3-methylglutaryl
　　CoA　171
2-hydroxypropanoic acid　55
hyperpolarization-activated
　　cyclic nucleotide-gated
　　channel 1　300

I

ibuprofen　202
icosane　17
idarubicin　268
idarubicin hydrochloride　276
idoxuridine　295
ifosfamide　270
IL-2　284
imidazole　62, 292
imidazolidine　63
imidazolyl　281
imipramine hydrochloride　80
indole　62
indometacin　198
indometacin farnesil　198
insulinase　212
insulin human(genetical
　　recombination)　211
interleukin-2　284
ionophore　46
ipratropium bromide hydrate
　　101
ipriflavone　228
irinotecan hydrochloride
　　hydrate　264

isobutyl　37
isobutylene　37
isoflurane　307
isoniazid　65, 245
isoprenaline　124, 127, 291
isopropyl　37
isoquinoline　62
isosorbide dinitrate　131
isothiazole　62
isoxazole　62
itraconazole　261

K

ketamine hydrochloride　299
ketotifen fumarate　115

L

labetalol hydrochloride　138
lactam　64
lactic acid　55
lactone　57, 64
laninamivir octanoate　254
lansoprazole　185
leukotriene　114
levallorphane　235, 297, 303
levodopa　95, 96, 125
levofloxacin hydrate　248
levomepromazine　75
levonorgestrel　225
levothyroxine sodium hydrate
　　294
lidocaine　145, 191, 306
limaprost alfadex　290
long acting beta agonist　167
loxoprofen sodium hydrate
　　201
LSD　288
LTA$_4$　18
LTC$_4$　18, 114
LTD$_4$　18, 114
LTE$_4$　18
lysergic acid diethylamide
　　288

M

MAC　307
Maillard reaction　49
maleic acid　55
malic acid　55
malonic acid　55
mannopyranose　13
mannose　13
maprotiline hydrochloride　81
meclofenoxate　59
mefruside　152
melphalan　270
mepenzolate bromide　101
mepivacaine　306
mequitazine　116
mercaptopurine　208, 280
mestanolone　222
metformin hydrochloride　216
methacholine　99
methadone　303
methamphetamine　165
methanoic acid　55
methanol　41
methenolone　222
methotrexate　277
3-methoxycyclopent-1-ene
　　45
3-methoxypentane　45
methylnoradrenaline　161
methyl alcohol　42
N-methyl-D-aspartate
　　receptor　301
methylbenactyzium bromide
　　102
trans-2-methylcyclobutanol
　　41
3-methylcyclopentanecarboxylic
　　acid　54
methyldopa　95, 161
3-methylpentanoic acid　54
4-methylpentan-2-one　51
2-methylpropanol　41
2-methylpropene　37
metildigoxin　121
mexiletine hydrochloride　144

miconazole 260, 261
midazolam 301
milnacipran 83
minimum alveolar concentration 307
minocycline 241
mitomycin C 270
monensin 46
morphine 181, 235, 297, 303
morphine hydrochloride hydrate 296
morpholine 63
6-MP 280, 281
mRNA 19
muscarine 98

N

nalfrafine 297
naloxone 297
naloxone hydrochloride 234
naltrexone 235
nandrolone 222
naphazoline 163
naphazoline hydrochloride 106
naphthalen-2-amine 61
naphthalene 39
naphthol 44
naphthoquinone 23
naproxen 202
1,2-napthalenedicarbaldehyde 48
nedaplatin 272
nemonapride 77
neopentyl 37
neopentyl alcohol 42
neostigmine 104
NF-AT 284
nicorandil 131
nicotine 98
nifekalant hydrochloride 141
nitrobenzene 39
nitroglycerin tablets 129
nitrous oxide 301, 307
nonsteroidal antiinflammatory drugs 17, 195
noradrenaline 124, 161, 291
norethisterone 225
norgestrel 225
NSAIDs 17, 52, 195
nuclear factor of activated T cell 284
nystatin 258

O

octadecanoic acid 55
cis-9-octadecenoic acid 55
oleic acid 55
olmesartan medoxomil 156
omeprazole 184, 185
oseltamivir phosphate 253
oxacycloalkane 45
oxacyclobutane 45
oxacyclopropane 45
oxacylopentane 45
oxalic acid 55
oxaliplatin 272
oxapium iodide 102
oxazolam 71
oxazole 62
oxazolidine 63
oxetane 45, 63
oxethazaine 190, 191, 306
oxirane 45
2-oxobutanedioic acid 55
2-oxopropanoic acid 55
oxybuprocaine 306
oxycodone 297, 303
oxymethebanol 181
oxytetracycline 241

P

paclitaxel 273
PAF 116
palmitic acid 55, 58
pancuronium bromide 92
paroxetine 83
penam 64
pentanedioic acid 55
pentanoic acid 55
pentazocine 202, 235, 303
pent-3-yn-2-ol (3-pentyn-2-ol) 41
perphenazine 75
pethidine 79, 299, 303
pethidine hydrochloride 298
PG 17
PGE$_1$ 290
PGE$_2$ 18
PGF$_{2\alpha}$ 18, 289
PGG$_2$ 18
PGH$_2$ 18
PGI$_2$ 18, 196
phenanthrene 39
phenazocine 203
phenethyl alcohol 42
phenobarbital 84
phenol 44
phenothiazine 64
phenoxazine 64
phenyl 39
4-phenylbutan-2-one 232
phenylephrine hydrochloride 107
1-phenylethanone 51
phloroglucinol 44
phosphatidylinositol 58
phthalazine 62
phthalic acid 55
pilocarpine hydrochloride 99
pindolol 138
pioglitazone hydrochloride 213
piperazine 63
piperidine 63
pirenzepine hydrochloride hydrate 102
piroxicam 200
pitavastatin calcium 172
PIVKA 231
platelet-activating factor 116
pleiotropic effect 171
podophyllotoxin 266
potassium canrenoate 150
PPAR 178
PPARα 178
PPARγ 214
PPI 184, 186

pravastatin sodium 170, 172
prazosin hydrochloride 109, 162
prednisolone 222
prednisone 223
probenecid 209
probucol 174
procainamide hydrochloride 146
procaine 305
procaterol 161, 189
procaterol hydrochloride hydrate 166
prodrug 265
progesterone 224
L-proline 65
promethazine 119
propanedioic acid 55
propane-1,2,3-triol 41
propanoic acid 55
1-propanol 41
propan-2-ol 41
propan-2-one 51
propantheline bromide 102
propargyl alcohol 42
propene 37
propenoic acid 55
propericiazine 75
propionic acid 55
propitocaine 306
propranolol hydrochloride 138
propyl alcohol 42
propylene 37
propylene glycol 42
propylthiouracil 293
prostaglandin 17
proton-pump inhibitor 184
pteridine 62, 277
purine 62
2H-pyran 63
pyrazine 62
pyrazole 62
pyridazine 62
pyridine 62, 65
pyridostigmine bromide 104
pyrimidine 62

pyrocatecol 44
pyrogallol 44
pyrrole 62, 64
pyrrolidine 63
pyruvic acid 55

Q

quinazoline 62
quinidine 143
quinidine sulfate hydrate 142
quinine 143
quinine hydrochloride hydrate 262
quinoline 62
quinolone 142
quinuclidine 63, 142

R

rabeprazole sodium 185
ranitidine hydrochloride 187
rebamipide 188
remifentanil 299, 302
resorcinol 44
ribofuranose 13
ribose 13
rifampicin 247
ritodrine hydrochloride 290
rivastigmine 112
RNA 19
ropivacaine 306
rosartan 154
rosuvastatin calcium 172
rRNA 19

S

salazosulfapyridine 204
salbutamol 127, 161, 291
salicylic acid 55
salmeterol 167
scopolamine 101, 305
scopolamine butylbromide 101
selegiline 96
sertraline 83

sevoflurane 306, 307
short acting beta agonist 167
simfibrate 179
simvastatin 172
slow-reacting substance of anaphylaxis 18
SN-38 265
SNRI 83
sobuzoxane 267
sodium cromoglicate 114
sotalol hydrochloride 141
sp 38
sp^2 38
sp^3 38
spironolactone 150
SRS-A 18
SSRI 83
stearic acid 55
streptomycin sulfate 242
styrene 39
succinic acid 55, 89
sufentanil 299
sulindac 199
sulpiride 76
sultopride 77, 79
suxamethonium chloride hydrate 89

T

tacrine 112
tacrolimus hydrate 285
tamsulosin 135, 163
tamsulosin hydrochloride 109
TDM 285, 286
tegafur 280
telmisartan 156
temocapril 159
teprenone 187
terbutaline 167
testosterone 220
tetracaine 306
tetracycline hydrochloride 240
tetrahydrofolic acid 65, 279
tetrahydrofuran 45, 63
tetrahydro-2H-pyran 63

tetrazole 62
theobromine 168
theophylline 168
therapeutic drug monitoring 285, 286
thiadiazole 62
thiamazole 292
thiamine 65
thiazole 62
thiazolidine 63
thietane 63
thiirane 63
thiophene 62
thioridazine 75
thiotepa 270
thyroxine 293
ticlopidine 176
tizanidine hydrochloride 107
tolazoline 107
tolbutamide 210
toluene 39
torasemide 150
TPP 24
tranilast 114
triamcinolone 223

triazolam 69, 71
1,2,3-triazole 62
trichlormethiazide 152
1,2,4-trichlorobenzene 39
trihexyphenidyl hydrochloride 102
trimethadione 65
trimetoquinol 167
tRNA 19
troglitazone 214
tropane 64
tropicamide 102, 105
L-tryptophan 65
tulobuterol 167
TXA_2 18, 196

U

urapidil 109
ursodeoxycholic acid 192

V

valaciclivir 256
valeric acid 55

valsartan 154
vanilline 48
verapamil hydrochloride 134
vidarabine 208
vinblastine 274
vincristine 274
vinyl 37
vitamin B_1 65
voglibose 215

W

warfarin 232
warfarin potassium 210, 231

X

xanthine 64
xylene 39

Z

zaltoprofen 202
zanamivir 254
zopiclone 71